Über die Autoren:

Nina Kleinschmidt ist Autorin, Regisseurin, Journalistin, Filmemacherin und nichtausübende Zeitungsredakteurin, Grimme-Preisträgerin. Wohnorte Saarland und Kroatien. Interesse für alles, was sich bewegt.
Henri Wagner ist Autor, Regissseur, Journalist, Filmemacher und nichtausübender Diplom-Betriebwirt. Wohnorte Saarland und Kroatien. Interesse für alles, was in Bewegung ist.

Nina Kleinschmidt · Henri Wagner

ENDLICH UNSTERBLICH?

Gunther von Hagens – Schöpfer der Körperwelten

BASTEI LÜBBE TASCHENBUCH
Band 60493

Erste Auflage: Dezember 2000

Bastei Lübbe Taschenbücher ist ein Imprint
der Verlagsgruppe Lübbe

Originalausgabe
© für die deutschsprachige Ausgabe:
2000 by Verlagsgruppe Lübbe GmbH & Co. KG,
Bergisch Gladbach
Einbandgestaltung: Gisela Kullowatz
Innengestaltung: Rolf Woschei
BILDNACHWEISE:
Titelfotos und Farbfotos der Bildtafelteile: Abdruck mit freundlicher
Genehmigung des Institus für Plastination, Heidelberg
Farbfoto im Bildteil I, S. 6 (u.): © by Christof Krackhardt
Schwarz-Weiß-Fotos im Text und Farbfotos im Bildteil II, S. 10:
© by Henri Wagner,
Schwarz-Weiß-Fotos der Körperspender auf den Seiten 19, 85, 88,
89, 170, 255, 258, 260 und 286:
aus dem Filmmaterial von Kameramann Michael Schaffrath
Satz: Textverarbeitung Garbe, Köln
Druck und Verarbeitung: Elsnerdruck, Berlin
Printed in Germany
ISBN: 3-404-60493-8

Sie finden uns im Internet unter
http://www.luebbe.de

Der Preis dieses Bandes versteht sich einschließlich
der gesetzlichen Mehrwertsteuer.

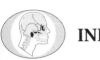
INHALT

Vorwort: Fragen an einen Prominenten 9

Einleitung: Kurzes Nachdenken vor einer nicht sehr langen Reise 11

Da ist doch sicher irgendwo ein Pferdefuß... 14

Travelling with Gunther 21

»Herzensdieb« und »Kunstkopf« erzählen sich drei Stunden etwas vom Pferd 34

Richtung Osten – Zur Sonne? – Zur Freiheit? 44

Der Tod, das muss ein Wiener sein 52

Geld regiert die Welt 66

Von Metzgerläden, von »Igitt-« und von »Aah-Menschen« 74

»Willst du wirklich ewig leben, musst du deinen Körper geben!« 82

Ein bisschen Anatomie zeigen nur die Russinnen 91

Warum ein Priester über achteinhalb Stunden wartet 96

Fast ein Rausschmiss 106

Was der alte Lenin schon gewusst hat 112

Von der Niere in der Sauna und vom Tod im Rheinland 120

Wird der Plastinator Mäxchen auch noch stehlen? .. 135

Die geheimen Formeln der U-Könige und der E-20-Leute 145

Die Fahrt zum Darm 152

Wie GvH postmortal an vielen Stellen gleichzeitig lehrt 161

Bei Vollmond in die Bananenrepublik 171

Vom KGB, dem Bundesverfassungsgericht und einem Puma 177

Körper – konserviert, lebendig und virtuell 187

Vom Volkshelden Manas, von Ladyfiltern, Formalin und 15 Millionen Schmetterlingen 203

Der Trip nach Urumtschi und der Waschmittelmuskel 215

Die Uiguren-Connection und das Chambre séparée 224

Zwischen Garküchen und virtuellen Welten 235

Ein Totentanz in der dicksten Iljuschin 247

Märchen für Rurik – ausgekochte Schädel für
Gunther 264

Ausgeschlafen auf Granit 273

Vermestes vulgaris und die dunklen Seiten der
Plastination 280

Vom Glück der Dauer zwischen Bohai-See und
Gelbem Meer 288

Große Tiere in »Plästinäischn«-City 297

Er ist mein Boss, er ist mein Lehrer, er ist mein
Freund 305

Überleben mit Früchten, Gürkchen, Haferflocken .. 313

Wie der Plastinator Angelina verzauberte 323

»Sterben war das schönste Erlebnis meines
Lebens« 333

Der Ausbruch der Dreierbande 342

Gunther Liebchen und die Plätze des Himmlischen
Friedens 350

Das Schamhaar im Gefängnishof 365

»Wir sind eigentlich mehr Lebefrauen« 380

Die vorläufig letzte Geschichte vom Pferd 388

Nachwort:
Längeres Nachdenken als Abschluss einer kurzen
Reise 394

Literaturhinweise 397

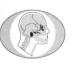
Vorwort:
Fragen an einen Prominenten

Wie ist das, unerwartet prominent zu werden? Ist das zu ertragen, so intensiv beobachtet, befragt, beurteilt zu werden?

Gunther von Hagens: »Meine Prominenz resultiert nicht aus einer sicht- oder hörbaren Körperlichkeit – wie beim Model, Filmstar oder Sänger. Sie liegt in meinem geistigen Schaffen und der damit verbundenen streitigen Thematik begründet. Meine Prominenz wächst eher aus Respekt, nicht aus Beliebtheit; sie ist keine Prominenz des Begehrens. Ich fühle mich nicht anders als früher. Beantwortete ich als Universitätsanatom die Fragen der Studenten, so beantworte ich heute die Fragen der Ausstellungsbesucher und Journalisten. Was sich geändert hat, wirkt sich förderlich auf mein Lebensgefühl aus.

Prominent zu sein, ist mit vielen Interviews verbunden. Jedes Interview gibt mir die Chance, mein Gedankengebäude zu überprüfen. Bisher habe ich in jedem Interview dazugelernt. In Interviews, wie in sonstigen Gesprächen, merke ich, dass man mir als Prominentem aufmerksamer zuhört, dass meine Meinung mehr gilt.

Das Beste an der Prominenz ist die Kritik. Sie gibt mir die Möglichkeit, meine Überzeugungen beständig zu überdenken, vorsichtig zu urteilen und nicht rechthaberisch zu werden. Der interessanteste Moment ist der, bei dem ich bemerke, mich mal wieder so richtig geirrt zu haben. Mit dem Moment der Erkenntnis ist die Chance verbunden, bescheidener und schlauer zu werden.

Die Bekanntheit und Beliebtheit der »Körperwelten« führt Prominente in die Ausstellung, die ich als der prominente Plastinator dann kennen lerne. Die persönlichen Gespräche mit Stars wie Mario Adorf, André Heller, Steffi Graf, André Agassi oder Tina Turner sind ausnahmslos interessant, bildend und oft von emotionaler Wärme geprägt.«

Was hat Gunther von Hagens gedacht und empfunden, als er uns tagelang mit durch seine Welt nahm, häufig stundenlang ein Diktiergerät vor der Nase?

»Diese Zeit war geprägt von der Neugier darüber, wie ein Buch über die Plastination entsteht. Als dieses zunehmend autobiografische Züge annahm, bewunderte ich, wie Nina Kleinschmidt und Henri Wagner es meisterhaft verstanden, in lockeren Gesprächen Fragen gleich Seismometern einzubringen, die sie in kürzester Zeit über psychologische Tiefen und Untiefen ihrer Gegenüber informierten.

Zwei Wochen lang hatte ich das Gefühl, Kompetenz zweier Privatpsychologen nutzen zu können, die mir meine öffentliche Wirkung als Plastinator vor Augen führten. Insofern wurde ich reich beschenkt. Am eindrücklichsten empfand ich die Gespräche am Ende der Reise, als wir uns über die Schwere, Leichtigkeit und Begrenztheit unseres Seins unterhielten und ich realisierte, wie wichtig es für mich ist, dass mir meine Plastination ein über den Tod hinausgehendes materielles *Sein* ermöglichen wird.«

Gunther von Hagens

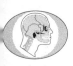 # Einleitung: Kurzes Nachdenken vor einer nicht sehr langen Reise

Eine klassische Einleitung soll das nicht werden. So klassisch ist das ganze Unterfangen nicht! Es begann damit, dass wir einen Dokumentarfilm gedreht haben. Für das Fernsehen – Begegnungen mit Menschen, die ihren Körper nach dem Tod »plastiniert« sehen möchten. Er soll mit Chemikalien und Kunststoffen behandelt werden, in wunderschönen Farben für Jahrhunderte quasi unsterblich sein, vom Plastinator Gunther von Hagens entweder in seinen Ausstellungen »Körperwelten« gezeigt werden oder in Universitäten und an Lehrinstituten zu Unterrichtszwecken dienen.

Bei der Arbeit für den Film merkten wir, welch ungeheurem Thema wir da nachgehen. 5,5 Millionen Menschen haben die Ausstellung bisher gesehen, über ein halbe Million Kataloge mit nach Hause genommen. Wir denken, dass eine Revolution begonnen hat. Während der Dreharbeiten sind wir nicht nur den Spendern begegnet. Interviews mit Professor von Hagens und lange Zeiten der Beobachtung haben sich ergeben. Irgendwann ist uns klar, dass er einer der interessantesten Menschen ist, die wir im Leben treffen werden. Gleichzeitig stellen wir fest, dass eine große Zahl von Personen viel mehr über diesen Mann wissen will, als bisher bekannt wurde. Stapelweise werden Artikel über ihn veröffentlicht, die Talkshows reißen sich darum, diesen Promi mit dem dunklen Hut einzuladen. Es beginnt schick zu werden, ihn als Meister der Grusel-

Leichen anzusprechen, ihn mit zynischen Fragen in Bezug auf seinen Charakter zu beschießen. Leichenkommerz? Gottbeleidiger? Totenschänder?

Es gibt kein Buch über den Menschen Gunther von Hagens. Kein Porträt, nicht den Versuch einer ersten Biografie, und wir fragen den Plastinator, ob er uns so viel Nähe zugestehen will, dass wir ihn beschreiben können. Dass die vielen Fragen, die so viele Menschen an ihn haben, wenigstens in einem gewissen Umfang beantwortet werden. Gunther von Hagens traut uns das zu, und wir freuen uns bis heute, dass unser Beruf uns eine solche Arbeit ermöglicht.

Der Plan für eine Reise entsteht. Gunther von Hagens nimmt uns mit zu seinen Schauplätzen. Er lebt schon länger nicht mehr nur in Deutschland; als Gastprofessor lehrt, arbeitet, investiert und forscht er in China und in Kirgistan. In jedem Monat macht er mindestens 25 000 Flugkilometer, die wir ein Mal mit ihm teilen werden. Wir haben uns die

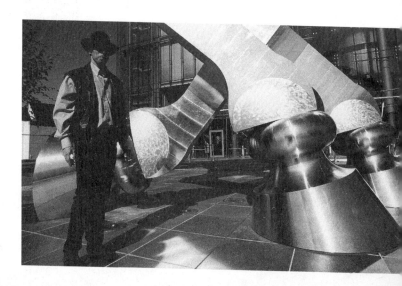

Frage gestellt: Wer ist der Plastinator? – und haben Antworten gefunden. Seinen eigenen Körper hat er zur Plastination bestimmt: Er wird in Scheiben von 3,5 Millimeter Dicke zersägt werden. Seine gut aussehende Frau Angelina würde er, da sie das wünscht, auch zum Plastinat machen, wenn sie eher sterben sollte als er. Allerdings möchte er in einem solchen Fall ein Jahr warten, bis er sich die Aufgabe zumutet. Einen nahen Menschen hat er bereits verwandelt, wie er uns bei der Reise erzählt. Beim Plastinieren seines besten Freundes hat er spüren müssen, dass auch ein Anatom wir er, der ein rationales, kühles Verhältnis zum körperlichen Ende des Menschen hat, über seine Gefühle nicht befiehlt.

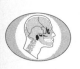 # Da ist doch sicher irgendwo ein Pferdefuß ...

... sagen viele Leute, wenn sie erfahren, dass wir ein Buch über Gunther von Hagens (den wir im folgenden Text häufig mit GvH abkürzen werden) schreiben, den Schöpfer der »Körperwelten«. Ihr Lieblingspferdefuß wäre die »dunkle« Seite des Plastinators: Ein Charakterfehler vielleicht. Etwas Anrüchiges wie perverse Leichenliebe. Oder der totale Geldwahn. Die Masche eines windigen Anatomen, sich auf Kosten toter Menschen die Taschen zu füllen.

Der Pferdefuß findet sich! Silbern blitzt die Sonne auf der Hornkappe des Hufes, hier geformt – wie das ganze Tier – aus Edelstahl. Wuchtig ist das Kunstwerk in Sichtweite des Heidelberger Hauptbahnhofs, offensichtlich ein Pferd, wenn auch eines mit drei Beinen nur. Und um ein Pferd ging es in der letzten Stunde in Heidelberg, die wir vor dem Abflug nach Asien mit GvH in seinem Labor verbringen. Da hängt der enthäutete Körper eines Pferdes an sechs Flaschenzügen von der Decke herab, die Muskeln wie gelackt. Es macht schon den Eindruck, dass es eines Tages springen und sich aufbäumen und einen Reiter tragen wird.

Mit dem Kopf voller Pferdegedanken steigen wir in den Bus-Transporter, der uns zum Flughafen Frankfurt bringen wird. Und dann entdecken wir den edelstählernen Bruder des toten Laborpferdes, des jüngsten von-Hagens-Plastinats. Wir halten an, machen Fotos und müssen akzeptieren, dass dieses kalte Tier ziemlich groß ist, um ganz ins

Bild zu kommen. Dass sein Huf einen reizvollen Kontrast zu Dr. Angelina Whalleys gut geformtem Fuß darstellt.

Der Plastinator und Angelina sind ein Ehepaar, was sie meistens nicht an die große Glocke hängen. Die Frau leitet das Heidelberger Institut für Plastination, hat auch mehrere Jahre als Anatomin gearbeitet. Dr. Whalley konzipiert die Ausstellungen »Körperwelten«. Ihre Verbundenheit führen die beiden nicht ständig vor, aber wir sehen sie einander anlächeln, jetzt, da der Professor wieder einmal zu jenen Flugkilometern startet, die mindestens 20000 in jedem Lebensmonat von ihm ausmachen.

Ein Pferd mit Reiter wird irgendwann in den nächsten Monaten präsentiert werden, spätestens, wenn die Ausstellung in Berlin ist. Schon lange hat der Plastinator diesen Plan. Aber Freunde warnen ihn, auch einige seiner Mitarbeiter sind dagegen. Denn schon ohne Pferd gibt es genug Kritik, und in der Öffentlichkeit zerbrechen sich viele den Kopf, ob von Hagens nicht doch lieber ein begna-

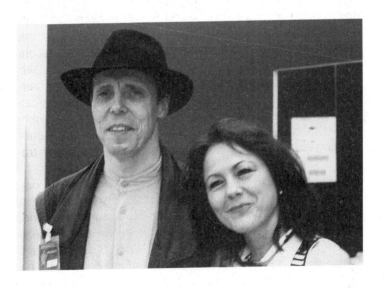

deter Künstler wäre als der anatomische Pädagoge. Der Mann wird das Pferd mit dem Reiter zeigen! Sein ganzes Leben schon macht er, was er will. Noch viel entschlossener, wenn jemand versucht, ihm das auszureden. Er hat sich aufgemacht, die Welt zu erobern. Er reitet ausschließlich für den Sieg! Mit dem Motto »Dabeisein ist alles« hatte er nie was am Hut.

Den trägt er, wie jedes Foto zeigt – in unzähligen »ermüdenden« Interviews wohl schon fast hundertfach beredet –, seit über zehn Jahren, und wir haben ihn nicht gefragt, wie viele Haare ihm wohl ausgegangen sind, bis er sich zu dieser Attraktivitätssteigerung entschloss. Uns muss er das nicht erklären, uns ist das egal und darüber hinaus sogar recht, da wir, genauso wie der Mann, dessen Porträt wir zeichnen wollen, der Ansicht sind, dass man sich ausstaffieren kann, wie man es gern mag.

GvH hat sein plastiniertes Pferd in der Obhut von Professor Borsiak gelassen, dem großartigen ukrainischen Anatomen, der mit ihm in Heidelberg arbeitet, der ihn oft in Kirgisien vertritt, wo eine Dependance an der Medizinischen Akademie von Bishkek (nach unseren Sprachgewohnheiten »Universität«) besteht.

Als das Pferd noch in einer Truhe in Aceton schwamm, ziemlich am Anfang seines Werdegangs zum Plastinat, sind wir ihm schon einmal begegnet. Am »Tag der offenen Tür« im Labor in Heidelberg zeigte der Professor es den Körperspendern, den Menschen, die ihm ihren Körper vermachen, damit er sie verwandelt. Am Tag vorher – im *Gürzenich* in Köln – hatte er sie gefragt, während die Ausstellung »Körperwelten« auf dem Heumarkt der Domstadt noch lief, ob sie es abwegig fänden, wenn er demnächst einen Reiter mit Pferd zeige. Nur sieben oder acht Spender im Saal mit 200 Personen waren dagegen.

Wir drehten damals einen Film für den Saarländischen Rundfunk, Titel: *Mein Leben nach dem Tod*. Redaktion Dr.

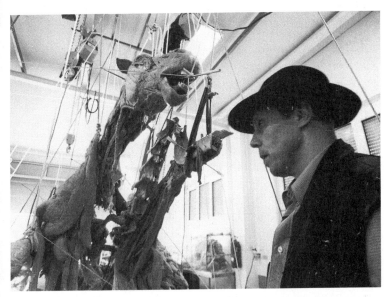

Michael Meyer. 90 Minuten lang ist er geworden, und er erzählt viel von den Motiven der Frauen und Männer, die nicht beerdigt werden möchten, die wissen, dass Plastinate Jahrhunderte überdauern und dass die ehemaligen Menschen als Ausstellungsstücke vor Besuchern stehen oder in Universitäten und anderen Ausbildungsstätten der Lehre dienen werden.

Einer, der seinen Körper mit Aufnahmeantrag und verbindlicher Unterschrift für die spätere Plastination bestimmt hat, ist bei diesen Dreharbeiten dabei. Stefan Leiva (32) kommt aus Gießen, studiert Medizin, verdient Geld als Krankenpfleger und trainiert in seiner freien Zeit seinen Körper als Bodybuilder. Mit ihm stehen wir vor dem Pferd, und er sagt uns in die Kamera, dass es beim Pökeln im Metzgerladen genauso aussieht wie hier im Labor – beim Metzger hat er schon mal gejobbt.

Gunther von Hagens lässt Leiva und die anderen Körperspender am Tag der offenen Tür in jede Ecke gucken. Er hält nichts vom Treiben der Anatomen-Kollegen, die strikt dagegen sind, die Seziersäle für Laien zu öffnen, obwohl – das hält ihnen GvH entgegen – ihre Arbeit doch von der Öffentlichkeit finanziert werde.

Später, als wir für den Film mit Stefan Leiva in Gießen unterwegs sind, treffen wir an der Uni seinen Anatomie-Professor Dr. Wolfgang Kummer, der ein paar Leichen auf Metallliegen aus dem Raum fahren lässt, bevor wir die Kamera einschalten können – nur zwei Skelette dürfen bei uns bleiben. Professor Kummer nennt die Hagensschen Erfindungen für die Plastination (Patente für Chemikalien- und Kunststoffeinsatz entstanden dabei) eine wissenschaftliche Leistung. Die vom Plastinator stets betonte »Revolution in der Anatomie« sieht er nicht. Das Pferd, das wir vor dem Abflug nach Kirgistan bewundern, hat schon pralle Muskeln und gleicht nicht mehr seinem schlaffen Bild, als es noch weich und lappig in Aceton schwamm. Muskeln sind immer attraktiv – das hatte uns Leiva bereits in dem Fitnessstudio beigebracht, in dem er abends bei seinen Hanteln weilt. Und uns am Rückendekolleté der hübschen Studiochefin Dr. Martina Herget, einer Molekular-Biologin mit Freude am Austrainieren ihres Körpers, den Sitz der Muskeln nahe brachte – den *teres major,* den *latissimus dorsi* und den *infraspinatus.*

Stefan sagte uns, dass er etwas von sich auf dieser Welt zurücklassen wolle, dass er nicht in die Erde zu den Würmern möchte und dass er finde, Kinder sollten früh mit dem Tod konfrontiert werden. Im Heidelberger Labor von Gunther von Hagens hatten wir bei dem Treffen der Körperspender Filmaufnahmen von einem etwa zehnjährigen Jungen gemacht, der ohne Horror und Ekel am Präparationstisch stand und mit aufmerksamen Augen zusah,

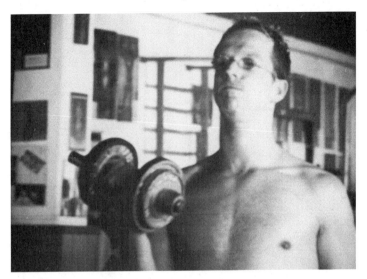

wie ein toter Körper mit feinen Messerchen und spitzen Nadeln bearbeitet wurde.

Leiva sprach in diesem Zusammenhang von Wissbegier, als sein Großvater gestorben war und man ihm den Zutritt zum Totenzimmer verweigert hatte. Von Hagens dagegen schließt Kinder nicht aus. Er selber war ein wissbegieriges Kind. Die Gesellschaft, in der er lebt, hat sich indes fast verschworen, dass die letzten Dinge für Kinder nicht taugen.

Mit diesem Mann, der ein klassischer Tabuverletzer ist, für dessen Biografie es zu früh ist, über den wir jedoch eine Menge sagen möchten, weil er ganz plötzlich zu einer wichtigen Person der Zeitgeschichte geworden ist – mit diesem Mann sind wir unterwegs. Eine Reise beginnt. Mit einer Nähe und Möglichkeiten zum Beobachten, vor denen sich mancher Beobachtete fürchten würde. Die er vielleicht zu lenken versuchte oder an entscheidenden Stellen

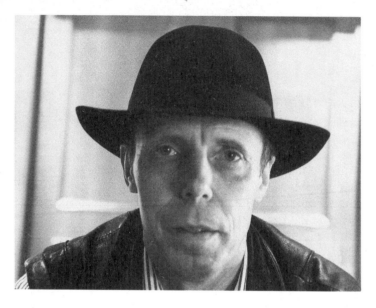

mit Nebel zu verhüllen. Beides geschieht uns nicht während dieser Fahrt – diesem Aufbruch auch zu der Herkunft des GvH, zu seiner Geschichte und zu den daraus entstandenen Folgen.

Travelling with Gunther

An einem Freitagnachmittag fegen wir über die bundesdeutsche Autobahn, im Transportbus von Heidelberg Richtung Frankfurter Flughafen. Der Flieger nach Bishkek, der Hauptstadt der kirgisischen Republik, startet um 19.00 Uhr, Zeit genug. Dr. Angelina Whalley fährt zügig und sicher. Einmal in jeder Woche geht eine Maschine direkt nach Kirgisien in Zentralasien, wo der Professor am Morphologischen Zentrum der Bishkeker Staatsakademie ein Institut für Plastination leitet.

Wir begleiten ihn auf einer Reise, die eine Mitarbeiterin vom Heidelberger Institut für Plastination als »Mördertour« bezeichnet. Viele Flüge und wenig Schlaf, denn China mit der Hafenstadt Dalian ganz im Osten, gegenüber von Korea, ist auch im Programm. »Travelling with Gunther« steht auf dem Faxbogen, den uns Thomas Knuth, der persönliche Referent des Plastinators, sendet. Im Bus gehen wir noch einmal alles durch: Bishkek, Kirgisien, drei Tage, Urumqi (Urumtschi gesprochen) in Nordwestchina einen Tag, Peking (Bejing): Zwischenlandung und Übernachtung. Am Tag darauf Weiterflug nach Dalian am Gelben Meer: Orte, wo wir noch nie waren, einige, von denen wir noch nie etwas gehört haben.

Der Verkehr wird zäher. Gunther von Hagens auf dem Beifahrersitz hat eine Arbeitsmappe auf den Knien und unterschreibt Körperspender-Kontrakte. Mit diesen Verträgen spenden Menschen ihren Körper »nach dem Ableben« unter Verzicht auf Beerdigung dem Heidelberger Institut für Plastination. Bei den Dreharbeiten für unseren Film *Mein Leben nach dem Tod* hatten wir von Körperspendern erfahren, dass man sie oft mit Organspendern verwechselt – was sie außerdem sein können, das eine schließt das andere nicht aus. Gunther von Hagens unterzeichnet mit Füllertinte, »die Faszination des Echten« eben, wie es auch auf den Postern und Katalogen zur Ausstellung heißt. In den Kontrakten wird auf den privaten Charakter des Instituts hingewiesen und garantiert, die menschlichen Präparate nur an Lehrinstitutionen wie Universitäten, an Krankenhäuser und Museen, nicht etwa an Privatpersonen, abzugeben.

Die Spender, die wir für den Film aufgesucht haben, wissen das. Der Schritt, jemandem den eigenen Körper zu überlassen, ist mutig. Alle, die wir nach ihren Beweggründen fragten, stellten sich als Individualisten dar. Forschung und Lehre zu dienen, über den Tod hinaus noch zu etwas nützlich zu sein, nicht im Grab zu verfaulen und von Maden und Würmern zerfressen zu werden, das sind die Motive. Auch ökonomische Überlegungen gibt es – Bestattungs- und Grabpflegekosten den Nachfahren zu ersparen.

20 dieser Spender-Verfügungen hat der Professor mitgenommen, er freut sich über einen Kommentar, der unter der Rubrik Meinungen und Beweggründe mitgeliefert wurde: »Mich fasziniert der Gedanke seit Jahren schon, Lehrobjekt für die Wissenschaft zu sein. Aber das, was in Ihrem Institut gemacht wird, ist einsame Spitzenklasse! Jeder Mensch dieser Erde müsste in Sechs-Jahres-Abständen die Ausstellung besichtigen, um sich selbst gegebenenfalls ein besseres Leben (rauchfrei, alkoholfrei) bereiten zu können ...«

Vor Darmstadt ist es endlich so weit, Stop-and-go, die Autobahnstau-Realität eines Freitags: Schaffen wir es? Gibt es größere Staus?

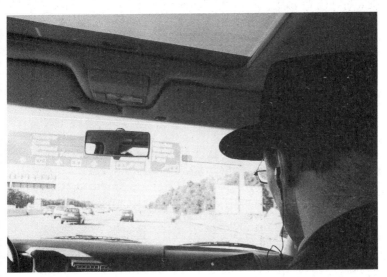

Die aktuellen Verkehrsmeldungen sorgen für Beruhigung im Kleinbus. Wir bekommen das Formular mit der fetten Überschrift »Körperspende zur Plastination« nach hinten gereicht und lesen im Kommentar der Körperspenderin weiter: »Ich musste damals aus gesundheitlichen Gründen abtreiben. Hätte ich einen Embryo in der 12. Woche gesehen, hätte ich es nicht getan.« Ungeborene Babys in verschiedenen Entwicklungsstadien gehören zur Ausstellung »Körperwelten«.

Die Autobahn ist knallvoll. Die Institutsleiterin Dr. Whalley steuert den Transporter inmitten mächtiger LKW-Ketten auf der rechten Fahrspur. Draußen ist es brütend heiß. Die Brummifahrer strecken die muskulösen Unterarme aus den Blechkabinen. Wir sinnieren, wie es unter der Haut aussieht. Ob der Professor sich auch diese Gedanken macht? Plastination ist sein Leben – sagt er. Später teilt er uns öfter mit, wohin sein Anatomenblick geht.

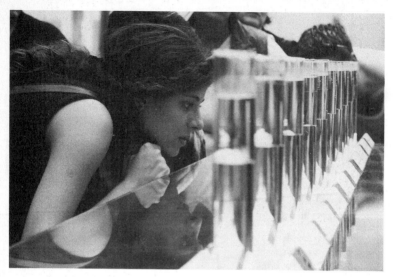

In Köln, wo wir die beiden letzten Julitage und das Ausstellungsende der »Körperwelten« miterleben, wurde die magische Besucherzahl von einer Million überschritten. Erst gegen Ende des letzten Tages wird es ein wenig ruhiger, die Wartezeit liegt jetzt bei 15 Minuten, vorher waren es bis zu sechs Stunden! Erstaunlich viele Jugendliche sind da, auch Kinder unter zehn Jahren. Fremde Sprachfetzen schnappen wir auf: Niederländisch, Französisch, Italienisch, asiatische Sprachklänge – Chinesisch oder Japanisch. Die Menschen sind fasziniert vom Echten. Die Pressemitteilung vom 24. Juli 2000 feiert die »Millionste«, die 56-jährige Hausfrau Bruni Vohl, die aus Viersen bei Mönchengladbach angereist kam, um zu sehen, wie sie von innen aussieht.

Fritz Schramma, inzwischen neuer Oberbürgermeister der Dom-Stadt, gratuliert den »Körperwelten«-Leuten. Er sei schon viermal da gewesen, nach anfänglicher Skepsis

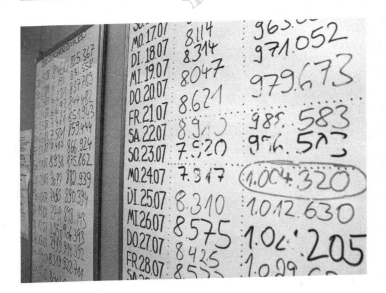

hätte die ausgezeichnete Art der Darstellung jung und alt überzeugt. Der Erfolg lässt die barsche Kritik aus allen möglichen Lagern fast vergessen: »Beerdigt die Plastinate« war aus der Kirchenecke gekommen, »Mengele 2000« stand auf den Flugblättern und Spruchbändern einer Kampfkoalition: Der Initiatiative gegen »Körperwelten«, der Anti-Euthanasie-Gruppe Köln, der Ökologischen Linken Köln und des AstA Antifa-Referats. Günther Walraff wird auf einem warmgrünen Handpapier zitiert: Er meine, das sei »Leichenfledderei und Showgeschäft im Gruselkabinett«. Im Hagensschen Katalog zur Ausstellung steht seit Monaten zum Begriff »Leichenfledderei« die korrekte Definition: »Diebstahl der persönlichen Habe eines Verstorbenen.«

In den letzten Stunden der Kölner Ausstellung – das gewohnte Bild: Junge Menschen – wir schätzen, weit über die Hälfte der Besucher ist unter 35 Jahren. Junge Familien

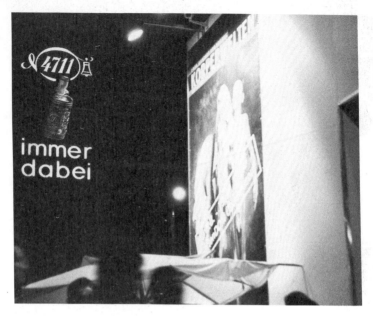

mit Kindern, die Eltern mit Audioguides am Ohr, lassen sich unter einer anwählbaren Nummer die verschiedenen Exponate erklären: Andächtig ziehen die Schauenden von Vitrine zu Vitrine, die Atmosphäre ist aggressionslos, der Geräuschpegel gedämpft – gesprochen wird mit leiser Stimme –, es gibt kein Gedränge und Geschiebe. Die gleiche Menschenmenge in einer Einkaufspassage, überlegen wir, wäre furchtbar.

Ein junger Freak mit um die Hüften gebundenem karierten Stoffhemd und Rucksack. Über seiner Brust ist auf dem T-Shirt zu lesen: *Two beer or not two beer*. Ein einziges Bier heute Abend, denken wir, wird uns schon genügen. Das Kind eines Dunkelhäutigen mit Hütchen und buntem Kleidchen schaut ernst und unerschrocken, aufmerksam und lieb.

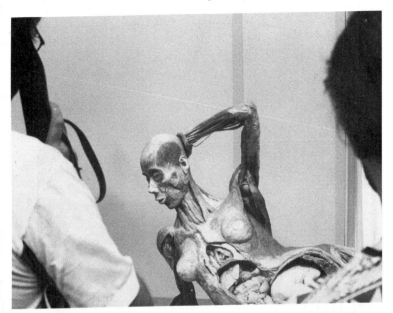
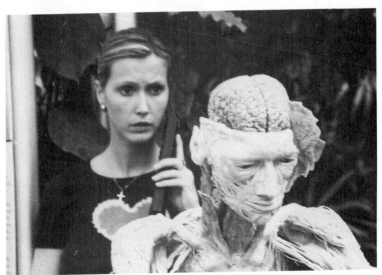

Das Drei-D-Scheibenplastinat hat starke Anziehungskraft, hier stehen immer viele Leute, die lange vor dem Präparat verweilen, bei dem ein menschlicher Körper in dicke Frontalscheiben geschnitten – gesägt – wurde. Bei der Herstellung wurden nicht alle Organe und Gewebe komplett durchgetrennt, sie ragen aus der Schnittebene heraus. Auf den benachbarten Scheiben fehlen diese Organteile und hinterlassen die entsprechenden Hohlräume. Interessiert lesen die Menschen die Texttafeln, konzentriert drücken sie die passenden Nummern in die kleinen Informationsmaschinchen – die Audioguides. Staunend wandeln sie durch die Gartenlandschaft mit dem plätschernden Bachlauf. Die Halle auf dem Kölner Heumarkt ist an diesem schwülen Sommertag tropisch aufgeheizt.

Bis zu sechs Stunden standen die Menschen an vielen Tagen Schlange, nahmen lange Anreisen in Kauf, um die kontrovers diskutierte Körperweltenaustellung mit 200 echten menschlichen Präparaten zu sehen, darunter 25 Gestaltpräparate, Ganzkörperplastinate also.

Ein Riss ging durch die rheinische Gesellschaft: Nach Auffassung von Dompropst Bernhard Heinrichs verletzt die Ausstellung die Menschenwürde. In der Ausstellung würden menschliche Leichenteile »zur Befriedigung vieler Tausender neugieriger Blicke präpariert und ausgestellt«, viele Menschen könnten der »Versuchung nicht widerstehen, außergewöhnliche Körpersituationen betrachten zu können«.

Die Auflage der Stadt, Kinder unter 14 Jahren nur in Begleitung von Erwachsenen zuzulassen, findet bei Befürwortern und Unterstützern von »Körperwelten«, wie dem Verband Erziehung und Wissenschaft – der Lehrergewerkschaft –, kein Verständnis. Zu den Lehrern gesellen sich als Mitstreiter der Berufsverband der Krankengymnasten und Physiotherapeuten in Nordrhein-Westfalen.

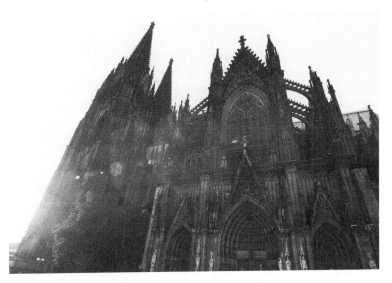

Das Deutsche Krebsforschungszentrum sieht sich veranlasst, mit den Körperweltenveranstaltern, dem Institut für Plastination, eine Zusammenarbeit einzugehen, die die Verminderung des Tabakkonsums und Raucherentwöhnung zum Ziel hat. In einer Vitrine werden Atmungsorgane gezeigt: Die teergeschwärzte Lunge eines Rauchers verhindert sicher mehr Zigarettenkonsum als der dezente Hinweis auf den großflächigen Reklametafeln der Tabakindustrie »Rauchen gefährdet ihre Gesundheit«.

Die Kritik zum Ende der Kölner Plastinationsschau wird gemächlicher, die Kirchen hauen nicht mehr auf den Putz, sie wollen ihr Süppchen auf kleiner Flamme kochen. Zu viel Aufregung würde nur bewirken, dass noch mehr Zeitgenossen die »Körperwelten« bestaunen wollen, sagt der Kölner Kardinal. Die Tagespresse titelt zwar immer noch »Unsere Nacht mit den Grusel-Leichen«, als letzten Endes drei Tage lang 24 Stunden geöffnet wird, berichtet

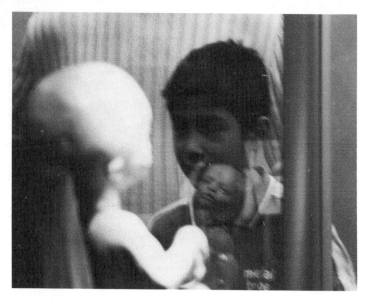

Liebe Ausstellungsbesucher,

bitte bedenken Sie vor Eintritt in das

»Anatomische Kabinett«

dass die hier gezeigten Plastinate
Ihre Gefühle verletzen könnten.

Danke.

dann aber vom Einstellungswandel zweier Besucher aus Kürten. Hatten die beiden vorher ein Leichenschauhaus erwartet, sprachen sie hinterher von »hochinteressanten medizinischen Objekten« und einer tollen Sache!

»Die Leute kommen, weil ihr Körper in der Ausstellung einen Bedeutungswandel erfährt: vom gruseligen Unbekannten zur intimen Sehenswürdigkeit der Schöpfung«, kommentiert von Hagens den Erfolg. »Wissen wird über Emotionen vermittelt und damit erlebbar gemacht.« Über fünf Millionen Menschen kamen zu seinen Plastinaten – in Japan, in Mannheim, in Wien, Basel und jetzt in Köln. Nach nur vier Umzugstagen wird in Oberhausen eröffnet, in einer großen Glashalle, größer als der Zeltbau auf Kölns Heumarkt. Die Presse ist positiv, die Oberhausener äußern nur wenig Kritik. Städtischerseits war alles innerhalb von drei Tagen perfekt: »Das haben wir noch nie erlebt«, meint Stephan Rathgeb, der junge Pressemann der »Körperwelten«.

Knapp eine Woche ist die Ausstellung in Oberhausen, als wir mit Professor von Hagens zur Reise aufbrechen. Was treibt ihn, wohin strebt er, was sind seine Ziele? Woher nimmt er die Kraft und Energie, ein Leben zu führen, das ihn viele Stunden in Flugzeuge zwängt? Ihm nur wenige Stunden Schlaf gönnt?

Auf der vierspurigen Fahrbahn nach Frankfurt sausen wir im Institutsbus dahin, im Kopf, was die Frau an Gunther von Hagens darüber geschrieben hat, warum sie ihren Körper spenden will: »Mich würde freuen, wenn andere Menschen von meinem Leben und meinen Krankheiten erfahren, beziehungsweise lernen könnten. Wenn möglich, würde ich auch gern Organspender sein, um Leben zu retten. Bitte nicht böse sein, wenn ich ein bisschen leerer vor Ihnen liege! Machen Sie das aus mir, was Sie benötigen und brauchen. Machen Sie vor allem weiter mit dem, was Sie begonnen haben. Sie sind ein einmaliges Genie! Vielen Dank, dass es Ihre Ausstellungen gibt.«

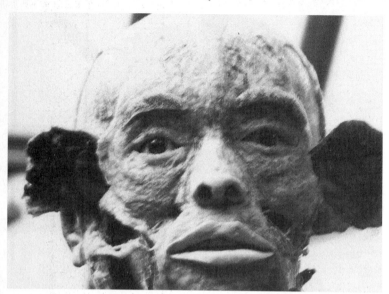

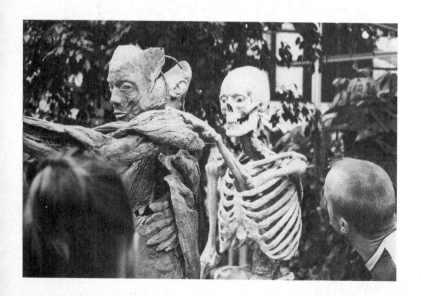

Das Frankfurter Autobahnkreuz. Träge sinken fette Maschinen über die Brückenkonstruktionen. Es ist noch nicht einmal 18.00 Uhr. Um 19.00 Uhr Abflug in das Abenteuer – die Suche nach der Person Gunther von Hagens, der schon eine »kleine Massenbewegung« ausgelöst hat in Deutschland, wie er selber sagt: Der so genannte »Mengele« (immerhin ein verbrecherischer KZ-Arzt!), der umstrittene und gleichermaßen hoch verehrte Plastinator, der mystifiziert wird und doch so einfach auftritt, wenn man ihm begegnet. Die Sonne sinkt tiefer – morgen früh sind wir in Kirgistan. In Kyrgyzstan ...

»Herzensdieb« und »Kunstkopf« erzählen sich drei Stunden etwas vom Pferd

Zehn Tage ist es her – da waren wir mit Gunther von Hagens zu einem anderen Ziel unterwegs. Von Köln ging die Fahrt zu Professor Bazon Brock, zuständig für Ästhetik und Gestaltungslehre an der Bergischen Universität – Gesamthochschule Wuppertal. In der Presse findet er sich immer als »Ästhetik-Papst« bezeichnet – und Ästhetik wird im Lexikon von »Wahrnehmung; griech. aisthesis« hergeleitet und ist u.a. die Lehre von der Sinneserkenntnis und ihren Elementen. Ästhetik kann aber eine ganze Menge mehr sein, wenn man Bazon Brock kennen gelernt hat.

Neben den Eisenpfeilern der Schwebebahn entlangrollend, die wie ein gefallener Eiffelturm in vielfacher Bandwurmlänge die Wupper überspannen und Gott sei Dank für die nächsten Jahrzehnte renoviert werden, haben wir den Plastinator im Auto. Eine ziemlich günstige Situation für ungestörte Gespräche. Als die Ausstellung »Körperwelten« in Mannheim war (1997/98), ist von Hagens zum ersten Mal mit Brock zusammengetroffen. Man hatte ihm signalisiert, da kommt einer, den werden Sie nicht verstehen ... Aber der Mediziner begriff den Kunstprofessor sofort: »Ich habe nicht seinen Wissenshintergrund, und doch verstand ich von Anfang an jedes Wort. Es ist so, als ob er meinen Emotionen, meinem Streben Worte verleiht. Er ist mein ›Kunstkopf‹. Er guckt einfach in meinen Kopf und sagt mir, wie ich denke!«

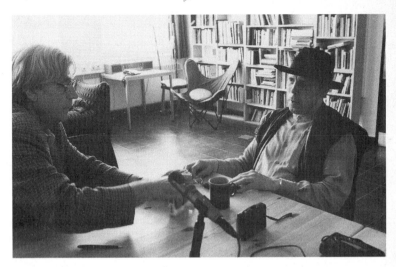

Die verspäteten Ästhetikvorlesungen bei Bazon Brock helfen dem Anatomen, Argumente gegen die Gruppe der ihn ablehnenden Kollegen zu formulieren, die ihm Sensationshascherei vorwerfen, übelste Auswüchse von Schau-Anatomie. »Mit knapper Mehrheit wurde vermieden, mich aus der Anatomischen Gesellschaft auszuschließen! Ich habe an mir gezweifelt. Das sei keine Anatomie, was ich mache – die Aggression war sehr stark.«

Gunther von Hagens ist auch in der Erinnerung an diese Situation bewegt – ein Zustand, der bei ihm nicht sehr oft eintritt, den er jedenfalls nicht bereitwillig zu häufig zeigt. Eher äußert er sich freundlich, sogar über Menschen, die ihm offensichtlich zu schaden versuchen. Der Mann lebt nach der Erkenntnis, dass Kritik und Angriffe gute Anlässe zum Lernen sind. So lässt er in der Regel selbstbewusst und kühl jede leicht zu nutzende Chance aus, Kritikern einen Gegenschlag zu verpassen. Der zu befürchtende Ausschluss aus der Anatomischen Gesellschaft hat ihn so getroffen, dass er sich hinreißen lässt, ein wenig Abneigung zu zeigen.

In dem großen Raum mit orangefarbenen Markisen vor dem Fenster sitzen sich GvH und Bazon Brock gegenüber. Wann kommt der Mann der Ästhetik nach Heidelberg, um das Pferd zu sehen? Was hält er von dem Pferd? Warum regt es die Menschen auf, dass Ross und Reiter plastiniert werden? Der Anatom erläutert seine Vision von einem sich aufbäumenden Tier: »Es scheut – drei Beine sind unten, eins geht hoch. Der Leib öffnet sich – damit es die Kurve kriegt, ziehe ich den Leib auseinander, kann dadurch in den Darm hineinschauen ...« Bazon Brock, der Kluge, hat die alten griechischen Skulpteure parat, »die durch die Gestaltung der Körperoberfläche den Einblick in das Innere des Körpers geben wollten«.

Drei Stunden in Wuppertal, drei Stunden Genuss bei der Wahrnehmung herumfliegender Geistesblitze. Die bei-

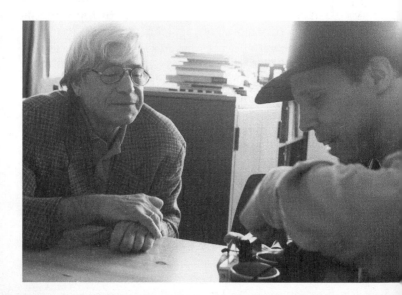

den Professoren vermeiden jede Assoziation zu germanischen Hochschullehrer-Klischees und springen munter von der Antike in die Gegenwart virtueller Geschäftskonferenzen, die trotz elektronischer Bestausstattung bei wirklich wichtigen Wirtschaftsentscheidungen das direkte Gespräch mit Augenkontakt und leiblicher Nähe an einem gemeinsamen Tisch nicht verdrängt hätten.

Und dann geht es an diesem Nachmittag in hufeklapperndem Galopp vom »Augenblick der höchsten Dramatik beim Hundesprung über einen Zaun« hinüber zum Kentaur oder Zentaur, dem altgriechischen Fabelwesen mit menschlichem Oberkörper und Pferdeleib, über das bis heute nicht bekannt ist, wie es absteigt, wenn es nicht mehr reiten will. Und dann noch zu alten Spielfilmen mit Willy Birgel oder Rudolf Prack – *Reitet für Deutschland* – und zu den Amazonen, die dank ihrer unbebrüsteten Körperhälfte gekonnt mit dem Bogen Pfeile vom Pferderücken in die Gegner zischen ließen. Und schließlich zu der schmerzhaften Vorstellung, was die Sitzposition im Damensattel bei englischen Ladys an anatomischen Belastungen verursacht hat.

Von Hagens erklärt seinem Gesprächspartner, mit dem er sich, der ewig Fleißige und immer Tätige, ein paar Stunden der Entspannung und des spielerischen Denkens schenkt, warum er nicht auf seine Anatomen-Kollegen gehört hat und immer noch nicht hört. Nach dem großen Erfolg der Mannheimer Ausstellung, der ersten in Deutschland, habe man ihm nahe gelegt, jetzt z.B. das Limbische System zu plastinieren, zu zeigen, wo genau im Gehirn die Merkfähigkeit des Menschen sitze, sich also weiteren Details der Anatomie zuzuwenden. »Ich habe aber erkannt, dass andere so etwas viel besser können. Dass ich genau da weitermachen soll, wo die Menschen gerührt sind, das tun, was sie – ja – verzaubert!«

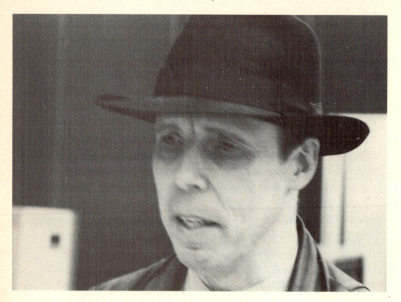
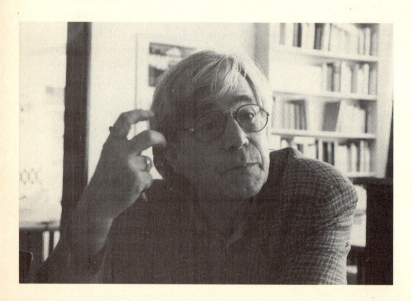

Von Hagens geht weiter, als er es üblicherweise tut, wenn er von sich spricht. »Ich habe begriffen, was für ein stark emotionaler Mensch ich bin, das habe ich vorher gar nicht so gewusst. Mit den Gestaltplastinaten öffne ich die Herzen der Menschen für sich selbst, sie werden stolz auf sich. Das geht mir natürlich auch unter die Haut!« Er sagt, dass er schon ein wenig gezögert habe, als sein Lehrer und Mentor, der Anatomieprofessor Kriz aus Heidelberg, ihm vorwarf, das Pferd wolle er machen, weil er auf die Sensation aus sei.

»Dann überlege ich natürlich – bin ich auf Sensation aus …? Ich bin auf die Herzen der Menschen aus! Wenn das Sensationshascherei ist, dann stehe ich dazu.«

Bazon Brock findet in seinem enormen Wissen, dem ein Studium der Germanistik, der Philosophie, der Kunstgeschichte und der Politikwissenschaften zugrunde liegt, ohne Mühe die passende Vokabel: »Theoria – so heißt das, was Sie machen. Goethe spricht von der Fähigkeit zur Ausbildung von Anschauung. Theoria ist ein Begriff aus dem griechischen Theater. Die Zuschauer saßen auf den Rängen und betrachteten die Szene. Dann bildete sich Theoria heraus, indem die Zuschauer eine sinnende Betrachtung über das, was unten vor sich ging, anstellten. Das heißt: In ihren eigenen Köpfen bildet sich eigentlich erst die Dramatik einer erzählten Geschichte aus. Theoria machen Sie!« Der Ästhetikprofessor überlegt kurz. »Diese Arbeit, die Sie da leisten, ist meiner Ansicht nach gegenwärtig die bedeutendste im Hinblick auf die uns von der Natur aus ermöglichte, aber auch abverlangte Fähigkeit, die Körper nicht mehr nur im Hinblick auf ihre äußere Wahrnehmbarkeit einzuschätzen, sondern im Hinblick auf ihre inneren Potenziale«, sagt Bazon Brock. Und wir sind alle sehr zufrieden, als wir mit ihm später das Gebäude der Gesamthochschule verlassen – GvH, weil er seinen Platz und seine Rolle in der Gesellschaft bestätigt sieht, und wir, weil wir ein so aufregendes Thema beschreiben können. Bazon Brock natürlich, weil er mit seinem »Kunstkopf« dem »Herzensdieb« geholfen hat.

Draußen trennen wir uns mit dem Blick auf eine Hausgiebelwand, auf die großformatig Reklame projiziert wird. Die Zigarettenfirma, die erfolgreich immer noch cowboygläubige Kids zum Qualmen und zum Schwärzen ihrer Lungen verführt, grüßt mit einer Filmszene. Ein Mustang macht einen runden Pferdebuckel unter einem sehr männlichen Reiter, schüttelt und rüttelt ihn gehörig. Weder wir noch Gunther von Hagens sind verzaubert! Gerührt auch nicht. Von Theoria keine Spur. Und entgegen der Absicht der Werbefilmer greifen wir nicht einmal zum Tabakstäbchen!

Von Hagens ist Nichtraucher, Nichttrinker auch. Und fast ein Nichtesser. Asketisch, anspruchslos nimmt er relativ viel Milch zu sich, Früchte gibt es auch nicht gerade selten im Laufe eines Tages. Leicht hungrig zu sein regt den Mann an und fördert seine ganz ungewöhnliche Schaffenskraft – das beweist er ständig während dieser Zeit, in der wir ihn beobachten.

Sein Vater, 84 Jahre alt, ähnlich bescheiden, lebt mit ihm unter einem Dach in Heidelberg und präsentiert in äußerster geistiger Klarheit einen sehnigen Körper als Beweis für die positiven Folgen eines einfachen Lebens. Der Vater, der das Leben Gunther von Hagens' geprägt hat, verabschiedet uns in Heidelberg, als wir zum Trip »Travelling with Gunther« aufbrechen. In der letzten Minute haut er mit Wucht eine kleine Ecke von einer granitenen Bodenplatte ab, die demnächst im Haus verlegt werden soll. Diese Wegegabe geht nach Kirgistan, dient als Muster für Sockel, die für dort stehende Ganzkörperplastinate in einem schon eingerichteten Museum geplant sind.

Am Flughafen nimmt die kleine Gruppe an einem Gepäckseminar teil. Von Hagens fliegt jeden Monat ein-

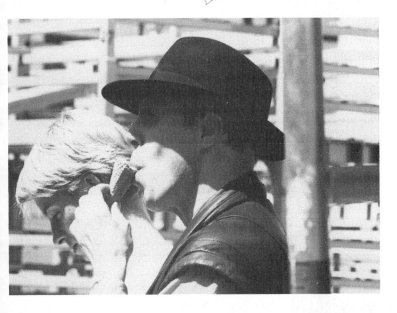
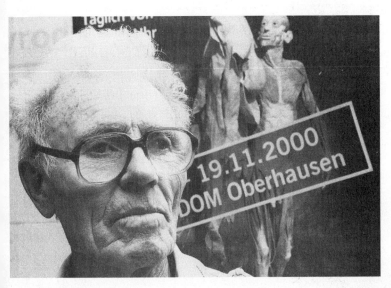

mal nach Kirgisien und nach China zu seinen Plastinationsinstituten und um Vorlesungen zu halten. Deshalb weiß er, wie viel Handgepäck man durchsetzen kann und dass man schnell aus den zu schweren Koffern noch ein paar dicke Bücher herausnehmen muss, die dann das Handgepäck noch »pfundiger« machen, was nicht »ins Gewicht fällt, weil einer von uns mit den schweren Teilen abseits steht und erst wieder zur Gruppe kommt, wenn der Handgepäckcheck vorüber ist«. Diese Lektion des Vielfliegers würde seinem Vater gut gefallen, dem Meister der Sparsamkeit, dessen Sohn übernommen hat, dass Geld nur dazu gut ist, positiven Zielen zu dienen, und bestimmt nicht dafür vorgesehen ist, es sinnlos oder nur für den eigenen Spaß herumzuwerfen.

Im Bus auf dem Flugfeld erkennt die erste Kirgisin unseres Lebens den Professor. Mit hübschen Schlitzaugen, die auch ihren Teenager-Sohn auszeichnen, spricht die asi-

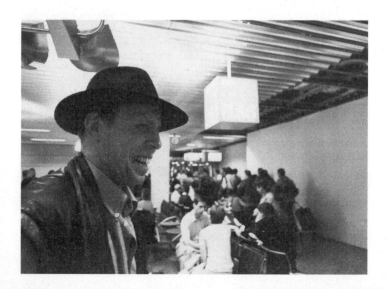

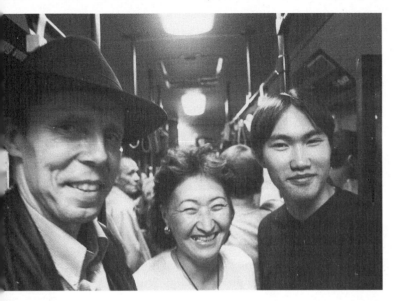

atische Dame in so fließendem Deutsch über die Bedeutung von GvH für ihr Land und natürlich auch für Deutschland, dass wir die Fassung erst wieder gewinnen, als wir erfahren, wie lange sie schon in Deutschland lebt. Mit dem Versprechen, in Bishkek Autogramm und gemeinsames Foto zu gewähren, glückt die Trennung. Gunther von Hagens zeigt weder Eitelkeit noch Genervtsein. Es komme relativ häufig vor, dass er angesprochen werde. Er verstehe das Interesse – und wie wir immer wieder feststellen und uns später aus seinem Lebenslauf erklären können – er versteht es tatsächlich.

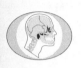 ## Richtung Osten – Zur Sonne? – Zur Freiheit?

»Zdrawstwuitje!« – die Anrede in der Maschine der Air Kyrgyzstan ist russisch. »Zdrawstwuitje«, grüßt GvH die asiatisch-mandeläugige Stewardessa. Wir zwängen uns hinter dem Professor durch den Gang nach hinten – er findet die Ecken, wo die zu großen Handgepäckstücke zu verstauen sind. Sein Rucksack verschwindet zwischen den Clogs, sein hackenoffenes Schlupfschuhwerk erweist sich als extrem praktisch. Sehr schnell hat man auf langen Flügen die Füße in Freiheit. Von Hagens sitzt wegen seines schlanken Körpers bequemer als wir.

Der schmale Gang trennt uns – es ist zum Ersticken stickig, was die Völkermischung an Bord dazu bringt, mit den Glanzfaltpapieren der »Hinweise für Notfälle« heftig zu wedeln und zu fächeln. »Das ist bei der Iljuschin so, die Frischluftdüsen gehen erst, wenn wir oben sind!«, klärt der Professor auf, dem die Sauna nichts ausmacht. Aus dem Rucksack zu seinen Füßen lässt er das Notebook auftauchen, klappt den Deckel des Minicomputers auf und startet nach dem Eröffnungsakkord mit einer Chinesisch-Lektion. Chinesische Schriftzeichen erscheinen auf dem bläulichen Bildschirm – von Zeit zu Zeit wird die autodidaktische Lerneinheit durch Nachblättern in Chinesisch-Büchern komplettiert.

Nach dem Start begibt er sich an die Beantwortung von E-Mails, 117 dieser Nachrichten sind in den letzten drei Tagen bei ihm eingetroffen! Mit flinken Fingern huscht er über die Tasten, blind. Er muss das richtig gelernt haben. Hat er – als junger Mann in der DDR –, natürlich im Selbststudium. Draußen dämmert es, die Menschen im Flugzeug sind ständig unterwegs. Es mag stimmen, dass es in Kirgistan keine Nomaden mehr gibt, wie die Kirgisin, die wir im Bus kennen gelernt haben, uns erklärte. Offenbar gehen sie dem Bewegungsdrang heutzutage im Flieger nach. Draußen ist es ganz dunkel geworden. Wir überfliegen eine große Stadt, in der Kabine nimmt die Zahl der Lichter, die über den Sitzplätzen leuchten, immer mehr ab. Einzig im Umfeld von Gunther von Hagens leuchtet noch dieser blaue Schimmer, fahl wird sein Gesicht vom Bildschirm des Notebooks bestrahlt. Er bearbeitet während der gesamten fünfeinhalbstündigen Flugzeit die elektronische Post.

Die Nacht ist extrem kurz. Der Flug gen Osten lässt die Sonne sechs Stunden früher aufgehen, als unsere Körper es erwarten. Am Horizont wird ein schmales Lichtband sichtbar, wir nähern uns dem ersten Ziel. Als Kirgistan Teilrepublik des riesigen Sowjetreiches war, hieß die Stadt Bishkek – »Frunse«, wie der hier gebürtige General, Militärtheoretiker und Mitbegründer der Roten Armee. Die Hauptstadt liegt am Nordrand des Kirgisischen Gebirges, des Tien Shan, den »Ausläufern des Himalaya«, wie Professor von Hagens die Geschichte immer nennt. Als wir aus dem Flugzeug klettern, atmen wir die trocken-seidige Luft des überwiegend aus Bergen bestehenden Landes.

Im Flughafengebäude ist es erst mal mit dem Tageslicht vorbei: Pass- und Visumkontrolle wie in den »guten« alten sozialistischen Zeiten – also sehr langweilig. Wir fischen den großen Reisekoffer vom Transportband, GvH seine beiden schweren Hartschalenkoffer und füllen analog zu seinen Vorgaben die kyrillischen Einfuhrzettel aus. Nach der Warterei in der Schlange zur Zollabfertigung wählt der Professor den jüngeren von zwei Beamten aus: Es funktioniert. Ein kurzer Blick ins Handgepäck, die Staatsmacht entlässt uns ins Sonnenlicht.

Freudig begrüßt wird Gunther von Hagens durch Valerij Gabitov, den Chef der Anatomie an der Medizinischen Akademie Bishkek, von Ljena, der jungen blonden Studentin, die dem Institut für Plastination mit Übersetzungen aushilft, und von Jurij, dem hageren Fahrer des aus Deutschland stammenden kleinen Transportbusses. Wir fahren die über 20 Kilometer lange zweispurig ausgebaute Strecke vom Flugplatz Manas nach Bishkek hinein, eine Straße, die mit prächtigen Bogenleuchten für einen Besuch des damaligen sowjetischen Außenministers Kossygin versehen wurde. Die Lampen, so der Professor, seien mittlerweile abmontiert und alle in die Türkei verkauft!

Die Fahrt im Morgenlicht ist wunderschön, die Stadt zeigt sich unerwartet grün. Viele Bäume, die aus zahlreichen kleinen Kanälen versorgt werden, jede Nacht strömt milchig-grünes Wasser aus den Gletscherbergen herab. Vorbei geht es an sozialistischen Monumentalbauten, die kirgisische Kapitale ist größer als angenommen – eine Million Einwohner. In der Fortsetzung der Sovjetskaja Ulitsa finden wir für die nächsten drei Tage eine Wohnung mit Balkon und Blick auf das Prachtpanorama der »Ausläufer des Himalaya«. Sanft gewellte bräunliche Kuppen gehen über in höhere Hügel und endlich, auf blaue Berge gebettet, in die weißen Schneespitzen des Hochgebirges. Gelassenheit und Macht der »Himmlischen Berge« des Tien Shan.

Es war 8.00 Uhr, als wir die Wohnung bezogen, eine der vielen, die jetzt leer stehen, weil die Bewohner weg sind, aussiedeln – nach Russland und nach Deutschland. Um 10.00 Uhr kommen Professor von Hagens und Professor Gabitov und nehmen uns mit ins Institut für Plastination an der Staatlichen Medizinischen Akademie in Bishkek, der Universität. Nach anfänglicher Zusammenarbeit mit

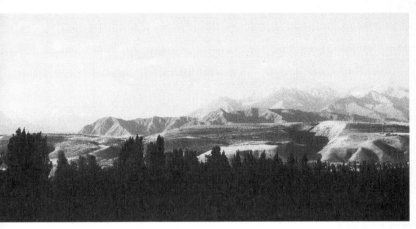

Moskauer Instituten, die sich später auch wegen Mafia-Geschichten und Erpressungsversuchen als nicht fruchtbar herausstellte, wich Gunther von Hagens nach Kirgistan aus. »Im Osten ist Anatomie noch Anatomie, weil die Leute noch anatomieren können und auf diesem Gebiet forschend tätig sind. Der Grund, warum die Anatomen im Osten besser sind, liegt meines Erachtens darin, dass die Anatomen im Westen vor allem auf den Gebieten der Elektronenmikroskopie und der Zellbiologie tätig sind und die Lehre lediglich nebenher erledigen«, begründet von Hagens in einem Interview für die Zeitschrift *Ketzerbriefe – Flaschenpost für unangepasste Gedanken* – seinen Ost-Ruck.

In der Medizinischen Akademie, sozialistischer Betonbau in Weiß, führt man uns in der zweiten Etage in einen größeren Raum. Es ist das so genannte Museum für die Studenten: darin Gestaltplastinate, Körperscheiben und eine Fülle von Organen. Die Beschriftungen der Präparate haben zu Gunther von Hagens großer Freude starke Fortschritte gemacht. Der Rektor der Medizinischen Akademie begrüßt die Gäste aus dem Westen. Das kleine Museum existiere seit zwei Jahren und solle, nachdem noch zwei Container der früheren Japan-Ausstellung hierher geschafft worden sind, ein richtiges, größeres werden.

Wir eilen durch die Flure, »Zdrawstwuitje!« – »Hallo, Guten Tag!« Die Studenten der Akademie haben riesige »Körperwelten«-Poster an den Wänden drapiert und freuen sich über den Kölner Ausstellungserfolg. Von Hagens empfindet das fast als »Personenkult« und zeigt lieber das Lager: Die Kittel, die in China für zwölf Mark »in Körperwelten-Blau« gefertigt werden, Silikon-Schläuche (Gartenschläuche) und Kunststoffe, des Plastinators tägliche Arbeitsmittel. GvH kümmert sich um alles, fragt nach den Einlegeböden für den großen Schrank und den herausziehbaren Flächen mit Unterlicht für die Scheibenpräparate.

Der Professor aus Deutschland – besser aus den beiden Deutschlanden! Die DDR-Vergangenheit beschert ihm die

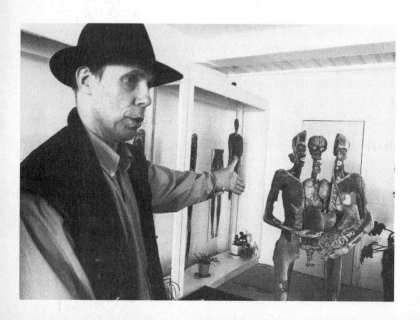

nötigen Russischkenntnisse, um nebenbei ein Problem anzuhören, eine Anweisung auszusprechen. Nichts entgeht ihm, wenn er über Treppen und Flure saust. Seine Parabolantenne registriert alles: Während er eine Antwort formuliert, ist er in Gedanken schon bei der nächsten Aufgabe. Sein Gehirn funktioniert auf vielfachen Spuren mühelos parallel. Die Leute an der Medizinischen Akademie in Bishkek bewundern offensichtlich die rasante Dynamik, aber nicht nur für Menschen mit slawisch-zentralasiatischer Mentalität ist sein Arbeitstempo so einfach nicht mitzuhalten. Musikalisch gesehen geht bei ihm alles allegro, schnell und heiter, selbst der Träge erfährt einen Temposchub.

Die Konstruktion des Ganzen? – wollen wir von ihm wissen. »Im Morphocorpus der Staatlichen Medizinischen Akademie Bishkek, Kirgisien, gehört alles, was ich hierher schicke, der Universität, einschließlich VW-Bus, der ganzen Kisten und der Instrumente. Alles, was ich hier herunterschicke, einschließlich der Präparate, geht beim Grenzübertritt als humanitäre Hilfe – so wird es auch eingeführt – in den Besitz der Medizinischen Akademie über! Ganz im Gegensatz zu Heidelberg oder China existiert hier kein privates Vermögen.«

In China baue er ein Privatinstitut, ebenso sei das Institut für Plastination in Heidelberg privat. Dass sein Institut hier keinen privaten Charakter habe, sei aber keine Bedingung der Partner gewesen. Es sei einfach sicherer, »da brauche ich nicht aufzupassen – die Universität passt auf, dass nichts wegkommt«. Professor Valerij Gabitov ist neben Gunther von Hagens der stellvertretende Leiter des Plastinationszentrums im Bishkek. »Valerij passt auf, wenn ich nicht da bin. Wenn alles mir gehörte, hätte ich keinen Vorteil.«

Den Mitarbeitern der Akademie und des von ihm geleiteten Instituts gibt von Hagens Hoffnung. Durch ihn und

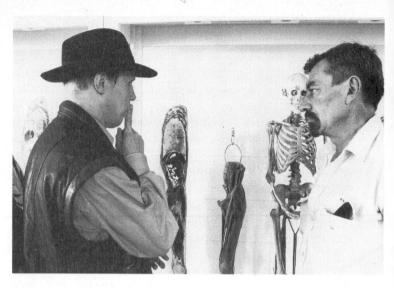

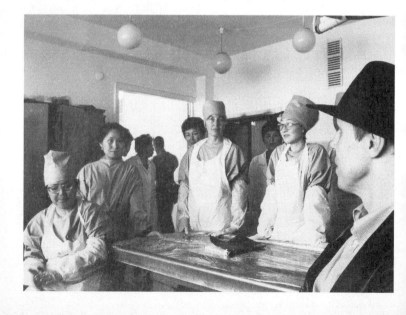

das mit seiner Arbeit verbundene Volumen bleiben die Stellen für die Beschäftigten sicher. Darüber hinaus lernen sie von ihm: ökonomisches Handeln, Pragmatismus, selbstverständlich die Plastination und – was für den Mann aus Deutschlands Osten, der schon vor Jahren wieder einen großen Schritt ostwärts tat, besonders wichtig ist – die Freiheit der Vision, sich Ziele zu geben und auch zu erreichen. Gunther von Hagens ist ein Zielverwirklicher, ein Geburtshelfer dieser Disziplin. Er realisiert, was ebenso verheißungsvoll wie verlogen früher in seiner DDR-Heimat gesungen wurde: »Brüder, zur Sonne, zur Freiheit!« Der alte sozialistische Song passt zu dem Naturgesetz, dass er bei seinen Bishkek-Flügen der Uhr in Richtung Osten jedes Mal sechs Stunden Zeit opfern muss.

Der Tod, das muss ein Wiener sein

Störend und sprunghaft sind sie ja manchmal, die Assoziationen – aber passen tun sie dennoch! Eine alte Liedzeile drängt sich auf die Lippen: »Der Tod, das muss ein Wiener sein«, klingt es im Gehirn, und sofort geht es los damit, wer das eigentlich gesungen hat – Hans Moser, Paul Hörbiger, die alten Wien-Spezialisten? Ach nein, natürlich ist es Georg Kreissler, der Hetzer, der ironisch-skurril-makabre Schmähverbrater und Poet.

Die Erinnerung an dieses Lied löst Gunther von Hagens aus, als er in der Akademie mit wehendem Kittel durch die halligen Flure läuft, Ljena, die für ihn dolmetschende Studentin der slawischen Literatur, im Gefolge und uns mit Diktiergerät und Fotoapparat.

Der Professor spricht von Wien und dass da der Begriff »Plastination« geboren wurde – beim Heurigen und unter heftigen Wehen. Bis dahin hieß die spannende, bereits zum Patent angemeldete Sache »Oberflächentreue Kunststoffimprägnierung biologisch verweslicher Objekte«. Mit so einer Schlagzeile hätte es der Plastinator niemals bis Kirgistan und China gebracht! Also Wien! Ein kreativer Boden, das wird kaum einer bestreiten, der es kennt. Wochenlang schon knabberte GvH vor Jahren an dem sperrigen Begriff herum, suchte etwas Handliches, Einfaches und gut Merkbares. Alle, die er traf, ließ er mitdenken – eine Technik, die er bis heute anwendet. Er besetzt fremde Gehirne und Fantasien, pflanzt Anfangsgedanken und erntet häufig genug die daraus wachsenden saftigen Früchte – die Beernteten durchaus reicher zurücklassend, als er sie angetroffen hat. Von Hagens' damalige Ehefrau Cornelia zerbrach sich wortsuchend den Kopf, eine amerikanischer Kollege des Professors machte beim Brainstorming mit. Und dann war er da – der Name für die Aufbereitung toter Menschenkörper. »Plastination«, als »plästinäischn« auch einwandfrei für die internationale Szene nutzbar.

Wir sind – immer noch wehenden Kittels – zum Herzstück der Bishkeker Anatomie vorgedrungen, und Gunther von Hagens unterhält uns wieder einmal mit einem seiner charakteristischen Kunststücke. Vor uns liegt – ohne jedes überflüssige Wort einer langatmigen Ankündigung – der zarte Leichnam einer älteren Frau. Über sie gebeugt, beobachten konzentrierte asiatische Gesichter, was die Kanülen, mit denen feine Hände Flüssigkeiten in die Gefäße der Toten injizieren, bewirken. Wir beobachten mit, und von Hagens beobachtet uns. So lange kennt er uns und

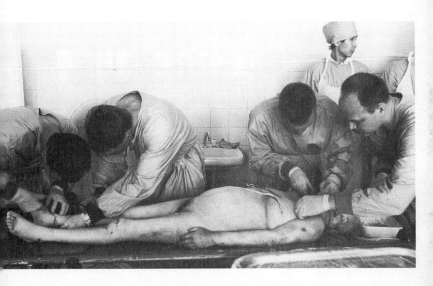

unser Verhältnis zum Tod noch nicht, dass er – der Wissen Sammelnde – nicht wissen wollte!

Als wir das erste Mal mit ihm in Heidelberg an seinen Präparationstischen standen, hatte er uns auch getestet. Vielleicht wollte er sehen, ob wir umkippen oder kleine, spitze Igitt-Schreie ausstoßen, als er mit dem Finger in ein Schälchen tippte, das eine beige schmalzfleischähnliche Paste enthielt. »Gewebefett«, sagte er knapp und ernst, die Konsistenz prüfend. Und wir – wir nickten verständnisvoll, mit coolem Gesicht, das sich der Reporter aus Selbstachtung und auch wegen der Zweckmäßigkeit irgendwann aneignet, wenn er Wert darauf legt, außergewöhnliche Themen und extravagante Menschen zu beschreiben.

Die kleine Oma von Bishkek ist ein gutes Beispiel, mit welcher Sachlichkeit – und auch mit welchem Respekt – es sich an den Überresten eines menschlichen Wesens arbeiten lässt. Sympatisch ist das richtige Wort für die Ausstrahlung der hier tätigen jungen Frauen und Männer. Sie nehmen uns, die medizinischen Laien, freundlich in ihren Kreis, und wir stellen fest, dass die kleinen Lehrstunden unseres gegenwärtigen Lehrmeisters intelligent geplant sind. Wir beide verständigen uns über eine erste Definition in Bezug auf unsere »Zielperson« (so heißt das wohl in der Kripo-Fahndung?). Der erste umfassende Begriff, der auf Gunther von Hagens passt, ist der des großen Lehrers.

Während die Leiche injiziert wird, erinnern wir uns an den Katalog der »Körperwelten«-Ausstellungen. Darin ist ohne Fachchinesisch beschrieben, was Plastination bedeutet, welche Arbeitsschritte dazu erforderlich sind. Was wir hier in Bishkek sehen, ist die klassische und immer noch in der ganzen Welt angewandte Technik, mit der Injektion von Formalin, Phenol, Glyzerin, Ethanol und Wasser den toten Körper zu konservieren. Die Anatomie in Heidelberg – so von Hagens – hat folgende Konservierungslösung:

3 Prozent Formalin, 1,5 Prozent Lysoformin, 6 Prozent Glycerin, 30 Prozent Alkohol und 45 Prozent Wasser.

Nach dem Stoppen der Verwesung werden Körper, die zu Gestaltplastinaten werden sollen, mit Pinzette und Skalpell präpariert. Für die Scheibenplastinate sägen die Mitarbeiter tiefgefrorene Leiber in 3,5 mm dicke Platten. Dann kommen alle Präparate in kaltes Aceton, um das Gewebswasser zu ersetzen, anschließend in warmes Aceton, um lösliche Fettanteile auszutauschen. Im Vakuum extrahieren die Plastinatoren das Aceton und ersetzen es allmählich durch Kunststoff. Nachdem die Ganzkörper positioniert und die Scheiben zwischen Folien und/oder Glasscheiben verpackt sind, wird gehärtet – im Gas oder mit Wärme. Das Gestaltplastinat ist später mit Silikonkautschuk durchtränkt, die Scheibe mit Epoxitharz.

In der ganzen Welt arbeiten inzwischen Plastinatoren mit diesen Methoden, die von Hagens alle durch Patente

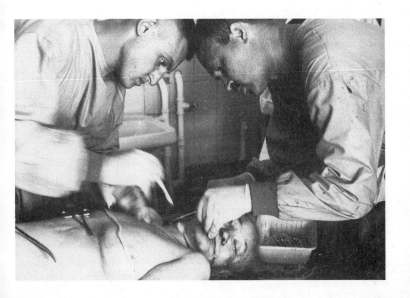

abgesichert hat. Er ist Erfinder, einer, der Lust dabei »findet«, unbekannte Wege zu erforschen, Wissen zu kreieren, wie er das nennt. Schon als kleiner Junge hat er damit angefangen. Nachts hat er als sechsjähriger Knirps im Hühnerstall beobachtet, wann den Tieren die Augen zufallen und wie sie schlafend auf der Stange hocken. Das Beschreiten neuer Wege führte damals u.a. zum Bau eines Karnickelstalls, den er als Jugendlicher seinen Verwandten auf einem Bauernhof »schuf« – und der immer noch existiert, wie der Plastinator vor kurzem erfuhr.

Weil er ein Feger ist, ein großer Geist mit fast kindlicher Frische, Neugier und Unbefangenheit, deshalb gewinnt er die Herzen der Menschen, die unter Erwachsenen nur zu selten solchen Seelen begegnen. Kinder unter sechs Jahren haben diesen Schwung und machen damit manchmal den Eindruck, von fremden, weit entfernten Sternen zu uns gekommen zu sein. Sternenstaub mitbringend für überrumpelte Erdendenker.

Körperspender sprechen eigentlich alle von der einmaligen Persönlichkeit des Professors, die er ihnen ja auch nicht vorenthält, wenn er sie einmal im Jahr um sich versammelt und ihnen an den Präparationstischen in Heidelberg freimütig zeigt, was mit ihnen nach dem Tod geschehen wird. Seine Frau Angelina sagte uns bei den Dreharbeiten zu dem Körperspender-Film, dass gerade die »Tage der offenen Tür« mit ihrem Einblick hinter die Kulissen die Körperspender in ihrem Entschluss bestärken. Von Hagens muss dabei die Rolle des Magiers übernehmen, ohne Einschränkung sein »Fach« auf dieser Bühne. Für uns war beim näheren Hingucken natürlich zu untersuchen, ob das Herz des Herzensdiebs rein ist. Wenn wir es nicht herausfinden, müsste die Welt bis zur Plastination des GvH warten, bis er, in Scheiben zersägt, im Abstand von 3,5 Milimetern endgültig Auskunft über sich gibt …

Die Körperspender sind nicht von Enthüllungssucht getrieben. Sie haben sich bewusst entschieden. In Gesprächen mit ihnen ist oft von ihrem Vertrauen die Rede, dass die Spende ihres Körpers wichtigen Aufgaben innerhalb der Gesellschaft dient. Aus Westen kommend, waren wir vom Wiener Stadtrand den Hietzinger Kai bis zur Dommayer-Gasse gefahren – das war nur vier Tage her –, fällt uns in Bishkek ein. Inzwischen ist so viel passiert, dass es gefühlsmäßig auch vor zwei Wochen gewesen sein könnte. In Wien haben wir eine Verabredung mit Ingrid Gappmair, Diplom-Masseurin und jetzt – Mitte dreißig – Medizinstudentin. Wie sie sind nach der »Körperwelten«-Ausstellung in Wien etliche Österreicher zu Körperspendern geworden. Gunther von Hagens hat in einem Interview gesagt: »In Wien besteht ein ganz anderes Verhältnis zur Leiche als in Deutschland, die ganze hiesige Aufregung stößt dort auf völliges Unverständnis. Dies geht auf Ferdinand II. zurück, der grundsätzlich bei allen Menschen Sektionen angeordnet hat – der letzte Zar übrigens auch –, und es ist durchaus ein guter alter Brauch der Wiener, sich nach ihrem Tod anatomieren zu lassen.« (Aus: *Ketzerbriefe*, Dezember 1997)

Die dunkelhaarige aparte Frau trifft sich mit uns im Café Dommayer, den höchsten Ansprüchen der Kaffeehaustradition genügend. »Ein kleiner Brauner, ein Verlängerter, ein kleiner Schwarzer« – schon sind wir zu Hause und die Kaffees bald auf dem Tisch. Und die Klischees stimmen, weil der Kellner »Küss die Hand« sagt und es keine widerliche Musikberieselung gibt und die Bohnen zu den Röstkartoffeln Dill-Fisolen heißen. Mühelos gleiten wir durch das Gespräch über die Motive von Frau Gappmair – die ästhetische Form der Konservierung habe ihr an den Plastinaten gefallen und die Begeisterung für die Medizin sei – verständlich bei ihrem späten Studienentschluß – ausschlaggebend, der Wissenschaft, der Ausbildung künftiger Studenten ihren Körper zu geben.

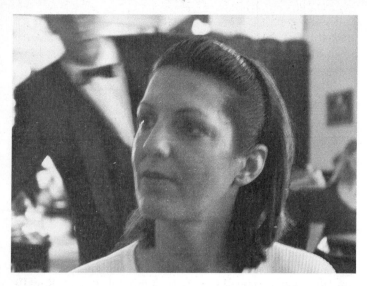

Die Ärztin in spe gab ihr kleines Salzburger Institut für Massage auf, um in Wien zu studieren, arbeitet aber in ihrem Beruf weiter, um das Studium zu finanzieren. Das konventionelle Anatomiestudium umschreibt sie mit »Auswendiglernen der einzelnen Höckerchen am Knochen und der vielen Muskeln«. Bei den Plastinaten fasziniert sie, dass man sich den Verlauf einer Arterie sofort besser vorstellen kann. Sie war beim Tod ihrer Mutter dabei und hat das Fortgehen eines lieben Menschen besser verkraftet als ihre Schwestern, die erst später dazukamen. »Die Mutter wurde im Haus aufgebahrt – auf dem Land geht das noch! Wir hatten drei Tage Zeit zum Abschiednehmen – der Sarg ist allerdings nicht mehr offen.« Wir erzählen ihr von unserem Besuch in Bergisch Gladbach, wo der Bestatter Roth in Trauerräumen Gelegenheit gibt, jeden Tag Tote am offenen Sarg zu besuchen, was sich gelegentlich auf Zeiträume von über einer Woche ausdehnt. Ganz allmählich ändert sich unser Umgang mit dem Tod wieder, bestätigen wir uns gegenseitig, und Frau Gappmaier spricht von ihrem Plastikskelett zu Hause, das niemals die Gefühle auslöse, die sie habe, wenn sie vor einem echten Körper stehe.

Den Professor kennt Ingrid Gappmair nicht, wir können ihn ein wenig beschreiben, unsere Beobachtungen mitteilen. Sie selber braucht die Animation durch den »Meister« nicht. Ihre Einstellung zum Körperlichen ist so klar, dass sie ihrem Cousin eine ihrer Nieren geschenkt hat … »Er war seit Jahren von der Dialyse abhängig, konnte nicht reisen. Jetzt arbeitet er wieder, auf eine andere Niere hätte er vielleicht noch fünf oder zehn Jahre warten müssen!«

Beim Verlassen des Cafés Dommayer fällt der Blick auf eine Steinskulptur, der Kopf ist schnell als der von Johann Strauß auszumachen. Die Karriere des Walzerkönigs begann hier in Hietzing, am 15. Oktober 1844 debütierte er im Dommayer mit seiner neu zusammengestellten Kapelle. 1787 war das Kaffeehaus errichtet worden, und bis zu unserer Sitzung mit der Körperspenderin hat sich das gesell-

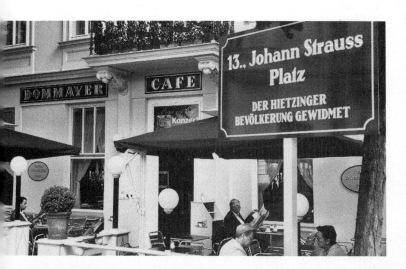

schaftliche Leben Wiens oft hier in der Nähe von Schloß Schönbrunn konzentriert.

Den Wiener Zentralfriedhof wollen wir noch einmal besuchen, über den man lange spazieren und über das Vergängliche meditieren kann. Trauernd oder sich trösten lassend, dass sie alle dahingingen und jetzt wahrscheinlich in irgendwelchen materiellen Spuren unter unseren Füßen vorhanden sind: Johann Strauß (Vater), Johann Strauß (Sohn), Franz Schubert, Brahms, Beethoven, Nestroy, Theo Lingen, Paul Hörbiger, Curd Jürgens, Helmut Qualtinger, Franz Werfel und Karl Kraus. Nur der geniale Mozart soll in womöglich winzigen Partikeln in einem Massengrab auf dem St. Marxer Friedhof verweilen – der genaue Platz bleibt unbekannt, heißt es im Wiener Friedhofsführer.

Diese »Genaue Beschreibung sämtlicher Begräbnisstätten nebst einer Geschichte des Wiener Bestattungswesens« hat ein Vorwort, in dem es um das unausrottbare Klischee von der Todessehnsucht des Wieners geht und in dem von Zeiten die Rede ist, als eine »schöne Leich« wirklich noch zu den Höhepunkten des Wiener Gesellschaftslebens zählte.

Der Erfolg Gunther von Hagens in Wien, als er 1998 mit den »Körperwelten« 550 000 Besucher anzog, hängt wohl damit zusammen, dass die »schöne Leich« bei ihm an der Tagesordnung ist und alle finanziellen oder sozialen Unterschiede bedeutungslos sind. Eine Untersuchung »Wer und wie ist der Plastinator?« hat für das Verhältnis der Wiener zum Tod keine besondere Bedeutung. Für uns, die wir uns während der Recherchen für das Buch heftig dafür interessieren, warum der Plastinator so schnell zu einer wichtigen Person der Zeitgeschichte wurde, hat die Haltung der Gegenwartsgesellschaft gegenüber dem Sterben und dem Tod aber in jedem Fall eine untersuchenswerte Dimension.

Vielleicht aus diesem Grund begreifen wir auf der Fahrt mit der U-Bahn noch rechtzeitig vor der Umsteigestation Karlsplatz, dass wir uns statt eines zweiten Besuchs auf dem Zentralfriedhof besser einen Ausflug in die Kapuzinergruft vornehmen. Denn die kennen wir nicht, und wir möchten sehen, wie sehr die Wien-Touristen auf tote Promis fliegen. Die Kärntner Straße herunter, die vierte Gasse rechts. Unter der Kapuzinerkirche liegt die Kaisergruft, Erbbegräbnisstätte der Familie Habsburg, der Grundstein wurde 1622 gelegt. 145 Menschen ruhen hier, darunter sind 12 Kaiser und 17 Kaiserinnen – so steht es in der kleinen Broschüre. Die meisten wurden seziert und einbalsamiert. Ihre Eingeweide, Gehirne und Augen bestattete man in Kupferurnen in der Herzogsgruft von St. Stephan, in silbernen Bechern wurden die Herzen in die Herzlgruft von St. Augustin transportiert.

Weißer Marmor, beigefarbener Marmor, dunkelgrüner Marmor, stark marmorierter und fast gar nicht marmorierter Marmor – in diesem Dekor erwarten uns die Sarkophage. Wir staunen zwischen Holländern und Japanern. In Samurei-Haltung steht ein junger Mann stramm und würdig an der Ecke von Maria Theresias letztem Gehäuse, seine japanische Frau im rosa Kostümjäckchen fotografiert ihn strahlend. Alle Toten sind übersichtlich beschildert. Es riecht nicht unangenehm – nur ein wenig gruftig hier unter der Erde. Betäubender Blütenduft jedoch bei Sissi, der Kaiserin Elisabeth. Der Sarkophag ist mit Blumengebinden überhäuft. Auf der gleichen Höhe wie Sissi – ihr Sohn Rudolf, dessen romantische Selbstmordgeschichte wohl jeder kennt, der hierher pilgert. Zwischen ihnen – um mindestens einen Meter erhöht – der Behälter von Kaiser Franz Joseph, dem Gatten und Vater.

Wir – weiterhin staunend zwischen Holländern und Japanern und jetzt auch einigen Franzosen. Wahrscheinlich ist es die grundsätzliche Abneigung gegen touristische Highlights, die uns etwas flapsig durch die Gruft gehen ließ. Dass es sich um tote Menschen handelt, die 300 Jahre Habsburg repräsentieren, wird uns eigentlich erst klar, als

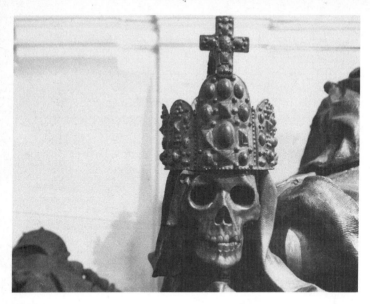

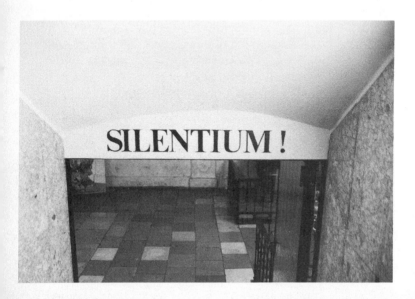

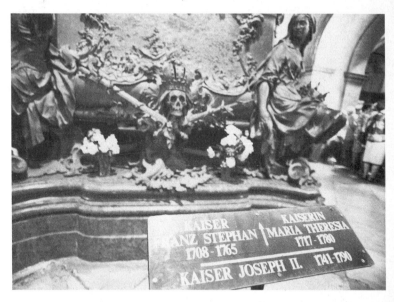

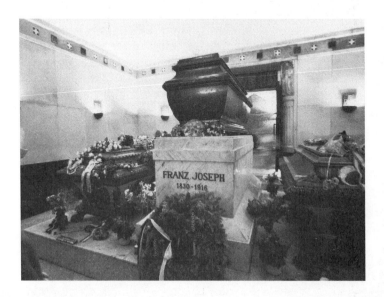

wir vorn in der Broschüre den Dank der Autorin Gigi Beutler an »Seine Königliche Hoheit den Erzherzog Dr. Otto von Habsburg-Lothringen« entdecken. Er war Mitglied des Europäischen Parlaments, Mitte achtzig, ein sehr feiner und bescheidener Mensch, als er mit uns vor zwei Jahren in das Brüsseler Rathaus ging, um uns in einer Galerie mit Gemälden seiner Ahnen ein Interview zu geben.

Dieser geduldige, disziplinierte Herr fällt uns in der Kaisergruft ein. Kaiser wäre er jetzt, wenn die Monarchie nicht abgschafft worden wäre. Aber nicht deshalb beeindruckte er uns damals; es war seine kaiserliche Wohlerzogenheit, seine Fähigkeit – zu dienen, in diesem Fall den Arbeitsabläufen eines Fernsehteams! An OvH – so nannten ihn viele in Brüssel während der Parlamentszeit – denken wir bei den Särgen seiner Verwandten. Und plötzlich verfliegt der Ärger über den Touristenstrom, und wir vergegenwärtigen uns, dass hier eines Tages jemand liegen wird, den wir kennen, den wir gemocht haben.

Diese weit reichenden Gedankenketten hat GvH mit seiner Bemerkung ausgelöst, dass der Begriff der Plastination in Wien geboren wurde. Wir müssen zugeben, vor der kleinen Oma im Labor der Medizinischen Akademie von Bishkek nicht ohne Rührung zu stehen. Aber nicht so, dass der Blick vernebelt wäre, dass wir plötzlich dächten, eine Tote hätte etwas dagegen, wenn man an ihr arbeitet!

Wie ägyptische Hohepriesterinnen erledigen die jungen Frauen mit den nofretetisch gebundenen körperweltblauen Tüchern um den Kopf, was ihre Aufgabe ist – mitzuhelfen, dass eine kleine Greisin unsterblich wird. Wir sind es, die ergriffen sind, weil wir das zum ersten Mal so deutlich mitbekommen. Wir erleben gerade, dass der Umgang mit Leichen dem Gefühl für die Lebenden förderlich ist – vielleicht haben wir Glück und begegnen auch weiterhin keinen Abgestumpften, keinen »herzlosen Anatomen«, die in der Fantasie jener herumsezieren, die sie nie aus der Nähe betrachtet haben.

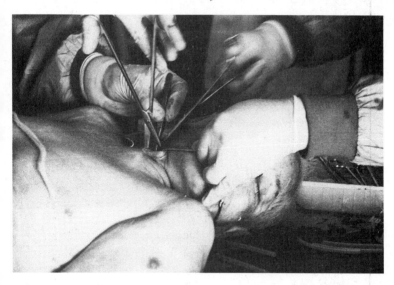

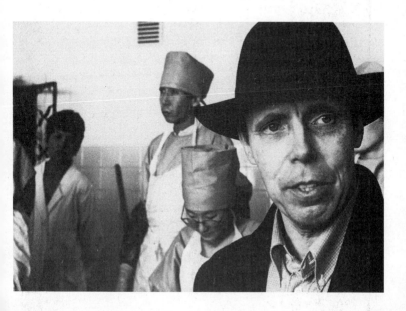

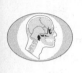 # Geld regiert die Welt

»Wenn ich am Tag sechs Stunden mehr arbeite als andere,« sagt Gunther von Hagens, »ist es nur eine Frage der Zeit, bis sich der Erfolg einstellt.« So einfach sei das mit dem Voranschreiten: Arbeitspensum, Erfindergabe und Risikobereitschaft! Unternehmungen angehen, denen nur wenige Menschen Chancen einräumen. Vom Sicherheitsdenken geprägten Mitgliedern des Wohlstandslandes Deutschland ist visionäres Handeln nicht besonders geläufig. »Der ist doch jetzt ein gemachter Mann, der hat garantiert Millionen verdient« – wie oft wir das zu hören kriegen, wenn wir über das Buchprojekt reden, spricht Bände über deutsche Betrachtungsweisen. Aber: Die Frage, wie das mit dem Geld ist, wird in der Tat zu stellen sein. GvH weist sie nie zurück, wenn sie kommt – nicht, während wir ihn beobachten. »Ich freue mich über jede Mark, die wir verdienen«, sagt er strahlend. Und etwas breiter noch, fast schon hinterhältig grinsend: »Ich brauche viele Millionen! Für Kirgisien, für China und für ein Menschen-Museum – dafür allein schon 60 bis 100 Millionen.«

Da haben wir den Salat – *habemus endiviam,* wie der Bildungsbürger früher sagte, um zu zeigen, dass er das Große Latinum hat. Hier jedoch, bei den Zukunftsinvestitionen des Plastinators, geht es um die Varianten des Einmaleins, die er gut beherrscht. Ausgezeichnet sogar, denn tatsächlich haben die »Körperwelten« eine Menge Umsatz gebracht. Der »Salat«, den wir da sehen, entsteht so: Ein Wissenschaftler macht eine Arbeit, die ihn in den Verdacht bringt, heimlich ein Künstler zu sein. Fehler eins! Ein Unternehmer kümmert sich nicht smart – wie es sich in Deutschland gehört und wie es von DaimlerChrysler bis zur Deutschen Bank als vornehm angesehen wird – um *Shareholder-Value* (sprich Kohle für die Anleger), sondern will Geld verdienen, um den Menschen Fortschritt, Lehre, Ausbildung und gar ein Museum zu schenken. Fehler zwei! Was fängt Deutschland mit so einer Type an?

Im Computerraum der Akademie von Bishkek sitzt der Mann, der elektronisches Arbeitsgerät in den Osten schleppt, damit es weitergeht in der Welt, vor den drei Maschinen, die er hierher brachte. »Wir haben noch zwei in der Histologie und einen vorne bei Valerij« – das ist Professor Gabitov, Chef der Anatomie und Freund. Zwei Hartschalenkoffer, die wir in Frankfurt beim Einchecken kennen gelernt haben, sind das humanitäre Werkzeug des GvH. Nie leer oder mit Socken und Unterhemden gefüllt, wenn er seine monatlichen Reisen nach Asien antritt. Er schiebt, rollt und wuchtet sie, ein einzelner Berserker in einer völlig anders orientierten Umwelt, mit ihren fortschrittlichen Inhalten im Bauch – bis wieder ein Gerät mehr die Studenten am anderen Ende des Kontinents in Schwung bringt. Computerpiepsen füllt den Raum. Der Professor hat das Notebook aufgeklappt und fingert auf der Tastatur herum: »Hier schicke ich meine ganzen E-Mails ab.« Die Laute der elektronischen Maschinen werden deutlicher. Sie mahnen: Hier wird was falsch gemacht! Eine deutsch-kirgisische Beratung führt nicht zum Ziel. 20 elektronische Briefe – Ergebnis des Nachtflugs Frankfurt-Bishkek – können den Computer nicht verlassen. Dunkle Punkte des elektronischen Postwegs.

Drei Wochen war Gunther von Hagens nicht in Bishkek. Arbeitsergebnisse und Tagesberichte hatte er über E-Mail in Deutschland erwartet. Die Mitarbeiterinnen haben gesen-

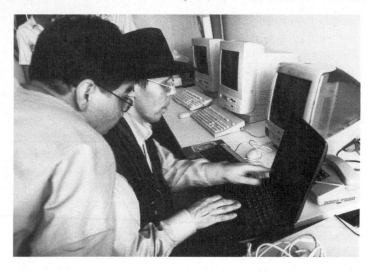

det! An den ukrainischen Kollegen in Heidelberg, Professor Eduard Borsiak. Auf Russisch, versteht sich. Im Heidelberger Institut kam aber nichts an. Von Hagens geht der Sache kriminalistisch nach. »Russisch mit deutschen Buchstaben oder mit russischen?«, fragt er. »Mit russischen!« Dem Professor wird klar, warum nichts ging: »Ihr könnt schon mit russischen Buchstaben mailen, aber ich brauche einen Anruf vorher. Ich muss zunächst ein russisches Programm installieren, sonst denkt jeder, es ist nur ein Buchstabensalat angekommen.« Zu den kirgisischen Mitarbeiterinnen: »Ihr müsst einen englischen *begin* machen – Achtung, jetzt kommt ein russischer Text!« GvH hat sich selbst beigebracht, Computer zu reparieren. Sein Naturell verleitet ihn dazu, sich um jede Kleinigkeit zu kümmern. Gut und gleichzeitig falsch, da die Kräfte sich gelegentlich für etwas verzehren, was auch von Mitstreitern erledigt werden könnte. Jeder Selfmademan macht es so, die Biografien solcher Menschen erzählen davon.

Geld schickt von Hagens regelmäßig nach Bishkek, damit Studenten und Mitarbeiter der Staatlichen Akademie bezahlt werden. Mit dem Rektor hat er ausgemacht, wie viel Zeit für die Interessen der Akademie eingesetzt wird und wie viele Arbeitsstunden im Institut für Plastination geleistet werden dürfen. Ein Drittel und manchmal auch die Hälfte der Gesamtzeit standen in der Vergangenheit zur Verfügung. Diese Regelung führte häufiger zu Meinungsverschiedenheiten. »Und so hielt ich es bei der weiteren Entwicklung des Plastinationszentrums für absolut notwendig, Vollzeitmitarbeiter zu bekommen.« Deshalb habe er seit drei Monaten eine Gruppe von vier Frauen aus dem Institut für Hochgebirgs-Physio-logie in Bishkek übernommen. Das wirke sich positiv auf Ordnung, Planung und Ergebnisse aus. Bei seinem letzten Besuch habe er angekündigt, dass er noch mehr Leute einstellen werde. »Es muss dann natürlich auch mehr Geld aus Deutschland fließen, zumal die Ausstellung ja sehr erfolgreich ist.«

Das Institut für Hochgebirgs-Physiologie und -Pathophysiologie – so schön kompliziert heißt es wirklich – wurde gegründet zur Erforschung der Körperfunktionen und ihrer Reaktionen auf die Umwelt in sehr großen Höhen. Zwei Drittel des Staatsgebiets von Kirgistan liegen höher als 3 000 Meter, es gibt keinen Punkt, der sich tiefer als 500 Meter befindet. Wie reagiert der Körper auf die Höhe? Wenn man dort wohnt oder sogar arbeitet, beim Abbau von Bodenschätzen zum Beispiel? Solchen Fragen wurde dort nachgegangen, doch jetzt sind die Forschungsmittel des Staates erschöpft, und es gibt kaum noch Geld! Die vier Mitarbeiterinnen, die Gunther von Hagens zunächst in sein Plastinationszentrum übernommen hat, sind alle Biologinnen, Hochschulabsolventinnen. Sie haben »die Chance, sich in ein Wissensgebiet einzuarbeiten, das völlig neu, das revolutionär ist. Sie sind stolz darauf, dass in Kirgisien so etwas passiert«, erklärt von Hagens.

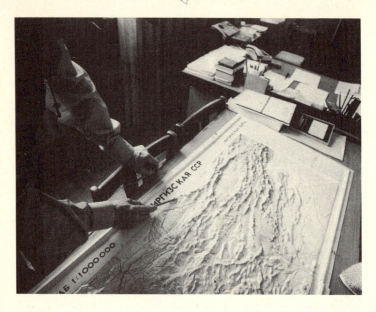

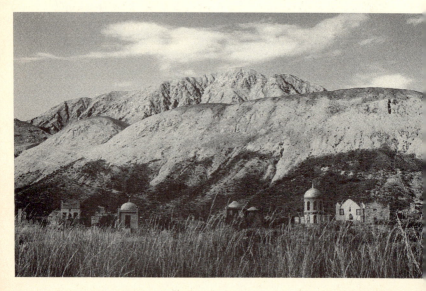

Wie sehen die ersten Arbeitsergebnisse aus? Es ging in der letzten Zeit vor allem darum, verschiedene Chemikalien auf ihre korrosive Wirksamkeit bzw. »Auflösungswirksamkeit« zu prüfen. »Wie kann ich Gewebe am besten auflösen?« – der Professor will sehen, was während seiner Ab-wesenheit getan wurde, wie die Versuche liefen, was die neuen Kunststoffmischungen gebracht haben. Oxana, die »Anführerin« der Biologinnen, berichtet. Von Hagens: »Wie waren Sie zufrieden?« – Oxana: »Mit dem Herzen nicht besonders!« – »Welcher Kunststoff ist am besten in die kleinen Gefäße hineingelaufen?« GvH will es detailgenau. Er hat dafür gesorgt, dass die nötige Ausrüstung aus Deutschland kam: Wissenschaftliche Geräte, Stühle, Spülen – Dinge, die im Westen auf dem Sperrmüll gelandet wären, finden sich hier wieder. Und auch ein großer Kleiderständer aus einem Bekleidungshaus, an dem jetzt plastinierte Arme und Beine hängen. Es kommen auch Geräte, die richtig Geld kosten: Eismaschinen, Software für die Computer, eine Vakuumpumpe sind angekündigt. Gunther von Hagens investiert in sein Lebensprojekt. Geld will er nicht anhäufen. Er will Dinge schaffen. Vererben interessiert ihn nicht: »Jede über das Leben hinaus gesparte Mark ist eine verlorene Chance, ein Ziel durchzusetzen.« Asketisch-knauserig sich selbst gegenüber, mit den ewigen dunklen Arzt-Clogs an Stelle von italienischem Edelschuhwerk! Großzügig gegenüber Mitarbeitern und beim Kauf von Dingen, die für die Vision wichtig sind.

Bei einer Podiumsdiskussion in dem bekannten »Bestattungshaus Pütz & Roth« in Bergisch Gladbach wird Professor von Hagens von einer Teilnehmerin gefragt, wo denn das Geld der insgesamt viereinhalb Millionen Besucher bliebe – bei einem durchschnittlichen Eintrittspreis von 20 Mark. »Das frage ich mich auch!«, antwortet er. »Für die Ausstellung auf dem Heumarkt in Köln musste meine Frau noch einmal dreieinhalb Millionen Mark Kredit aufnehmen, und wir mussten sämtlichen Inhalt der Bank verpfänden. Allein der Risikozuschlag der Bank liegt bei 25 000 Mark.« Auch unterschätze man die riesigen Summen, die erforderlich seien, um die Plastinate herzustellen, bis zu 2 000 Arbeitsstunden pro Exemplar. Der Personalbedarf liege bei 150 Mitarbeitern für die Ausstellung, sodass er weltweit insgesamt 200 Personen betreue, die er zum großen Teil auch bezahle. Wenn er alles gegeneinander rechne, komme unter dem Strich Negatives heraus. Uns hat er auf der gemeinsamen Reise gesagt, dass er hoffe, in drei Jahren von den Banken unabhängig zu sein.

»Angelina, Angelina …«, hatten lateinamerikanisch aussehende Musikanten in Troubadour-Kluft zu Gitarren- und Mandolinenklängen gesungen. Die Party am Kölner Heumarkt vor und in der Promikneipe »Keulen« war nach dem erfolgreichen Ende der »Körperwelten«-Ausstellung in vollem Gang. Das war an einem der letzten Tage unserer Recherche in Deutschland. Gunther von Hagens und

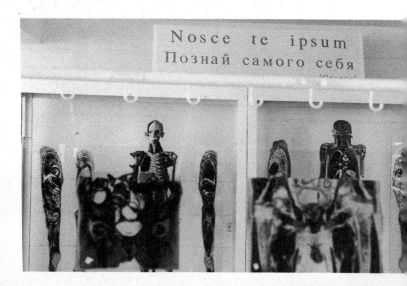

Angelina Whalley, an seiner Seite im champagnerfarbenen seidigen Kleid, inszenieren solche Feiern selten. Der selbst schon prominente Promiwirt serviert Kölsch und Champagner. Ab und zu hechtet der Professor über die Straße, dorthin, wo der Abbau der Ausstellung geschieht. Er kümmert sich! Gerade hat er für den Transport der vielen Pflanzen, die in der Halle standen, zusätzliche Leute von der Straße weg angeheuert. Er kommt zurück, erzählt, dass die Mooswürzelchen herausgerissen und beschädigt wurden, hält eine Ansprache, ist in Spendierlaune: »Ihr kriegt alle für die letzten Tage den Stundenlohn von 40 Mark, nicht nur die Nachtschicht!« Freudengejohle. GvH kommt zum Ende: »Wir sind alle eine große anatomische Familie!« Alle stimmen zu. Eine Million Besucher waren da. Eine große Sippe, in der Tat.

Von Hagens bringt eine Frau zu uns an den Stehtisch. Es ist Siegrit Liebchen, seine Schwester. Sie soll aus der DDR-Zeit erzählen, von der Familie und aus der Jugendzeit. Wir werden uns treffen. »Wussten Sie, dass Gunther früher auch ›Liebchen‹ hieß, wie ich?« Wussten wir nicht! »Den Namen ›von Hagens‹ hat er von seiner geschiedenen Frau.« Aha. Darüber müssen wir mit dem Plastinator sprechen. Hat er denn auch Kinder? Drei – erfahren wir. Noch ein neues Thema. Siegrit Liebchen arbeitet in der Buchhaltung der »Körperwelten« und erzählt von Gunther Liebchen. Von Streichen, seinem Forscherdrang, den Schädeln vom Friedhof und dem Buch, das »unsere Mutti« immer wieder versteckt hat, weil darin abgebildet war, »wie die Frau das Kind kriegt …«

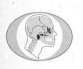
Von Metzgerläden, von »Igitt-« und von »Aah-Menschen«

Praktisch und nicht pingelig ist der Plastinator, und er versucht, seine Jünger in diesem Sinn zu beinflussen. Gehirne gäbe es nicht ausreichend, auch keine Lebern und Herzen, beklagen sie sich in Bishkek im Labor, wo wir uns unweit von der injizierten alten Frau zu einem Mitarbeiterplenum zusammengefunden haben. »Gehen Sie doch in den Fleischerladen und kaufen Sie ein!«, rät der Professor. Er habe das früher in Heidelberg immer gemacht. Am Anfang vieler Versuchsreihen brauche es oft kein menschliches Gewebe zu sein. Für die ersten Tests, wie sich ein Gewebe auflöst, auf diese Chemikalie reagiere oder auf jenen Kunststoff, gehe es meistens wunderbar mit einem Stückchen Schweinefleisch. Die Korrosionsversuche, bei denen man zum Beispiel das Gewebe um einen Knochen oder um ein Gefäß herum zerstört, damit das vorher Umhüllte sichtbar wird, sind von großer Bedeutung für neue Exponate, für eine neue Ästhetik, die dem Plastinator im Augenblick sehr am Herzen liegt. Immer auf der Suche nach Anblicken, »die keines Menschen Auge je gesehen hat …«.

Vor allem die vier neu eingestellten Biologinnen, nur zwei der Namen – Oxana und Anipa – bleiben auf Anhieb haften, haben Ärger gehabt beim Umgang mit dem Vakuumbehälter … die eine Lunge habe fast gekocht … »Ich habe doch neue Vakuums geschickt aus Heidelberg«, sagt von Hagens. An die haben sie sich noch nicht herangetraut oder die »Jungens« haben sie für sich beansprucht. Der

Professor macht klar, dass die Frauen die schnellen neuen Vakuumbehälter brauchen, die so genannten Jungens könnten für ihre Aufgaben mit den älteren Geräten zurechtkommen. Im Übrigen: »In einer Woche ist Eduard da (gemeint ist Professor Borsiak, der ukrainische Anatom, der in Heidelberg arbeitet) und bringt mehr von den kleinen Vakuumbehältern.« Führungsqualitäten braucht der Plastinator, um seinen verschiedenen Unternehmen vorzustehen, und glücklicherweise führt er ja gern. Er sagt den Leuten bereitwillig, wo es langgeht, seine Autorität hat etwas Natürliches, muss nicht mühsam hergestellt werden. Die Zuneigung seiner Gefolgsleute ist nicht devot, obwohl Dankbarkeit und Bewunderung unübersehbar sind. Die Begleitung unseres »Themas« bleibt deshalb ohne hässlichen Beigeschmack. Wir haben viel Spaß in diesen Stresstagen. Der Professor steht uns zur Verfügung, kooperativ, unlangweilig und unseren gelegentlichen Albereien gegenüber, die wir zur Entspannung manchmal brauchen, offen. Albern kann er auch selbst sein – und das ist erholsam für unser aller drei Kindergemüt, das wir nicht abgelegt haben mit dem Erwachsenwerden.

Die Leiche neben uns in der Truhe wird von einem der jungen Plastinatoren ständig mit Eiswürfeln in Wasser versorgt, nachdem von Hagens noch einmal vorgetragen hat, wie stark die sorgsame Kühlung die Verwesung verhindert; es sind mehrere Tage, die man so gewinnen kann. In der Runde fällt ihm ein, ein paar grundsätzliche Fragen zu stellen. Wie steht man in Kirgistan zu der Arbeit, die im Institut geleistet wird? Was sagen die Familienmitglieder zu der Tätigkeit ihrer Töchter und Söhne? Haben die Freunde Verständnis dafür? Gibt es eine Debatte innerhalb der Gesellschaft wie in Deutschland? Viele wissen gar nicht so genau, was das für eine Arbeit ist, sagen die jungen Leute. Anipa hat zu erzählen versucht, dass sie mit Leichen umgehen. »Wir töten sie aber nicht«, habe sie dazugefügt, und wir wissen nicht so recht, ob sie das scherzhaft meint. Gunther von Hagens versucht, als *Agent provocateur* sein eigenes Wirken fragwürdig erscheinen zu lassen, er will seinen Plastinatoren Mut machen, Kritik, die sie vielleicht zu hören bekommen, in diesem Kreis freimütig zu äußern.

Das ist nicht einfach! Nach östlichen Vorstellungen kann ein Weitergeben von Kritik so aussehen, als wolle der Überbringer in Wirklichkeit selbst etwas bemängeln. Außerdem ist eine abstrakte, fast philosophische oder zumindest soziologische Diskussion in einem Folgestaat des sozialistischen Einheitsimperiums noch immer ein ziemlicher Luxus. Der einfache Mensch, der gern zitierte kleine Mann, ist arm, er kümmert sich darum, wie er überleben und wie er seine Familie ernähren kann. »Die Gesundheit des eigenen Körpers hat gar nicht den hohen Stellenwert wie bei uns«, sagt GvH. Er bekommt zu spüren, dass die Menschen im Osten außerordentlich froh sind, wenn jemand aus den reichen Staaten aufkreuzt, um außer Geld Ideen, Impulse und Kraft zu verteilen.

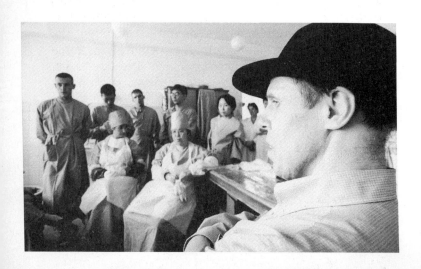

Der Professor muss auf diese Aufgabe gewartet haben! Je mehr er uns seine Biografie überlässt, desto klarer wird es, wie Charakter und revolutionärer Freiheitsgeist in der Jugendzeit im menschenverachtenden und seelen»veräppelnden« Klima der strammen DDR-Biederkeit zu einem aufrechten Bäumchen heranwuchsen. Wie soll es ihn aufregen, wenn er in Bishkek unter den ernsten, klugen Studenten sitzt und sich vor ihren ungläubigen Augen daran erinnert, dass in Köln vom evangelischen Stadtkirchenverband veröffentlicht wurde: »Nachdem der Dauerkonsum von Horrorvideos viele Menschen abgestumpft hat, muss die Dosis erhöht werden«? Für die Menschen hier sind solche Gedanken abwegig und fern der Realität.

GvH erklärt der Gruppe den Unterschied zwischen »Igitt-Menschen« und »Aah-Menschen«. Die Igitt-Leute haben es mit dem Ekel zu tun, die Aah-Menschen sind neugierig, staunen. In Deutschland sei der Ekel nicht sehr ausgeprägt, dafür gäbe es eine heftige Diskussion über die moralische Rechtfertigung seiner Taten. Dem lieben Gott ins Handwerk pfuschen zu wollen – das ist einer der häufigsten Vorwürfe. Die Würde der Toten zu missachten – auch das ist vielfach zu hören. In dem Gespräch mit den Studenten, die sich anstrengen, den fremden Überlegungen zu folgen, kommen zum Thema Tod und dem richtigen Verhalten ihm gegenüber ganz andere als die erwarteten Reaktionen. Bei ihnen sei es eine Schande, man mache sich schuldig, wenn man einem Verwandten keine gute Beerdigung spendiere – das könnte eventuell ein Beweggrund sein, die Plastination abzulehnen.

Jede Leiche eines Patienten, der hier im Krankenhaus stirbt, wird laut Gesetz obduziert. Nach dem Tod aufgeschnitten zu werden ist keine Sensation, löst kein besonderes Entsetzen aus. In Deutschland zeigte sich bei Publikumsumfragen, dass mehr Menschen zur Obduktion bereit sind, wenn sie in der Ausstellung waren. Außerdem

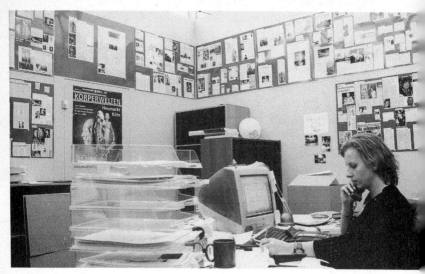

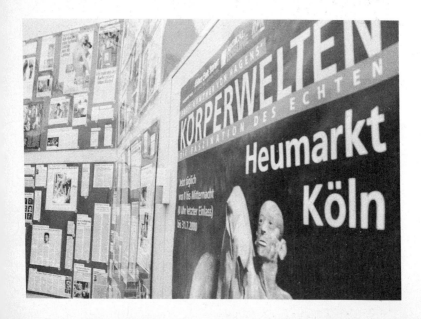

EXPRESS 20.02.2000

Zwei Dachdecker wollen Grusel-Leichen werden

„Lieber hier rumstehen, als in der Kiste vergammeln"

Plastinat-Info

La Mense 30.05.2000

ALLEMAGNE Surprenant

Une expo de morts, ça vous tente ?

Comme arrachés à l'au-delà, ils nous présentent leur anatomie, artistiquement disséquée et «plastinée». Seront-ils bientôt chez nous ?

Ärzte–Zeitung

Für die Chirur

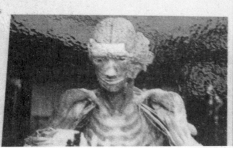

erhöht sich die Zahl derer, die einer Organspende zustimmen. Mit moralischen Kategorien an die Köpfe und Herzen dieser jungen Menschen heranzukommen wird schwierig bleiben, solange sie in ihrem hochgebirgigen Land keine wirtschaftliche Sicherheit für die Zukunft sehen, vor allem und zuvorderst auf die existentielle Basis fixiert sind.

Ohne Verständnis würden sie vielen westeuropäischen Diskussionen folgen, die wir bei den Recherchen auf kiloschweren Papieren konsumieren: Die Tagung »Tod und Museum« in Bozen. Der Jesuit Hans Rotter spricht über König Kreon, der in der Antike Antigone zum Hungertod verurteilt, weil sie gegen sein Verbot den Leichnam ihres Bruder Polyneikes beerdigt. Der Tote sollte jedoch bestraft und dadurch entehrt werden, dass er unbegraben liegen blieb, um vielleicht von Hunden zerrissen zu werden. Rotter vermutet, dass es bei der Pietät gegenüber den Verstorbenen nicht zuletzt um Rücksicht gegenüber den Angehörigen geht. Die Kirche habe sich nicht eindeutig verhalten in dieser Frage. Noch heute ermahnen in manchen Ordensgemeinschaften Totenschädel an die uns allen verordnete Vergänglichkeit, es gibt eine Masse von Reliquien an Wallfahrtsorten – Anatomie wird nicht generell bekämpft. Der Jesuit sieht am Ende seines Vortrags als wesentliche Forderung für den Umgang mit Leichen, dass der Gedanke präsent ist, es handelt sich um etwas, was einmal ein Mensch war. Pietätlos nennt er, etwa mit einem Totenschädel Fußball zu spielen.

Unter den Stellungnahmen, die wir studiert haben, die Gunther von Hagens natürlich auch alle zur Kenntnis genommen hat, ist der Aufsatz eines Professors für Strafrecht und Rechtsphilosophie an der Universität Basel: Wird nicht die feine Linie zur Pietätsverletzung gerade dadurch überschritten, dass es jetzt nicht mehr nur um »Volksbildung«, sondern auch um ästhetischen Genuss gehe? Er kommt zu dem Schluss, dass die Sache »wohl kaum anfechtbar sei, moralisch aber nicht ganz unproblematisch«. Schießübungen auf die Leichen von Hingerichteten noch zu Beginn des 20. Jahrhunderts (auch in der Schweiz) erwähnt er, das Ausstellen von Angehörigen »wilder Völker« im Zoo, Crashtests mit Kinderleichen in der Autoindustrie – und empfiehlt dann, über die gesamte Problematik anlässlich der »Körperwelten« weiter nachzudenken.

Das gelingt, wie jetzt schon mehrfach gesagt, an diesem Tag in Bishkek nur sehr mäßig. Der hoch gewachsene Jurij, der oft zwei Wochen lang mit dem Lastwagen zwischen Heidelberg und Kirgistan unterwegs ist, um Kunststoffe, Geräte oder Plastinate zu transportieren, meldet sich zu Wort. Sein Sohn Alexej studiere hier und sei einer von Gunthers jungen Plastinatoren. Als die Kühlmöglichkeiten im Institut noch geringer waren als heute, habe er nicht nur Nieren mit nach Hause gebracht und dort in den Frigidaire gelegt. Als Eltern hätten sie sich allmählich an so etwas gewöhnt, kommentiert er die Geschichte. Gunther von Hagens ist angetan von diesem Beitrag, der seinem Sinn für Alltagskomik entspricht, der Ähnlichkeit hat mit Storys, die er selbst auch gern von sich gibt. Motto: Von der Philosophie zurück ins Praktische.

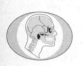
»Willst du wirklich ewig leben, musst du deinen Körper geben!«

»Ihr arbeitet gegen die Gesetze Kirgistans, das ist eine Missachtung des Präsidenten« – Vorwürfe, die Professor von Hagens in Bishkek zu hören bekam. Der Grund für den Angriff: Sein Körperspenderprogramm steht angeblich in Konkurrenz zu bestehenden Gesetzen, die in die Sowjetzeit und sogar in die zaristische Ära zurückreichen, Gesetze, die bei jedem Sterblichen Kirgistans, der im Krankenhaus sein Leben beendet, eine Obduktion vorschreiben. Ein Körperspenderprogramm verblüfft die Menschen. »Die denken, wir wären völlig esoterisch«, erklärt der Professor im Kreis der Institutsmitarbeiter an der Medizinischen Akademie. Nie habe es Beschwerden gegeben, weil hier in der Anatomie und in der Plastination Organe verwendet worden seien. Das beschäftige die Leute nicht: »Die Gesetze sind so, da kommt keiner dran vorbei. Was die Obduktion betrifft, haben sie auch deshalb keine Probleme, weil der Arzt hier noch viel höhere Autorität hat!« Die Unterschiede zwischen dem Tagelöhner ohne Ausbildung und jemandem mit akademischem Grad seien sehr groß, daraus resultiere diese hohe Anerkennung für den Experten. Das Körperspenderprogramm in Kirgisien ist im Grunde überflüssig! Gunther von Hagens hat es eingeführt, um Kritikern in Deutschland das Argument illegaler Leichenbeschaffung zu nehmen.

»Willst du wirklich ewig leben, musst du deinen Körper geben« – mit diesem Reim auf den Lippen überrascht uns

GvH an einem kirgisischen Morgen. Das habe er sich beim Duschen ausgedacht. Er kennt uns jetzt so gut, dass er weiß, wir werden ihn deswegen nicht in die Pfanne hauen oder seine Seriosität in Zweifel ziehen. Uns gefällt so etwas! Das könnte das Motto einer Werbeaktion für Körperspender sein oder der Beginn eines Plastinations-Raps. Von Hagens setzt noch einen drauf: »Ich hab mein Herz in Heidelberg verloren ...«

Menschen, die in diesem Sinne unsterblich werden wollen – durch den Ausstellungsbesuch oder durch Berichterstattung angeregt –, können sich vom Institut für Plastination in Heidelberg eine Informationsbroschüre schicken lassen. Ein Formular *Körperspende zur Plastination* wird mitgeliefert. 1994 gründeten Professor von Hagens und seine Frau Dr. Angelina Whalley das Institut und entwickelten gleichzeitig ein Körperspenderprogramm. Sie wollen alles so transparent wie möglich haben. Jährlich

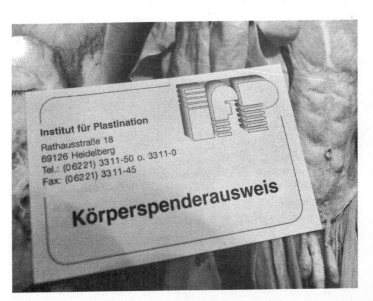

gibt es ein Treffen, und die Spender können die Arbeit im Institut während eines ganzen Tages beobachten.

Zwei Aspekte gebe es, sagt von Hagens in einem Interview für den Körperspender-Film, einen seelischen und den, was aus dem Körper wird. »Den seelischen Aspekt des Sterbens üben wir jeden Abend beim Einschlafen. Der körperliche Aspekt wurde immer tabuisiert.« Was pocht, was schmerzt, was eklig ist, was unter der Haut ist, das könne man in der Ausstellung ansehen. Mit wissenschaftlicher Akribie die Neugier stillen. »Das gibt den Körperspendern Sicherheit und Ruhe! Sie akzeptieren den sterblichen Leib, werden sich seiner Sehenswürdigkeit bewusst.« Für christliche Menschen bedeutet das: »Sie erkennen das Wunder der Schöpfung.«

In Heidelberg, beim Körperspendertreffen, lernen wir Irene Müller kennen. Sie kommt im Rollstuhl, eine Betreuerin schiebt sie an diesem Tag der offenen Tür durch das Institutslabor. Über Pappen hinweg, die ausgelegt sind, um den von den Arbeitstischen herabtropfenden Kunststoff aufzufangen, vorbei an der laut zischenden Vakuumpumpe. Sie sieht sich alles genau an, der Rollstuhl muss ständig in die Richtung manövriert werden, in die sie schauen möchte. Sie leidet an multipler Sklerose. Irene Müller wurde Körperspenderin, damit man nach ihrem Tod vielleicht die Ursache ihrer Krankheit herausfinden kann. Später in Neu-Isenburg, wo wir sie zu Fernsehaufnahmen besuchen, erzählt sie, die Krankheit sei schon 1975 ausgebrochen. Zuerst hatte sie Depressionen. Dann musste sie immer langsamer gehen, stolperte über die eigenen Füße. Jetzt liegt sie meistens, kann aber über Mikrofon und Spracherkennungscomputer das Bett hoch- und herunterklappen, das Licht ein- und ausschalten, telefonieren, Fernseher und Video bedienen.

Über ihre Krankengymnastin hatte sie von den »Körperwelten« erfahren, den Mannheimer Katalog und das Video

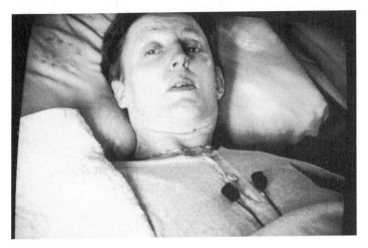

gezeigt bekommen: »Ich fand das toll! Ein Mann hat Nerven freigelegt. Am liebsten hätte ich mitgearbeitet.« Sie habe sich dann zur Körperspende entschlossen, »damit nicht alle alles durchmachen müssen.« Mit Tränen in den Augen schildert Irene Müller, wie groß ihre Freude war, dass sie nach Heidelberg zum Körperspendertreffen fahren konnte, wozu die Krankenkasse den Transport im Krankenwagen bewilligen musste. »Ich finde es einfach Klasse und würde gern einmal mitarbeiten«, wiederholt sie. »Aber ich würde sicher stören, zu viel fragen!«

Im Institut für Plastination in Heidelberg gibt es das Büro von Werner Kohler. Er »verwaltet« die (mittlerweile) über 2 000 Körperspender. Zehn Interessenten rufen ihn an manchen Tagen an, die wissen möchten, was das für ein Vertrag sei, wie sie aus dem wieder rauskommen könnten und was denn sei, wenn die Angehörigen dagegen wären. Wie sieht es mit den Kosten aus? Zahlt man die Überführung selbst, oder zahlen es die Krankenkassen? (Die Krankenkassen zahlen – vorerst!) Der ältere Herr –

siebzig ist er – beantwortet geduldig alle Fragen. Er philosophiert mit Anrufern über den Tod und darüber hinaus. Ganz heiß ging es im Frühjahr her. Nach einem Artikel in der *Bild am Sonntag*. Da habe es nämlich 100 Anrufe pro Tag gegeben und an die 50 Spender! Das hat der Verwaltungsprofi gut überstanden. Nachdem er in der Jugend als Fabrikarbeiter gearbeitet hatte, studierte er an der Polizeiakademie und machte eine richtige Polizeikarriere. Zuletzt war er der leitende Polizeidirektor Heidelbergs. Die turbulenten Zeiten der 68er-Studentenunruhen hat er, oft als Einsatzleiter, mitgemacht. »Vielleicht hätte man heute im Nachhinein eine andere Einstellung zu den Unruhen! Aber – wenns mal zu harten Auseinandersetzungen kam – dann sind wir auch hart dagegen eingeschritten.« Gunther von Hagens hat er über seine Söhne kennen gelernt, die in der Anatomie jobbten,

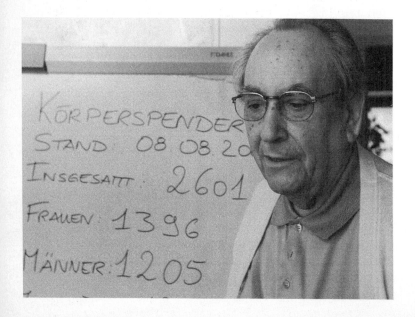

einer wurde später Chirurg. »Mit dem Tod bin ich immer in Berührung gekommen«, sagt Werner Kohler. Hier das Gruseln zu kriegen sei keine Gefahr für ihn, er habe genug Tote gesehen. Bei Verkehrsunfällen und bei Morden.

Der Polizeidirektor a.D. hat Statistiken über Beweggründe, Jahrgangsverteilung und geographische Herkunft der Spender angefertigt. Am häufigsten wird in dem Fragebogen, der den Körperspenderanträgen beigefügt ist, die Rubrik »Einem guten Zweck dienen« und »Von der Plastination begeistert« angekreuzt. Der Beweggrund »Der Nachwelt erhalten bleiben« rangiert erstaunlich weit unten. Ökonomische Gründe wie »Kostenersparnis bei Beerdigung und Graberhaltung« sind ebenfalls genannt. In der Erde begraben zu werden oder sich verbrennen zu lassen, damit können sich viele nicht anfreunden.

Gunther von Hagens will – wie immer – wissen! Ständig werden Daten erfasst und ausgewertet. Nicht nur Stimmung und Motivation der Körperspender lässt er untersuchen. Seit der Mannheimer »Körperwelten«-Ausssstellung befragt Professor Lantermann (Persönlichkeits- und Sozialpsychologie) von der Gesamthochschule in Kassel Ausstellungsbesucher. 2 000 Leute wurden auf dem Kölner Heumarkt interviewt. Vor allem jüngere Menschen mit höherer Schulbildung kommen, mehr als die Hälfte sind unter dreißig, von denen haben wiederum mehr als die Hälfte Abitur oder ein Hochschulstudium. 26 Prozent der Besucher arbeiten in medizinischen Berufen. Gute Noten erhalten die Ausstellungsmacher: 45 Prozent finden die »Körperwelten« sehr gut, 45 Prozent gut, weniger als 2 Prozent finden sie schlecht oder sehr schlecht. Über 80 Prozent wissen jetzt angeblich mehr über den menschlichen Körper, und fast genau so viele hatten nach dem Ausstellungsbesuch mehr Hochachtung vor dem Wunder des menschlichen Körpers. »Überraschenderweise beurteilen gläubige Christen die Ausstellung insgesamt positiver als Nichtgläubige

(39 Prozent der Besucher bezeichneten sich als gläubig). Nur 6 Prozent von ihnen empfanden moralische Provokation.« Mehr als die Hälfte der Besucher behaupteten, sie seien bereit, zukünftig mehr auf ihre Gesundheit zu achten.

»Lieb gucken!«, motiviert in Kirchheimbolanden in der Pfalz die Tanzpädagogin Isolde Dierks die kleinen Mädchen, die artig und allerliebst die ihnen abverlangten Körperdehnungen vollziehen. Frau Dierks trainiert mit ihnen einmal in der Woche. Vom Ballett her sei sie mit der Körpersprache vertraut – »Der Körper ist ein Kunstwerk, früher bin ich damit umgegangen, als hätte ich sieben oder siebenhundert Leben«, sagt die Frau. In den »Körperwelten« in Mannheim sei sie lange gewesen, die ganze Nacht. »Jetzt fange ich an, den Körper von innen heraus mehr zu schätzen.« Früher habe sie ihn einfach nur benutzt, trainiert bis zum Gehtnichtmehr. Heute sei ihre Meinung: »Danke, dass du so schön mitmachst!«

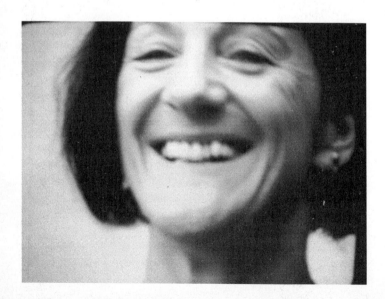

In der Ballettstunde treffen wir Monika Mayer, 19 Jahre alt. Ihretwegen sind wir eigentlich gekommen. Sie ist Körperspenderin und steckt gerade in den Abiturprüfungen. Wir können sie für den Körperspender-Film interviewen und bei ihrem Hobby zeigen. Konzentriert steht die gut gebaute junge Frau aus Alsenz bei Bad Kreuznach für die kräftezehrenden Übungen an der Stange. Disziplin, den Körper zu beherrschen – das ist das Ziel ihrer Ausdauer. Wenn es mit der Pilotenausbildung bei der Lufthansa nicht klappt, wird sie Medizin oder Pharmazie studieren. Mit dem Vater war sie in der Mannheimer Ausstellung: »Alles war so echt, nicht abschreckend. Die Medizinstudenten können da am richtigen Objekt lernen.« Fasziniert war Monika Mayer von den Transparenzscheiben, der Raucherlunge, dem Kind mit dem Wasserkopf.

Als sie am Eingang ein Spenderformular mitgenommen habe, erzählt sie, meinte ihr Vater, sie würde spinnen. Die

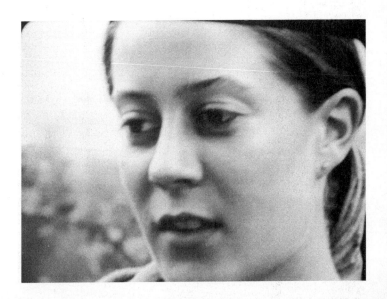

Eltern waren sehr skeptisch: »Meine Mutter möchte sich das gar nicht erst angucken.« Ihrem Freund habe sie erzählt, dass sie Körperspenderin sei. Der sei auch nicht davon begeistert, lehne das ab: »Eigentlich ist niemand davon begeistert, den ich kenne!« Monika Mayer ist ein eher zurückhaltendes Mädchen, sie grenzt sich ab, wie sie selbst sagt, will kein Mitläufer sein. Mitläufer haben wir unter den Körperspendern nicht gefunden. Individualisten stattdessen mit sehr überlegten Statements zu ihrer Entscheidung für die Plastination.

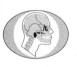 # Ein bisschen Anatomie zeigen nur die Russinnen

Natürlich haben wir wie immer ein wenig über das Land gelesen, bevor wir nach Kirgistan, in ein unbekanntes Land, aufgebrochen sind. Es gibt allerdings kaum Literatur in den deutschen Buchhandlungen, und es geht schließlich nicht um eine Sightseeingtour im gebirgigen Land des Tien Shan. Kirgisien besuchen wir, weil Gunther von Hagens hier lehrt und plastiniert. Weil wir sein Wesen besser verstehen werden, wenn wir möglichst viel von seinem Leben mitbekommen. High Noon – zwölf Uhr mittags in Bishkek. Bei uns zu Hause wäre es erst sechs Uhr früh, und dementsprechend ist uns zu Mute, während GvH in sprudelnder Munterkeit Gespräche über Gott und die Welt führt. Nachdem die große Gesellschaftsdiskussion im Plenum sämtlicher Mitarbeiter zu so gut wie keinem Ergebnis geführt hat, sprechen wir drei noch einmal über mögliche Gründe für das Vermeiden des in Europa so geschätzten intellektuellen Smalltalks. Was ist das denn nun für ein Land, über das die sonst so überquellenden Reiseführer-Regale schweigen? Gab es Gründe für GvH, ausgerechnet hier eine Dependance zu errichten? Haben die überhaupt mit dem jungen Staat und seiner nationalen Eigenständigkeit zu tun, die 1991 mit dem Schritt aus der Klammer des Sowjetreiches begann? Und gibt es hier tatsächlich irgendeine Form eigener Identität?

Der Professor, für den Themen, die ihn nicht interessieren, erst noch erfunden werden müssen, genießt seinen ihm angenehmen hungrigen Magen und nützt diese ihn belebende Wirkung für ein kleines Kolleg über die gesellschaftliche Situation. Er weiß nicht – aber es beschäftigt ihn –, ob die Kirgisen des Jahres 2000 religiös sind, ob man unter ihnen einen starken Anteil von Muslimen erwarten muss. Er glaubt, dass etwa 30 Prozent der Bevölkerung in ihrem Verhalten noch durch die Religion geprägt sind, vielleicht auch nur 20. »Es ist aber in keinem Fall ein muselmanisches Land wie etwa Bahrain«, vergleicht er. Dort hat er Plastinations-Vorlesungen gehalten. In der kurzen Zeit, die wir in diesem Land verbringen, werden wir feststellen, dass hier auch erklärte Muslime Alkohol trinken und Schweinefleisch essen. Die religionsarme Zeit der Sowjetherrschaft hat wahrscheinlich Spuren hinterlassen, vermuten wir.

Dann fällt uns eine Ablichtung ein, die wir aus dem alten Konversationslexikon von Meyer gemacht haben. Das Nachschlagewerk von 1890 hat uns schon oft begeistert, weil es gerade in Bezug auf Land und Leute zehnmal so viel bringt wie moderne Wissenshilfen. Bei Meyers steht über die Kirgisen – ein Turkvolk, darüber sind sich alle Lexika bis heute einig –, sie seien Mohammedaner, von kriegerischem, wild unbändigem Charakter, dass sie die Gebote ihrer Religion, des Islam, aber nicht streng einhielten. Also schon 1890! Ist der Mann, der vor unserer »Ferienwohnung« in Bishkek jeden Morgen um fünf Uhr aus dem Autoradio lauthals einen Muezzin orientalische Gesänge in die Schlafstuben der vier zu einem Karree angeordneten Wohnblocks schicken lässt, ein übrig gebliebener Frommer oder ein Neuerweckter, ein Fundamentalist?

Gunther von Hagens hat mit solchen Sachen nichts zu tun, da er nicht ständig damit beschäftigt ist, die Welt zu begucken wie wir. Er muss auch nicht über den Kaffee nachdenken, der bei islamischen Völkern (Gottlob und Dank) meistens in winzigen Tassen mit mehlig-feinem Satz

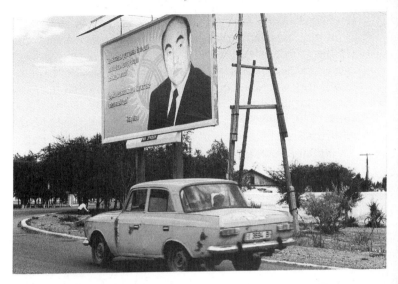

wohlduftend als türkischer oder wie bei den Orthodoxen in Hellas doch immerhin als griechischer angeboten wird. Hier herrscht der Instant – meistens jener der Schweizer Allerweltsfirma. GvH leidet nicht am »Nes« – weil er eben keinen Kaffee trinkt, jedenfalls so gut wie nie. Er muss stattdessen den großen anatomischen Fragen verbunden sein. So landen wir an diesem Bishkek-Tag über die Muslime und ihre unbestimmte Anzahl bei der nicht ganz wissenschaftlichen Feststellung, dass ein Dekolleté bei echten Kirgisinnen niemals anzutreffen sei. Einerseits fehle es meistens am anatomischen »Anlass« zu einer solchen Präsentation, andererseits entspreche es einfach nicht der Tradition.

Wer echter Kirgise ist – mit der Problematik dieser Kategorie fängt es schon an: Ebenso wenig wie das Vorhandensein eines Dekolletés (de facto lässt es zuverlässig auf die russische Nationalität der Trägerin schließen!) als echter Beweis anerkannt werden darf – ebenso wenig ist es statthaft, hier jemanden als Kirgisen einzuordnen, nur weil er in Kirgisien lebt oder hier geboren wurde. In diesem Staat sind die Hälfte der über drei Millionen Menschen Kirgisen, als stärkste andere Gruppe folgen die Russen, dazu kommen Usbeken, Tartaren, Kasachen, Deutsche. Noch immer wird hauptsächlich Russisch gesprochen. Antirussisches finden wir nicht. Sich hier als Weltbürger zu fühlen klappt gut.

Gunther von Hagen hat nicht großartig vorgeplant, ausgerechnet in diesen Teil Asiens zu gehen. Die Menschen waren ausschlaggebend, mit denen die Kooperation nicht nur auf Anhieb funktionierte, sondern sich auch über längere Zeiträume als tragfähig erwies. Anders als in Deutschland, war seine Arbeit von Anfang an geachtet, sein wissenschaftliches Niveau stand nie zur Debatte. Er holt die jungen Leute nach und nach in die Heidelberger Zentrale.

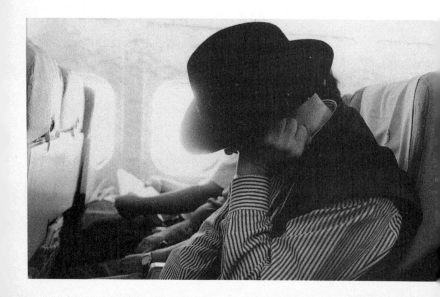

Rinat und Wolodja, seine Stars unter den Studenten, die sich bei unserem Besuch in erster Linie um die Injektionen bei der gestorbenen Greisin gekümmert haben, waren monatelang in Deutschland. Mit Wärme empfangen sie den Lehrer, behandeln ihn eher wie einen Freund, ganz bestimmt nicht als Boss. Wir haben das alles für unsere Beschreibung des Mannes notiert, von dem wir herausbekommen möchten, was ihn letzten Endes auf seine Bahn über die Kontinente treibt.

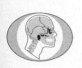# Warum ein Priester über achteinhalb Stunden wartet

Erst einen Tag in Bishkek! Natürlich kommen die Nachrichten aus Deutschland, die Zahlen aus Oberhausen, wo die Ausstellung seit einer Woche ist. Die Besucher strömen noch nicht wie in Köln. GvH bleibt gelassen: »Das ist immer so – mit der Dauer der Ausstellung wächst der Andrang.« Wir waren kurz vor der Eröffnung hingefahren, um den neuen Schauplatz Oberhausen zu sichten. Im Garten-Dom, einem Glaskuppelbau im Stadtteil Osterfeld, haben die 200 Präparate viel mehr Platz als in Köln – dreimal so viel. Schlecht beschildert finden wir die Anfahrt, nicht so gut wie in Köln. Deshalb waren wir zunächst im Zentrum Neue Mitte gestrandet und zum Nachdenken über moderne Einkaufs-Megawelten gezwungen, in die man aus weit angelegten Parkhäusern entlassen wird. Aber ein Mann aus Osterfeld am Fleischgrill eines Mövenpick-Marchés bestätigt alle positiven Vorurteile gegenüber »dem« patenten Ruhrgebietler: Eine perfekte Beschreibung der Route zum »Dom«, die sich gewaschen hat, wie man das hier ausdrücken würde.

Auf dem Platz vor dem ehemaligen Gartencenter stehen die Container, die wir von Köln kennen, braune Sarkophage mit hellen Aluleisten zum Schutz der Kanten. »Barbarella« nennen wir unter uns die Frau, die einer schon etwas reiferen Ursula Andress gleicht und unter Schütteln ihrer blonden Mähne mit großer Diplomatie dabei bleibt, dass wir nicht hinein dürften. Unterstützt von einem ebenfalls sympathischen jungen Mann auf einem Gabelstapler, wird der Zutritt so lange verweigert, bis Thomas Knuth, der persönliche Referent Gunther von Hagens, über das Handy signalisiert: Zugang für die zwei Biografen ohne jede Einschränkung.

Trotzdem! Die Sicherheitsführungsfachkraft der thüringischen Firma Escort nimmt ihren Job so ernst, dass sie uns weiterhin im Auge behält, als wir ein paar Fotos schießen. Sie hat dafür zu sorgen, dass sich niemand an die Kisten macht, sie vielleicht schnell öffnet und ein Plastinat ruiniert. Unsere durch zahlreiche Filme in einem schon längeren Filmemacher-Leben geprägte Fantasie lässt in den Köpfen ein Drehbuch entstehen ... Was wäre, wenn wir Attentäter wären ...

Jutta Alheit muss erzählen, wie sie zu ihrem Beruf gekommen ist: Nach einer einjährigen Ausbildung zur Sicherheitsführungsfachkraft gab es zusätzlich zur Praxis fast zwei Jahre lang Personenschutzunterricht. Jetzt ist sie fit,

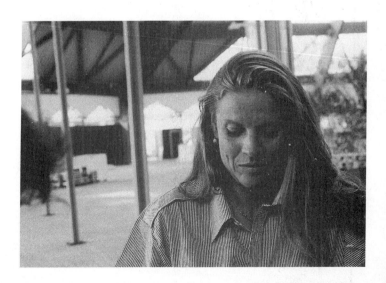

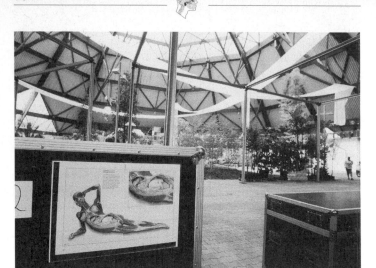

und es ist vorstellbar, was sie im Ernstfall macht! Vor den Plastinaten hat sie einen berühmten Körper beschützt – Elton John auf einer Tournee. Daraufhin sprechen wir ein wenig über die Musik dieses Mannes und sein angenehmes Naturell.

Keine Nachricht dringt nach Asien, dass es in Oberhausen etwa unruhig zuginge! Schon vor der Eröffnung war die Stimmung bedeutend friedlicher als in Köln. Die Zeitungen wie die *Neue Ruhr Zeitung (NRZ)* zitieren mit Lust den Sprecher des Oberbürgermeisters: »Wir hoffen auf einen echten Knüller im sommerlichen Kulturprogramm« und den Tourismus-Direktor: »Damit wird Oberhausen als Touristenziel noch attraktiver«. Und die Kirche? Hier in Oberhausen findet sie ganz andere Töne als die katholische Elite in Köln. Während Sprecher des Erzbistums die »Körperwelten« verteufelten, ließ der Kardinal auf unsere Interviewanfrage gar nicht erst antworten. Hinter verschlossenen Türen hatte er sich geäußert, dass jede Reaktion von ihm – zumal ein Bannstrahl – der Reklame für die Ausstellung nur förderlich sei …

»Oberhausen-Sterkrade-Königshardt« heißt es ganz exakt. Dort steht in einem modernen Einfamilienwohnviertel die Kirche St. Barbara, rot ist der Klinker wie bei den Häusern rings herum. Pfarrer Emil Breithecker hat an diesem Nachmittag gerade noch einen Krankenbesuch gemacht, vorher war er bei einem Trauerfall. Gegessen hat er auch noch nicht – er esse aber immer erst abends, erklärt er uns, als wir ihn bedauern wollen. Emil Breithecker spricht wie die Menschen aus dem Ruhrgebiet, und ebenso herzlich ist er auch. Unkompliziert, kein bisschen misstrauisch. Was der Kardinal in Köln meint, weiß er schon. Dass ihn das sonderlich beeindruckt oder bremst, spüren wir nicht. Der Mann im Büro des Pfarrhauses ist Stadtdechant von Oberhausen, Sprecher also aller katholischen Gemeinden der Stadt. 27 sind das, aufgeteilt in drei Dekanate. 100 000 Katholiken gibt es in Oberhausen bei rund 220 000 Einwohnern. 45 Priester betreuen die Gläubigen hier, wo früher die Kohle das gesamte Leben bestimmte, wo heute versucht wird, mit neuen Arbeitsplätzen und anderen Strukturen ein Nach-Kohlenpott-Leben aufzubauen. Ein Stadtdechant hat in Oberhausen schon etwas zu sagen. Elf Amtsträger wie Breithecker gibt es insgesamt im Bistum Essen, und der Vorgänger unseres Gesprächspartners wurde aus dieser Position heraus Weihbischof.

»Die Hauptaufgabe des Stadtdechanten ist es, Rede und Antwort zu stehen bei Fragen an die katholische Kirche, die für die Stadt Oberhausen relevant sind«, sagt Pfarrer Breithecker von St. Barbara, der aus Limburg an der Lahn stammt, das Ruhrgebiet aber als seine »Lebensheimat« bezeichnet. Vor drei Wochen kam er aus dem Urlaub und hörte auf der Autobahn im Radio, dass die hochinteressante, aber auch sehr kritisch betrachtete Ausstellung »Körperwelten« in seiner Stadt eröffnet werden solle.

»Als ich nach Hause kam, rief mich der Superintendent an, das ist mein evangelischer Amtskollege.« Er wollte wissen: »Wie reagieren wir darauf?« Eine gemeinsame Erklärung schlug er Emil Breithecker vor, was der Stadtdechant okay fand, da die beiden ohnehin sehr gut zusammenarbeiten. »Ich habe aber ein schlechtes Gefühl dabei, etwas zu beurteilen, was ich nicht kenne«, sagte ich zu ihm. »Am nächsten Sonntag fahre ich nach Köln und schaue mir das an!«

Unter ganz negativen Vorzeichen sei er losgefahren, durch die Presse und persönliche Informationen beeinflusst. »Da gehst du rasch rein und rasch raus«, hatte er sich vorgenommen. Auf dem Schild an der Halle stand »Wartezeit $3^1/_2$ Stunden«. Dass dies kein Scherz sei, wie er zunächst annahm, sagte ihm jemand, der an der Tür den Einlass regelte. Emil Breithecker machte kehrt und fuhr zurück nach Oberhausen. Am Donnerstag war er wieder auf dem Heumarkt in Köln. Um 16 Uhr versuchte er sein Glück – das Schild hatte wieder die Aufschrift »Wartezeit $3^1/_2$ Stunden«. Der Pfarrer ging durch Grünanlagen und kehrte um 18 Uhr zurück. »Wieder $3^1/_2$ Stunden« – erzählt er uns. »Ich habe mich dann an den Rhein gesetzt und war um 21 Uhr wieder vor der Halle ... $3^1/_2$ Stunden!«

Ein kurzer Entschluss: »Ich dachte, jetzt machst du es wie jeder andere und stellst dich als ganz kleiner Knecht in die Reihe. Du hast Zeit, genieße es und warte!« Um 23.30 Uhr kam er in die Halle und dachte, die Menschen, die herumsaßen, seien müde Besucher, die den Rundgang schon hinter sich hätten. Er irrte sich, denn hier wartete er noch einmal fast eineinhalb Stunden. Es war beinahe eins, als er zu den Plastinaten vordrang. »Ich war sehr überrascht von der Stille und der Konzentration der Besucher. Habe – da ich ja in der Funktion als Stadtdechant kam – genau zugehört, worüber die Leute reden.« Vorher hätte er regelrecht Angst gehabt, sich gefragt, was treiben

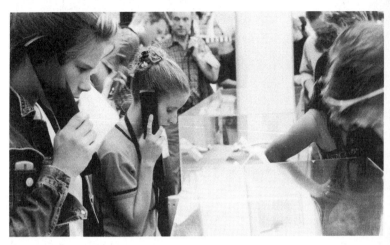

die für einen Spott mit den Menschen, die einmal gelebt haben.

Der Besuch der »Körperwelten«, die eigene Anschauung, krempelt die Haltung des Pfarrers Emil Breithecker regelrecht um. Ein junges Mädchen von siebzehn, achtzehn Jahren hört er sagen, wie sehr sie der Anblick der Embryos ergriffen habe. Dann steht er vor den Vitrinen und betrachtet die kleinen menschlichen Keime in den verschiedenen Entwicklungsstadien. Wieder ist dicht neben ihm ein junges Mädchen, ebenfalls auf keinen Fall älter als neunzehn. Die beiden Fremden kommen zu einem Gläschen mit einem Embryo zu Beginn der achten Woche. »Da sagte das Mädchen, dass schon Gliedmaßen da seien«, erinnert sich Breithecker. »›Gucken Sie mal hier, am Ende der achten Woche‹ – habe ich zu ihr gesagt.« Das Mädchen schaute ihn an: »Da ist ja ein fertiger Mensch drin. Dann ist doch Abtreibung eigentlich Mord!« Der Stadtdechant ist auch in der Erinnerung noch ergriffen und schildert uns das Erlebte rational ohne schwülstige Töne.

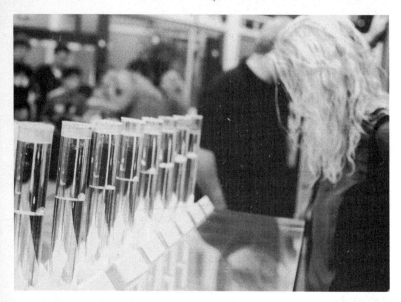
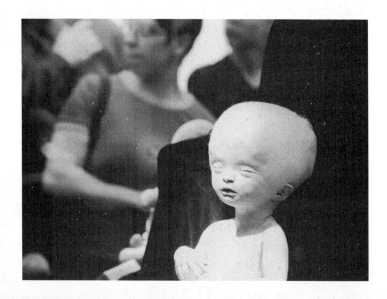

Die Spannung löst sich für ihn, als er im Gästebuch blättert und den Eintrag eines Jugendlichen findet: »Scheiße war die Wartezeit.« Breithecker will von einem der Aufseher, die herumstehen, wissen, ob die Besucherstimmen aus den Gästebüchern dokumentiert werden. »Da vorne steht der Professor. Am besten fragen sie ihn selber!«

Zwei Uhr und fünfzehn Minuten in der Nacht – registriert der Kirchenmann aus Oberhausen – und stellt sich vor. Gunther von Hagens bittet ihn ins Büro: »Das ist ja interessant, dass die Kirche zu uns kommt, das war noch nie!« Der Plastinator meint in diesem Gespräch in der Nacht, dass der Mensch noch viele andere Seiten habe als die in der Ausstellung gezeigten. »Die geistliche Dimension – das ist Ihre Aufgabe, die Menschen darauf aufmerksam zu machen.«

Wieder einmal eine gute Begegnung, ein spannendes Ergebnis unserer fortwährenden Streifzüge, dieser Abenteuerreise durch das eigene Land und durch entferntere Regionen. Wir werden nie aufhören können, die Menschen zu besuchen, ihnen zuzuhören und mit ihnen nachzudenken. GvH ist der Körper-Erforscher und findet Sensationen ... was keines Menschen Auge je gesehen hat ... Wir erfahren oft sehr Alltägliches, was eigentlich jeder von uns zu hören bekommt. Für uns beginnt das Staunen angesichts der Abläufe, die uns ständig umgeben, die zunächst banal sind und unspektakulär, die einfach nur illustrieren, wie aufregend das permanent stattfindende Kino um uns herum ist.

Der Stadtdechant, der uns durch sein Erzählen eine kleine Wegstrecke in sein Leben hineingenommen hat, erläutert uns die Absichten, die er und der evangelische Superintendent für die Zeit haben, in der die »Körperwelten« in Oberhausen bleiben. Zusammen mit den Biologie- und Religionslehrern werden sie Unterrichtseinheiten für das Bistum Essen vorbereiten; möglichst viele, eigentlich alle

Schulklassen, sollten die Ausstellung sehen. Außerdem haben die Geistlichen vor, Seminare oder Workshops in den Gemeinden zu organisieren – sie werden sich der Diskussion auf gar keine Weise entziehen.

Noch in Bishkek, während wir uns mit Gunther von Hagens vor den Ausläufern des Himalaya um Plastination, Korrosion und Mazeration kümmern, treffen per E-Mail Informationen ein, dass die starre Haltung der Kirchen insgesamt bröckelt. Die Christen lassen sich durch Verbote nicht mehr davon abhalten, selbst hinzuschauen. Sie glauben nicht unbesehen, dass der Professor die Würde der Verstorbenen antastet. Sie wollen das, was er macht, selbst beurteilen. Vor allem treffen sich viele mit ihm in der Absicht, den Medizinbetrieb zu demokratisieren. Der Anatom hat sie durch die »Körperwelten« direkt und persönlich angesprochen, sich in den Katalogen ausführlich erklärt – und das Publikum antwortet ihm direkt und ausdrucksstark – nicht viel anders als bei einem Popstar.

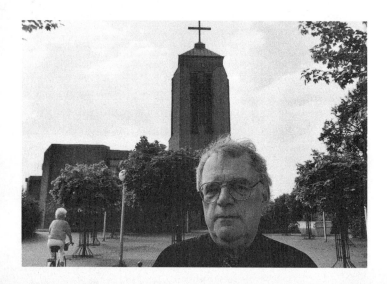

Der Abschied von St. Barbara in Oberhausen-Sterkrade-Königshardt findet in der Kirche statt, in der wir zwei Kerzen anzünden und draußen vor dem Glockenturm. Von Emil Breithecker haben wir erfahren, dass in seiner Gemeinde im Jahr etwa 40 Menschen sterben und dass die Zeit oft nicht reicht für eine echte Trauerbegleitung. Wir selbst haben schon häufig gelästert über die modernen Formen der schnellen Verabschiedung der Toten. Wir werden uns darum kümmern müssen, danach fragen müssen, ob es neue und bessere Formen des Umgangs mit dem Tod gibt. Emil Breithecker wünscht uns beim Händeschütteln »Viel Glück und Gottes Segen!«

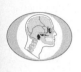# Fast ein Rausschmiss

Beim Plastinator gibt es niemals Stillstand. Sein Leben ist die permanente Verursachung von Unruhe! »Stachel im Fleisch«, titelte *Der Spiegel* im Herbst 1997 zu einem dreiseitigen Artikel in der Wissenschaftsrubrik. Darin ziehen Anatomen-Kollegen über Gunther von Hagens her, einige halten ihn »schlicht für durchgedreht«. Die unkonventionellen Kreationen seien taktlos oder gar pervers. Der Kieler Professor Bernhard Tillmann wirft ihm vor, tote Menschen für ein »Kasperletheater« zu missbrauchen. Sein Professorentitel sei von weit her – aus China, wo er als Gast doziere. Das stimme die Kollegen misstrauisch. Der Heidelberger Kollege Professor Unsicker spricht davon, »dass ein falsches Bild der Anatomie vermittelt werde und dass die Anatomie viel zu kompliziert für Laien sei«, erinnert sich Professor von Hagens in der Zeitschrift *Ketzerbriefe* (Dez. 1997). Ethisch verwerflich solle sein Tun sein, weil Kommerzielles eine Rolle spiele. In einem Schreiben an den Vorstand der Anatomischen Gesellschaft beantragt Prof. Tillmann eine Stellungnahme und bezieht sich auf einen Artikel aus der *Zeit,* in dem über die Hagenssche Methode berichtet wird: »Durch den Artikel wird das Bild der Wissenschaft in einer derart verzerrten Weise dargestellt, dass unserem Fach damit großer Schaden zugefügt wurde.«

Es gab heftige Bestrebungen, Gunther von Hagens aus der Deutschen Anatomischen Gesellschaft auszuschließen. »Der Vorsitzende der Deutschen Anatomischen Gesellschaft, Professor Pabst aus Hannover, ist jedoch ein bedächtiger Mann und hat sich ringsum kundig gemacht«, so von Hagens in *Ketzerbriefe*. Der Heidelberger Professor Wilhelm Kriz, sein ehemaliger Chef in der Anatomie, tritt von Hagens zur Seite, verfasst einen Brief an den Widersacher Professor Tillmann in Kiel.

Tillmann wolle die Methode Gunther von Hagens »*ad absurdum*« führen! Kriz kontert: »[...] eine pauschale Abwertung, die mit wissenschaftlicher Diskussion nichts mehr zu tun hat.« Kriz geht in seinem Brief auf den Tillmannschen Vorwurf ein, inwieweit eine Leiche »Schauobjekt« sein darf. Tillmann sage »Nein«, er, Kriz, habe da viel weniger Bedenken, vor allem, wenn die Verstorbenen vorher einer solchen Zurschaustellung zugestimmt hätten. »In Anatomischen Instituten (z.B. das Anatomische Museum in Basel [...]) sind die Präparate in Ausstellungen öffentlich zugänglich«, das Baseler Museum kündige seine Öffnungszeiten im Fremdenführer an, und er könne

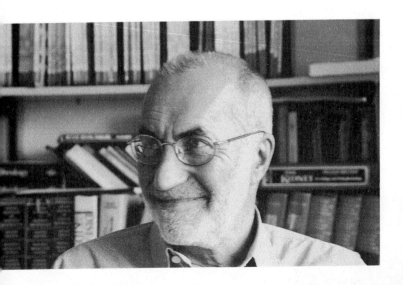

sich nicht vorstellen, dass bei allen Präparaten vorher die Zustimmung der Verstorbenen eingeholt worden sei.

Die Diskussion, ob der Laie einen Menschen von innen sehen darf, bringe ihn, Kriz, dazu, sich an die alte Frage zu erinnern, ob ein Laie die Bibel lesen dürfe! »Die Frage wurde vor 500 Jahren entschieden, und die Folgen waren gewaltig: Ein aufgeklärter Mensch von heute darf eine Leiche sehen, darf dies wollen, und – davon bin ich überzeugt – dies wird keine nachteiligen Folgen für unsere Gesellschaft haben.«

Auch das Eingreifen von Professor Kriz führte dazu, dass Gunther von Hagens mit einer knappen Mehrheit seinen Ausschluss aus der Deutschen Anatomischen Gesellschaft verhindern konnte.

Nur Priester und Ärzte befassten sich am Anfang mit Anatomie. Den Begriff »Laie« verwenden die Kirchen wie die Mediziner! Über Jahrhunderte stand in Frage, was der Laie darf. Lange Zeit war auch umstritten, was Ärzte dürfen. Papst Bonifazius VIII. (1230–1303) belegte jeden, der

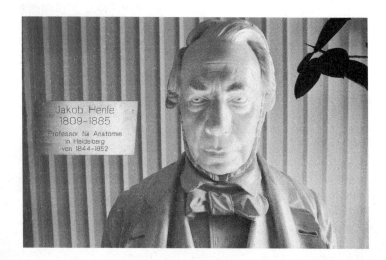

eine Leiche sezierte oder es wagte, Knochen auszukochen, mit dem Kirchenbann, erfahren wir aus dem alten Meyers Konversationslexikon, das wir so gern zu Rate ziehen. Erstaunlicherweise gibt es uns einen Hinweis auf die über Jahrhunderte durchgehaltene Anatomiefeindlichkeit der Kirche. Im 100 Jahre jüngeren Brockhaus findet sich eine solche Beschreibung nicht. Gunther von Hagens verweist aber in seinem Katalog zur »Körperwelten«-Ausstellung auf mehrere Beispiele ausgesprochen anatomiefreundlicher Päpste.

Die Kunst der Zergliederung beschränkte sich lange auf das Anatomieren von Hunden und Affen, und erst im ausgehenden Mittelalter und in der frühen Renaissance begann man mit der Sektion des menschlichen Leibes. »Leonardo da Vinci (1452-1519) war der erste Künstler seiner Zeit, der den menschlichen Körper sezierte und auf Grund dieser Ergebnisse ein neues und wirklichkeitsnahes Bild vom Menschen entstehen ließ, der die Körperproportionen von Frauen, Männern und Kindern studiert hat, um aus der Vielzahl von Maßangaben den ›idealen‹ Menschen zu bestimmen«, heißt es im Ausstellungskatalog des Historischen Museum der Pfalz in Speyer: *Leonardo da Vinci – Künstler – Erfinder – Wissenschaftler.*

Die Anatomischen Studien des Renaissance-Meisters sind vielfältig: Bärentatzen, Schädel, Gehirn und Nerven, männlicher und weiblicher Urogenitalapparat, Magen- und Verdauungstrakt, die Darstellung des Geschlechtsverkehrs, Gekröse und Gefäßsystem, das Skelett und vor allem Muskeln – Beine, Hals und Schulter. Seinen Malerkollegen riet er: »Und deshalb rede ich dir zu, du solltest dich auf die Anatomie der Muskeln, Sehnen und Knochen verstehen. Denn ohne deren Kenntnis wirst du wenig leisten.«

»Ich habe es heute nicht nötig, wie der angesehene Leonardo da Vinci nachts heimlich Leichen vom Galgen abzuschneiden«, sagt Gunther von Hagens. Er hat seine Verträge mit den Körperspendern. Die Arbeit der heutigen Anatomen ist im Gegensatz zum heimlichen Sezieren der Wissenschaftler des 16. Jahrhunderts legal. Der berühmte Anatom Andreas Vesalius litt unter der Inquisition und wurde auf eine Zwangspilgerfahrt nach Jerusalem geschickt! Auf der Rückfahrt kam er um.

Erneuerer in der Anatomie hatten es immer schwer. Gunther von Hagens bekommt den Ehrenprofessor in Kirgistan verliehen. Der Rektor der Staatlichen Medizinischen Akademie spricht »in öffentlichen Vorträgen von der Plastination als der Anatomie des nächsten Jahrtausends«, sagt uns GvH in Bishkek. Diese Methode ermögliche, »nicht nur das Skelett, sondern das ästhetisch-instruktiv gestaltete Körperinnere, den befleischten Leib aufrecht zu stellen«, von Hagens in dem Aufsatz *Der gestaltete Körper* (Ars Electronica), und damit geselle sich am »Ende des zweiten Jahrtausends zu den bisherigen Repräsentanten postmortaler körperlicher Existenz, dem Skelett und der Mumie, das gestaltete Plastinat«.

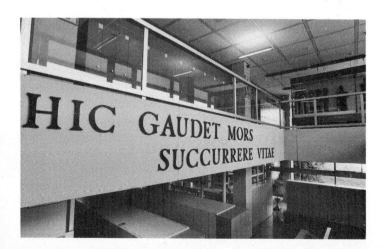

Hier in Kirgistan knüpft die Anatomie an ihre Wurzeln an, der Makroskopie, dem Betrachten und Zerlegen von Organen. Der ganzheitliche Blick auf den menschlichen Körper steht im Gegensatz zur Anatomie des Westens. In der kirgisischen Gesellschaft, in der »die Medizin nicht bis ins Letzte hinein hochgezüchtet ist – aber toll entwickelt«, gäbe es genügend Freiräume. Der Anatom müsse sich nicht nur mit Zellbiologie und der feinen Mikroskopie beschäftigen, er bearbeite den ganzen Körper. Gunther von Hagens betont immer wieder, dass er nicht nur Arzt ist, sondern auch Pädagoge. Es ist ihm wichtig, dass die Studenten zu ihm kommen und nicht wie früher stinkende Organe anschauen müssen. »Die sauberen, schönen, interessanten Organe und die ganzen Körper – die sind wesentlich für die Ergebnisse im Studium.«

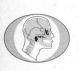 **Was der alte Lenin schon gewusst hat**

Die Vorstädte Bishkeks rühren an die Erinnerung, so sehr gleichen sie Hunderten von ähnlichen Bildern aus einem halben Jahrhundert Sozialismus. Wir könnten auch in Belgrad, Bukarest oder Tbilissi herumfahren – wir würden es auf Anhieb gar nicht unterscheiden können. Gunther von Hagens blickt aus dem Bus der Akademie, den er »humanitär« herübergeschickt hat, auf die Plattenbauten und später – je näher wir dem Stadtrand kommen – auf die kleinen Einzelhäuser mit dem quadratischen Grundriss, einstöckig, vier Dachflächen, von der Spitze des Gebäudes nach allen Seiten gleichermaßen abfallend. Alle von kleinen Gärten umgeben, ganz schick und komfortabel – falls sie hätten gepflegt werden können in den verflossenen Jahrzehnten! Der Plastinator muss noch viel mehr von diesen Vorstädten gesehen haben als wir. Als der junge Gunther Liebchen, wie er damals hieß, noch im Land der Einheitspartei auf den Sieg der Arbeiterklasse wartete, durfte er höchstens in die Bruderländer reisen und statt der DDR-Plattenbauten zum Beispiel tschechische verfallende Betonsilos betrachten. Auf der Fahrt zum Restaurant, in das Professor Almas Shanasarov eingeladen hat, fragen wir uns alle zum x-ten Mal, wie radikal die Gehirne waren, die es geschafft haben, ganze Kontinente optisch in eine einheitliche Wüste zu verwandeln.

Straßenbau, Laternen-Ausstattung, die Form der Kioske, die Propagandatafeln, die Wohnungsbalkone! Alles gleich geschaffen! Uns dämmert – damit macht man Menschen fertig und gefügig.

Wir vermissen Professor Bazon Brock, den Wuppertaler Ästheten. Der würde uns das mit geistreichen Bezügen in ein wissenschaftliches Gerüst einbauen. Die Tricks der Umweltgestaltung und ihre Wirkung auf Geist und Seele entblößen.

»Ich komme nicht zum Geldverdienen her, und ich komme nicht für Trinksprüche. Man weiß inzwischen – ich komme, um zu arbeiten!«, sagt GvH auf Deutsch etwas leiser zu uns, die Ohren der Einladenden schonend. Einmal im Jahr – das gelte für Kirgisien und auch für China – könne man ihn auf ein Bankett schleppen, das sei nach heftigem Gezerre ausgehandelt worden. Uns ist klar, dass östliche Menschen wie Professor Shanasarov die Ankunft der »Biografen« nützen, um gegen die Gunther-Maximen zu verstoßen. Endlich ergibt sich zwingend ein

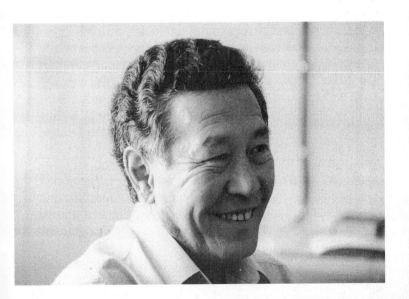

Anlass zum Bewirten – wir sehen mehreren köstlichen Gängen entgegen. Die kulinarische Seite des Lebens hat der Sozialismus in den meisten betroffenen Ländern zum Glück nicht zerstören können.

Der Raum, in den wir nach dem Überqueren eines Innenhofs geführt werden, ist geräumig wie ein Tanzsaal, und tatsächlich müssen hier häufiger festliche Tafeleien stattfinden, wie uns ein Flügel (wenn auch gegenwärtig ohne Pianist) vermuten lässt. GvH auf dem Weg zum Speisen ist nicht unzufrieden, denn unser Diktiergerät läuft ununterbrochen, um den Stoff für das geplante Buch zu sammeln. Es wird ständig gearbeitet – »Völlerei und Müßigang« stellen sich in den Dienst der Informationsvermittlung, werden dadurch legitimiert (wie wir lästern, uns auf die Spieße freuend). Hühner-Schasch»liek« in Bio-Qualität, mit einer langen Schlusssilbe gesprochen und bei allen ehemaligen Nomadenvölkern des Ostens ein nie versagendes Losungswort, der Code für den Zugang zur Seele und verfahrene Situationen, was man sich merken darf.

»Sie können sich vielleicht vorstellen, wie ich die begeisterte Aufnahme hier empfinde, die sich überall einstellt, wo die Anatomen bei ihren Wurzeln geblieben sind«, sagt von Hagens über seine Ost-Stationen. »Sie kennen den Versuch, mich aus der Anatomischen Gesellschaft zu werfen!« Den – und das Misstrauen der Kollegen gegenüber Gastprofessoren und Professorentiteln, die nicht in Deutschland abgesegnet wurden! »In Intelligenz und Fachlichkeit stehen die Leute den Deutschen in keiner Weise nach«, fängt der Professor an, die ausländischen Kollegen zu verteidigen, gemessen an seiner üblichen Zurückhaltung fast ein Kraftakt. Der oft nicht gezeigte Ärger über die Borniertheit der heimischen »Götter in Weiß« ist durchaus vorhanden in Gunther von Hagens. Damals schlugen die Wellen in Heidelberg hoch, und es war gut und hilfreich, dass sich der Plastinator häufig im Ausland aufhielt, Abstand hatte.

In Singapur gab es den *First International Congress of Ancient Anatomy* mit großer Resonanz für seine Arbeit, bei seinem Vortrag in Bangkok lauschten 70 thailändische Anatomen und klatschten Beifall. »Dort entsteht jetzt das erste Institut für Ganzkörper!« Auftritt in Split – GvH schenkt den Kroaten eine umfangreiche Präparatesammlung. »Ich bin auch in die USA gegangen, um die Plastination im wissenschaftlichen Be-reich zu etablieren«, erwähnt von Hagens und ergänzt, dass die alle zwei Jahre stattfindenden Kongresse und das *Journal of plastination* dokumentieren, welche Rolle diese neue Anatomie dort inzwischen spiele.

Der Gastgeber, Prof. Shanasarov, der Freund, Prof. Gabitov, der Fahrer und Freund Jurij Nushdin erfahren durch die dolmetschende Ljena von den Umwegen eines deutschen Wissenschaftlers und Businessman, die Anerkennung in der Heimat zu erkämpfen: »Ich muss eben über Kirgisien und China die Sache im Unterricht etablieren, auch die Aufklärung der Laien – Anatomie kommt dann aus dem Osten nach Deutschland zurück«, so stellt sich das für von Hagens dar. Auf dem Tisch türmen sich die Köstlichkeiten – der zitierte Schaschliek, gebackener Fisch und handgeschnitzte Pommes frites aus echten rohen Kartoffeln. Duft zieht über die Veranda, auf die wir vor dem Servieren der Mahlzeit noch umgeleitet wurden. Ein wenig Kauen, ein wenig Sprechen und dazwischen immer wieder längeres Nachdenken. Die Zwangspause beim »Ehrenmahl« dauert zwei Stunden.

Über die Zeit in der früheren DDR sprechen wir heute nur kurz – Gunther von Hagens erwähnt die Zeit im Knast als gescheiterter Republikflüchtling an diesem Tag nur, um von den 40 000 Englischvokabeln zu erzählen, die er während der 21 Monate im Gefängnis auswendig gelernt hat. Das hat ihm nicht nur für alle Zeiten den Begriff des »Kurzwarenhändlers« eingebracht, sondern auch die

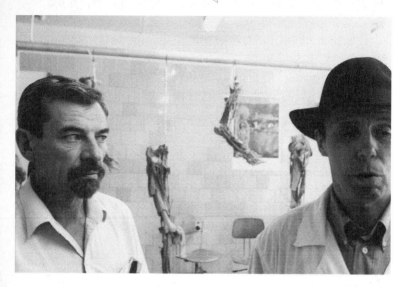
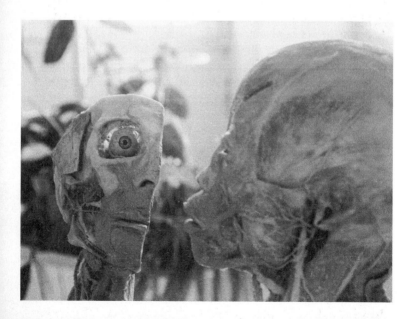

Befähigung, in den USA zu studieren und das amerikanische Staatsexamen zu machen. Bevor er nach Amerika ging, war er in die Bundesrepublik übersiedelt, die ihn freigekauft hatte. Er studierte dann in Lübeck und in Heidelberg, arbeitete schließlich in der Anästhesie. »Da gab es aber sehr viele Nachtdienste, und mir blieb zu wenig Zeit, um mich auf die amerikanische Prüfung vorzubereiten«, sagt er. Deshalb wechselte er in die Anatomie, da er schon geplant hatte, wie die Zukunft aussehen sollte – er genau wusste, dass er einen amerikanischen Grad wollte.

Internationalität – das war nach der Enge seiner ostdeutschen Nichtheimat die ihn elektrisierende Vokabel. Bis heute ist sie das geblieben. Gunther von Hagens zeigt deutlich, wie sehr ihm das gegenwärtige Leben gefällt, die Raum- und Zeitwechsel, das Hin- und Hergleiten zwischen den Kulturen. »Der Klassenfeind kommt auf weichen Sohlen«, grinst er hinter seinem Teller mit den kirgisischen Leckerbissen, die er trotz des Hangs zur Askese wohlwollend bearbeitet. Die alten Sprüche aus der Sozialisten-Jugend kommen an die Oberfläche. »Das ist die späte Rache der Geschichte, dass ich in den Block, aus dem ich ja quasi rausgeflogen bin – dass ich in die Länder wieder zurückkehre …«, führt er uns vor Augen.

»Wie hat Lenin gesagt? Die letzte Instanz für den Sieg einer Gesellschaftsordnung ist deren Arbeitsproduktivität«, erinnert sich der Mann. »Das habe ich erst nachträglich verstanden, als ich in den Westen kam und gesehen habe – die sind ja tatsächlich produktiver hier!« 400 Kunden in 32 Ländern hat sein Heidelberger Institut heute, den Patenten entsprechend, brauchen die Kunden Chemikalien und Kunststoffe vom Erfinder direkt, um selbst plastinieren zu können.

Schon früh hat er eine Studentendelegation nach Moskau geführt und einen Vortrag über Plastination auf Russisch gehalten. Erst wollte er mit den Moskauern kooperieren, sah sich dann aber an alten Apparatschiks scheitern – »Leute, die 82 Jahre alt waren und gleichzeitig Chef von drei Instituten, die keinerlei Veränderung mehr zuließen!« Die Moskauer, bei denen er außerdem feststellte, wie viel Geld von gespendeten Summen bei der dortigen Mafia landete, waren für ihn bald erledigt. Deshalb speist er an diesem Tag in Bishkek mit Menschen, denen er vertraut, die offenbar Ziele haben, die mit seinen übereinstimmen.

Der Weg des Plastinators ist mit Abenteuern gepflastert. Als Porträtisten und Vorabbiografen haben wir das Vergnügen, seinen Geschichten zu folgen. Während wir später die Tonkassetten mit den Originalaussagen abschreiben, stöhnen wir angesichts der vielen Seiten darüber, dass wir verdammt neugierig sind und den Hals nicht vollkriegen können. Amerikanische Businessmen von jenseits des Teiches – so unsere Protokolle von diesem Restaurantbesuch – sahen im ehrgeizigen Ossi mit den aufregenden Erfindungen einen leicht zu fangenden Juniorpartner. Er wurde eingeladen, war drei Wochen mit seiner damaligen Frau Cornelia und dem Sohn Rurik im Kleinkindalter zu Gast in Los Angeles. In Beverly Hills hat man sie herumgereicht – von einer Party zur anderen. Vor der Tür stand ein Porsche bereit, der Kühlschrank barst vor Köstlichkeiten. Die Erfindungen wollte man kaufen, die Company war schon gegründet; »mir wurde gesagt, wo ich weiterforschen sollte – bis hin zur Konservierung von Blumen!«, erinnert sich von Hagens. »Ich sollte einfach der Wissenschaftler bleiben, riet man mir.« Das Geschäftliche würde man schon schaukeln. GvH hatte bald genug von Swimmingpools, von Protz und Prunk und reichen *nice guys*. Er fuhr nach New York, zahlte einem Patentanwalt in der 5th Avenue 180 Dollar die Stunde und schrieb sein amerikanisches Patent selbst, was ihm zuletzt eine Menge Kosten ersparte.

»I like to be in America«, summt er in unserem sonnenwarmen Abteil auf der kirgisischen Veranda, und Almas, Velerij, Ljena, Jurij und wir erfahren, dass Anfang des Jahres 2002 die »Körperwelten« in den USA eröffnen sollen. San Francisco könnte der Ort sein. Nach unserer Abenteuerfahrt auf der Suche nach dem Wesen des Plastinators – wenn wir in einigen Tagen aus China zurückkehren – wird der Professor nach Amerika fliegen und jetsetlike die Neue Welt durchfegen. Um Leute zu treffen, die für eine Vorbereitung der USA-Offensive wichtig sind, um mögliche Schauplätze zu sichten.

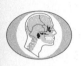

Von der Niere in der Sauna und vom Tod im Rheinland

Langweilig ist es uns nicht eine Minute bei der Reise durch die von Hagenssche Gegenwart, deren Ziel die Vergangenheit des Plastinators sein soll. Die neuen Erlebnisse vermischen sich mit erinnerten Szenen – Gunther von Hagens wirkt kraftvoll mit an seinem Porträt, nachdem er sich einmal dazu entschlossen hat. Nicht alle Personen, mit denen er arbeitet, hatten ihm zugeraten, seine Person beleuchten zu lassen. Der Bus der Akademie bringt die Gruppe vom Restaurant zum Staatlichen Institut für Hochgebirgs-Physiologie und -Pathologie in Bishkek, deren Direktor Professor Shanasarov ist, der uns vom Essen aus weiterbegleitet. Viel zu schnell und unter Missachtung von Wirbelsäulenschäden geht es durch tiefe Schlaglöcher und über breite sozialistische Straßen, vorbei an orientalisch drapierten Melonenbergen, Tomatenpyramiden und Traubenhalden an jeder Kreuzung.

Uns stehen Begegnungen mit menschlichen Körperteilen bevor, die, in Lösungen dümpelnd, auf Bearbeitung warten. Die in Säuren und Laugen ihr Gewebe abgeben, um den Plastinatoren Zugang zu den Knochen oder zu Organen zu schaffen, die sie bei neuen Exponaten zeigen wollen. Gunther von Hagens erzählt von einer seiner »heißesten« Nieren. In Heidelberg war das, und er arbeitete noch am Anatomischen Institut der Universität bei Professor Kriz, den er während unserer Reise nicht einmal ohne den Zusatz »mein verehrter Lehrer« oder »mein Mentor« erwähnt. »Mein Chef war doch Nierenforscher«, sagt er, und es sei noch etwas an einer Niere zu machen gewesen, da ein paar Tage später ein Kongress in Aachen stattfand, für den das Präparat fertig sein sollte. GvH borgte einen Heißluftwerfer aus, wie er zum Erwärmen ganzer Schlosssäle bei großen Festen benützt wird. »Damit heizte ich das Labor einer Kollegin auf 70 Grad auf – der ganze Raum war bald eine Sauna!« Der Anatom wollte die Niere »härten«, und das klappte auch nachts so gegen drei. Hinterher war sie allerdings vergilbt – »die Sache war nichts!« Geklappt hatte auch das Loslösen der Tischplattenkanten. Der Leim konnte den von Hagensschen Heißluftattacken nicht genug Widerstand entgegensetzen. Bevor die Kollegin erschien, habe er alles wieder festgeklebt.

»Ich habe damals die Plastination zu meinem geistigen Kind gemacht, sie ist ein Teil von mir, sie ist mein Leben. Ich öffne damit die Herzen der Menschen, aber zunächst hat sich mein Herz der Plastination geöffnet«, das ist eine gefühlvolle Aussage hier im Straßenlärm von Bishkek, aber wie immer sieht der Mann keinen Grund, für Wahrheiten auf eine passende Gelegenheit zu warten.

Die totale Hingabe an eine Aufgabe – das ist zusammengefasst die wichtigste Aussage seines verehrten Lehrers, Professor Dr. med. Wilhelm Kriz, über Gunther von Hagens, als wir an einem Freitagnachmittag bei ihm sind. »Gebäude 307, Zimmer 314, im neuen Unigelände jenseits des Neckars«, hatte er den Weg beschrieben, was jedoch bei völlig besucherunfreundlicher Beschilderung einen gewissen Einsatz von Intelligenz erfordert, um tatsächlich hinzufinden. Ohne die freundliche Hilfe eines asiatischen Studenten an einer Bushaltestelle – »Professor Kriz? Oh ja, das ist mein Lehrer. Da vorne links und dann nach der Schranke auf der linken Seite« – wäre es niemals gelungen, den Interviewtermin einzuhalten.

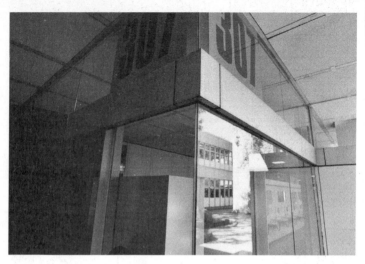

Wilhelm Kriz ist gerade amtierender Direktor des Instituts für Anatomie und Zellbiologie! und empfängt uns mit Liebenswürdigkeit, sozusagen mit tschechischer Grandezza, denn aus dem Nachbarland ist er nach dem Krieg nach Deutschland gekommen. Seit 1974 ist er in Heidelberg. »Ende der siebziger Jahre kam Herr von Hagens zu mir in dieses Zimmer und sagte, er möchte Forschung machen und die Anästhesie verlassen. Ich habe ihm eine Stelle als wissenschaftlicher Assistent angeboten«, erzählt Professor Kriz, wie die Geschichte zwischen dem »verehrten Lehrer« und dem längst – so glauben wir – verehrten Schüler begann.

Bald wollte von Hagens dickere Schnitte von menschlichen Nieren anfertigen. Wir verstehen, dass es u.a. um *Henlesche Schleifen* ging, die sehr fein sind und schwer darstellbar. An der Büste von Herrn Henle sind wir vorbeigelaufen. Sie blickt für die anatomische Tradition eindringlich von einem Sockel im Flur des Anatomiegebäudes

Nummer 307 auf den Besucher. Trotz des Einsatzes von Kunststoff waren die Schleifen nicht zufrieden stellend zu sehen, und der spätere Plastinator begann mit seinen Experimenten. »Sein Labor hat er hier gegenüber gehabt, fast täglich kam er zu mir herein. Beim kleinsten Fortschritt war er voller Begeisterung, das war ganz typisch für ihn. Er hat immer allen gleich seine Erfolge gezeigt, ist dann durchs ganze Institut gelaufen und hat seine ersten Präparate herumgereicht«, die Beschreibung von Professor Kriz passt zu den Schilderungen GvHs, der uns mehrfach berichtet hat, wie er tanzend durch die Uniflure gesprungen ist, wenn seine Experimente funktionierten.

Es habe regelrechte Gunther-von-Hagens-Fanclubs gegeben – erzählt der Mentor –, über Jahre hinweg konnte der Mann die Studenten fesseln. »In meinem Vertrag mit dem Land Baden-Württemberg steht, dass ich das Fachgebiet der Anatomie in Forschung und Lehre zu fördern habe«, sagt der Wissenschaftler. Er konnte also von Hagens

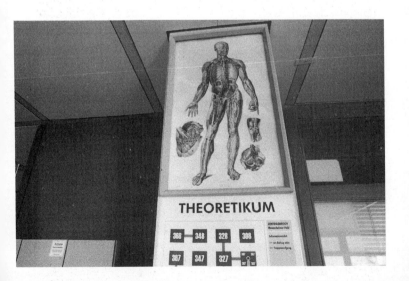

ermuntern, weiterzumachen, hielt das für seine Aufgabe als Hochschullehrer, legitimiert dadurch, dass die Präparate für den Unterricht wertvoll waren. Auf unsere Frage bestätigt er, dass er sich vorstellen könne, von Hagens wäre an bestimmten Instituten nicht gefördert worden ...

Scheibenplastination und das erste Ganzkörper-Plastinat – alles fing in diesen Räumen der Heidelberger Anatomie an. Atlanten entstanden später in Zusammenarbeit mit Professor Thiedemann, Professor Kriz, Dr. Whalley und amerikanischen Kollegen. Bei einem Volksfest – dem sogenannten Heidelberger Herbst in der Altstadt – präsentierte sich auch die Universität, und man entschloss sich, der Öffentlichkeit zum ersten Mal ein Ganzkörperplastinat zu zeigen. »Das war ein sehr muskulärer Mann. Ich glaube, der steht noch unten, der gehört ja dem Institut. Da können sie direkt hingehen, der steht im Flur!«

Professor Kriz weiß noch ganz genau, wie sehr das Publikum staunte: »Es war überwältigend!« Abwechselnd haben sie es damals den ganzen Tag betreut – Gunther von Hagens und der Anatom Thiedemann. »Eine riesige Traube stand um sie herum und wollte alles sehen und erklärt bekommen.« Was von Hagens anstrebte – perfekt zu werden auf dem Sektor der Plastination und nur noch seiner Vision zu leben –, ließ sich auf die Dauer mit einer Universitätsstelle aber nicht vereinbaren, sagt der Institutsdirektor. Der Plastinator gründete nach einer Übergangszeit mit Halbtagsjob sein privates Institut, ein Wirtschaftsunternehmen.

»Was von Hagens macht, ist eine Sache, bei der man von vornherein mit Kritik rechnen muss. Dazu greift es zu direkt und zu tief in Emotionen ein«, urteilt Prof. Kriz. Er kann aber auch heute noch nicht fassen, dass die Kritik der Anatomischen Gesellschaft so heftig ausfiel. Auch mit der massiven Gegnerschaft in seinem Institut hatte er überhaupt nicht gerechnet. Als wir nach dem Besuch bei

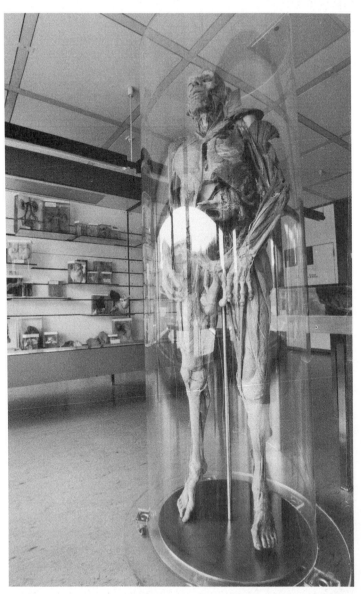

Professor Kriz zu Professor Klaus Thiedemann gehen, gelingt es nicht, den Standpunkt des Anatomen, der so lange mit GvH zusammengearbeitet hat, zu orten. Er spricht uns zunächst jegliche Fähigkeit ab, unserer Zielperson und ihrem Charakter auch nur im Entferntesten nahe kommen zu können. Sich selbst bescheinigt er eine Hassliebe zum berühmt gewordenen Kollegen, wir aber würden in jedem Fall einem »Schlitzohr« aufsitzen … »Man kann nicht mit ihm arbeiten! Nur unter ihm.« Auch wir würden zu Statisten degradiert werden. Wir deuten Gunther von Hagens die merkwürdigen Äußerungen des ehemaligen Weggefährten an, fragen, ob der sich vielleicht in einer Krise befinde. Der von Thiedemann bei einem Symposion im Kölner Gürzenich vor kurzem noch Verherrlichte – »er ist das einzige Genie, dem ich in meinem Leben begegnet bin« – schweigt wieder einmal und erklärt uns bei nächster Gelegenheit, dass er von Kind an Verfolgung und Angriffe gewöhnt sei, eine gewisse diebische Freude bei massiven Attacken sich nicht verkneifen könne und außerdem enorm viel lerne aus Kritik. Uneingeschränkt aus jeder Form von Kritik, wie er betont.

Wir machen uns andere Gedanken, während wir bei Prof. Shanasarovs Institut mit dem komplizierten Namen (Hochgebirgs-Physiologie und -Pathophysiologie) vorfahren. Es sieht ärmlich aus, geradezu verwahrlost an manchen Stellen. Wie viele Einrichtungen der abgetretenen Sowjetführer zeugt es allenfalls davon, was man erreichen wollte, als man dachte, Fortschritt stelle sich ein, wenn man nur energisch genug fortschreite auf dem einmal eingeschlagenen falschen Weg. Die gegenwärtigen Partner des Professors in Kirgistan sind Realisten, so sieht es aus. Sie scheinen sich um ihre Studenten zu kümmern, etwas für sie erobern zu wollen. Pragmatisch nehmen sie die Kooperation mit dem Mann aus Deutschland an – die jungen Leute können arbeiten, stehen nicht auf der Straße,

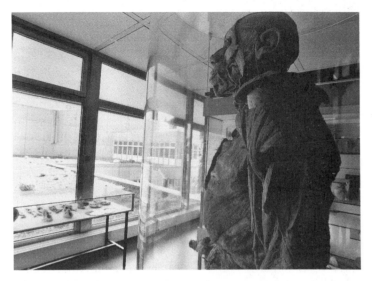

und Geld kommt aus Heidelberg für die notwendigsten Umbauten.

In Deutschland wissen die Menschen so gut wie nichts über diese Seite Gunther von Hagens. Er verschweigt sie nicht, aber er geht nicht damit hausieren. Gelassenheit bestimmt auch hier das Handeln. Nur wenn er nach seinem immensen Reichtum gefragt wird, rückt er manchmal mit deutlichen Zahlen über die ständigen Ausgaben den Fragern zu Leibe. Für Menschen wie er, die in Stunden Europa mit Asien vertauschen, die von der reichen Alleshaben-und-kaufen-können-Welt in eine Gesellschaft mit dem Durchschnittseinkommen von 70 Mark im Monat überwechseln, sehen viele Probleme anders aus. Der Weltbürger von Hagens, der er schon als junger Mann werden wollte, kann manche Schlachten an der Heimatfront nicht so leidenschaftlich erleiden wie jemand, der nur in einer Welt lebt. Für ihn sind die Erlebnisse der »Eine-Million-

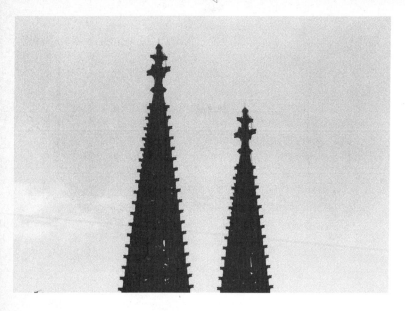

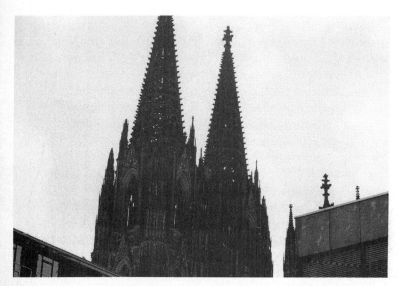

Körperwelten-Ausstellung« von Köln inzwischen längst verpackt in dicke Pressemappen.

Vergessen hat er nichts, nicht die Artikel im Kölner *Express,* die in (gar nicht gehässiger) Reportagemanier die letzte Nacht mit den »Grusel-Leichen« schildern, die dann für Oberhausen in Folien verpackt und in Kisten versenkt werden. Der Ausdruck »Gruselleichen« macht sich gut, klingt nett salopp – und der Text des Artikels behandelt, durchaus freundlich, den Spaß einer Achtzehnjährigen, die nach der Disco noch schnell beim Abbau der Ausstellung auf dem Kölner Heumarkt »Fun« hatte.

In Köln waren wir häufig bei unseren Recherchen. Wir lieben die Stadt und den Kölner Dom, und als römisch-katholisch Erzogene, die beide auf der (römischen) linken Seite des Rheins geboren wurden, haben wir keine Probleme, den Kardinal Meisner abzulehnen und dennoch Frieden zu haben. Der Kardinal ist gegen die Ausstellung, bezieht aber keine Stellung. Wie schön ist es, vom Alten Markt in Richtung Domplatte zu spazieren, die gotischen Turmspitzen über hässlichen Neubauten herauslugen zu sehen! Von einem türkischen Büdchenverkäufer in feinstem Kölsch das Wechselgeld für zwei Flaschen Kölsch vorgezählt zu bekommen und von einem leicht angeheiterten Blumenverkäufer, mit Rosen in einem Wassereimerchen am Arm, ungefragt zu erfahren, dass das Kreuz auf dem Dom, den wir fotografieren, aus reinem Gold sei – »aus reinem Gold!«

Die katholische Buchhandlung ist direkt an der Ecke zur Domplatte, und mit einem Schild an der Eingangstür versucht man, die Besucherströme für die »Körperwelten« auf kölsch-pragmatische Weise, zeit- und kräftesparend für das Buchhandlungspersonal, am Laden vorbeizuschleusen. Wir jedoch wollen etwas kaufen, suchen Literatur über die Kölner Reliquien, jene Körperreste von Heiligen, die in dieser Stadt für eine starke postmortale Szene sorg-

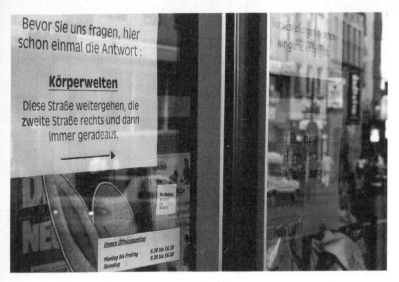

ten – lange, bevor ein Gunther von Hagens hierherkam. Drei Heftchen gibt man uns – über die Heiligen Drei Könige, deren Knochen im Dom ruhen, verpackt in der größten und kostbarsten Goldschmiedearbeit des Mittelalters; über Sankt Ursula, eine Stadtpatronin und über den Heiligen Severin, auch er einer der wichtigsten Toten dieser Stadt.

In der vielgeschossigen Buchhandlung am Neumarkt, die schon oft bei Recherchen half, steht ein Taschenbuch im Regal, *Tod im Rheinland,* das diese Gegend die »Knochen-intensivste Region Nordwestdeutschlands« nennt. Autoren sind Rainer Pause, Kabarettist, und Martin Stankowski, Kölner Journalist und Geschichtenerzähler. »Kulturgeschichte mit schwarzem Humor« steht auf der Rückseite; »Der Tod will immer nur das Eine – Mach et joot – Letzte Hilfe oder es ist immer das erste Mal«, diese Sprüche zieren als schwarzes Trauerrändchen das Büchlein. Innen: »Bei der Ursula-Prozession etwa tragen schon die Kinder die Schädel, vorsichtig auf den Händen und gesichert mit einer Schnur um den Hals, dass den Heiligen nichts passiert und die Knochen nicht runterfallen. Nun mag man sich fragen, was das bedeutet, denn es handelt sich ja um reale Tote, bzw. um deren Überreste ... Es sind Medien, mit deren Hilfe die Rheinländer mit dem Himmel kommunizieren. Die Reliquien sind aber auch Totenobjekte, die angefasst, berührt und herumgetragen werden.«

Den Handel mit den Reliquien nennen die beiden Spaßmacher einen ökonomischen Dauerbrenner: »Für rund 1 000 Jahre sorgte die Heiligenverehrung entscheidend für die Wirtschaftskraft des Rheinlands.« Sie sprechen von einem überzeugenden volkswirtschaftlichen Konzept: »Das Produkt sind die Knochen, die Botschaft heißt Seelenrettung, und für das Marketing stehen die Festivals und Prozessionen«. So gesehen reiht sich Gunther von Hagens vielleicht allzu glatt in diese Branche ein! Deshalb der Kirchenprotest?

Bei den ruhigen Gesprächen in Bishkek, als wir wirklich mal Zeit zum Reden finden, analysiert GvH den Ärger mit

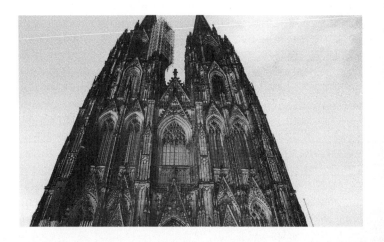

den Kirchen, zumal mit der katholischen. »Viele Menschen wollen heute ihre Sterblichkeit ohne die Assistenz der Kirche begreifen.« Er meint damit die »rein körperliche Schiene ohne Seelendiskussion«. Auf sich selbst richte sich der Blick, nicht zum Himmel oder zur Kirche. »Wir nehmen die körperliche Seite des Todes vorweg, der Tod wird erfahrbarer« – dem Plastinator ist sehr bewusst, warum er Widerstand bei den Geistlichen hervorruft. Er zitiert aus den Körperspender-Kommentaren, die uns Werner Kohler aus dem Heidelberger Institut für Plastination auf über 100 Blättern zur Verfügung gestellt hat: »Mein Tod fällt mir jetzt leichter« – mindestens fünfzig Mal habe er diese Bemerkung in den Anträgen gefunden, sagt GvH.

Früher schon einmal hatten wir Kontakt mit Altkatholiken, zu denen in Köln rund 600 Gläubige gehören. Sie seien die Katholiken, die es bis 1870 überall gab, also bis zu der Zeit, als der Papst sich für unfehlbar erklärte – hatte man uns unterrichtet und darüber, dass man überdies den Zölibat, die Ehelosigkeit der Priester, abgeschafft habe und an zwei Mariendogmen (unbefleckte Empfängnis und leibliche Himmelfahrt) auch nicht glaube!

Vom Barbarossaplatz durch die Roonstraße fahren wir auf den neoromanischen Kirchturm zu, wo neben einem verglasten Bürogebäude Frau Kestermann wartet, um uns in die Tiefgarage zu lassen. Als Altkatholik darf ihr Mann mit ihr verheiratet sein. Die Kestermanns erzählen, dass etwa die Hälfte der Menschen ihrer Gemeinde in der Ausstellung waren. Sie selbst sind nicht hingegangen. Pastor Kestermann spricht vom Gruseleffekt, der noch verstärkt werde, wenn man nachts in die Ausstellung dürfe. »Dass man echte Leichname nimmt, bringt den größeren Showeffekt«, kritisiert er. Allerdings – das gibt er freimütig zu –, viele der gläubigen Altkatholiken seien ganz begeistert aus den »Körperwelten« zurückgekehrt. Der eigene Sohn – siebzehneinhalb – habe ein ausgesprochen positives Urteil

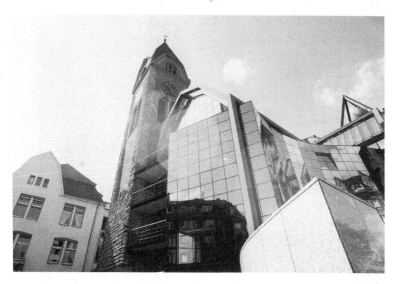

über das gefällt, was er dort sah. Das Verhältnis von Christen zu Reliquien sei etwas völlig anderes: »Sie hatten nie den Effekt, menschliche Körper zur Schau zu stellen! Es ist um die Erinnerung an Menschen mit vorbildlichem Glauben gegangen!« Der Pastor weiß, dass im Schrein der Heiligen Drei Könige wahrscheinlich irgendwelche anonymen Kindergebeine verehrt werden. Er war Studentenpfarrer in Wuppertal und liegt als Altkatholik ohnehin nicht auf der offiziellen katholischen Linie. »Allein in Italien liegt fünfmal die Vorhaut Jesu, die bei der Beschneidung abgenommen worden ist«, witzelt er, denn Wolfgang Kestermann ist Präsident der »Kölschen Narrengilde«, das heißt, er steht einem der traditionsreichsten Karnevalsvereine der Domstadt vor. Uns lädt er ein für die nächste Session, Ehrenkarten werden wir bekommen, und wenn wir Asien heil verlassen, wenn wir die sogenannte Mördertour »Travelling with Gunther« überstehen, werden wir hingehen.

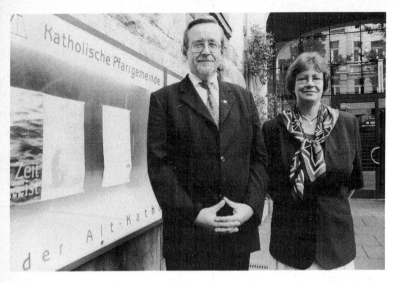

Wilhelm Busch zitiert der Pastor in seinem als Bistro eingerichteten Vorraum der Kirche, wo wir von seiner Frau mit Kaffee und Plätzchen bewirtet werden: »Der Leib bleibt auf dem Kanapee, die Seele schwingt sich in die Höh.« Aber davon gingen wir heute nicht mehr aus, meint er. Er sieht den Menschen als »leibseelige Einheit«, der bei der Auferstehung »als leibseelige Einheit« von Gott neugeschaffen werde. Pastor Kestermann und seine Frau klagen beide darüber, dass der Tod auch in ihrer Gemeinde immer mehr verdrängt werde, dass Kinder von Beerdigungen ausgeschlossen würden und dass erst allmählich – auch durch die Einrichtung von Sterbehospizen – ein natürlicheres und richtigeres Denken zurückkomme. In die Ausstellung gehen sie nicht. Dem Pastor hatten das einige seiner Altkatholiken empfohlen ... »Ich sollte mir dringend die Raucherlunge angucken«, sagt er, den Rauch seiner Zigarette inhalierend.

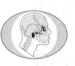
Wird der Plastinator Mäxchen auch noch stehlen?

Während wir mit Professor Shanasarov über das Gelände laufen und die beiden Räume betreten, die Gunther von Hagens mit einigen Tausendern dem Institut für Hochgebirgs-Physiologie in der Hauptstadt der Kirgisen renovieren lässt, läuft in Oberhausen die neue Ausstellung weiterhin ohne massive kirchliche Angriffe. *Gott schuf den Menschen* heißt eine Mappe – eine Arbeitshilfe für die Sekundarstufe I und II zur Ausstellung »Körperwelten« – herausgegeben vom Katholischen Gemeindeverband der Ruhrgebietsstadt. Sie ist für Schüler und Lehrer gedacht, um dem Thema mit Nachdenken und Gesprächen zu begegnen, statt sie zu verdammen. Gunther von Hagens wird sie erst sehen, wenn er wieder in Heidelberg ist. In etwa zehn Tagen fliegt er zurück – wir bereits in sieben.

Schlimm sahen sie aus, die Souterrain-Räume im so genannten Primaten-Haus, das ursprünglich für eine aufwendige Affenforschung gebaut wurde. Jetzt kommen hellblaue Fliesen an die Wände. Gunther von Hagens stimmt zu, dass neue geklebt werden, weil die bisher angebrachten einfach von der Wand fallen. Er besteht darauf, dass die alten aufgehoben werden, das heißt die, die nicht kaputt sind. »Wir bringen dann guten Kleber aus Deutschland mit und verwenden die Fliesen in einem der nächsten Räume, die renoviert werden«, bestimmt er. Verschwenden hat er zu Hause nicht gelernt. Als wir seinen Vater vor wenigen Tagen in Heidelberg getroffen haben, ist uns klar geworden, wie prägend die Erziehung von Gerhard Liebchen bei seinem Sohn Gunther gewirkt hat. »Der weise Mann trägt seine Reichtümer immer bei sich – nämlich im Kopf«, diesen Merksatz seines Vaters zitiert GvH an diesem Tag beim Rundgang durch die Baustelle.

Korrosionsräume werden das, und der Plastinator wird auch davon profitieren, weil die Arbeitskräfte, die er vom Institut übernimmt und noch übenehmen wird, auch in den Räumen arbeiten können. Heimat findet er nur dort, wo er tätig sein kann. Er selbst sagt das so: »Ich will da sein, wo ich am erfolgreichsten sein kann. Worauf kommt es mir an? Wissen sammeln, Wissen weitergeben, neues Wissen kreieren!«

Es sei so, als ob ihm ein neues Leben geschenkt werde – »Ich schenke mir ein zusätzliches Leben, ein drittes Leben!« 25 Jahre DDR, 25 Jahre Bundesrepublik, mit fünfzig Jahren Weltbürger. Die DDR, das war das graue Provinzleben, die Bundesrepublik der Aufbruch, die westliche

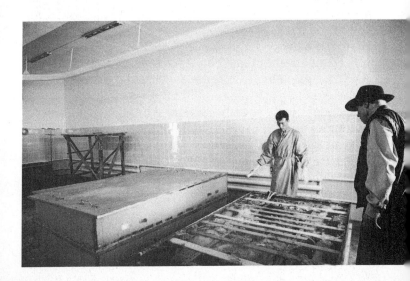

Welt – jetzt kommt für ihn das immer schon erträumte internationale Leben. Er genießt die Strapazen, die Kulturumbrüche, die Zeitverschiebung. »In China gehe ich nachts alle zwei Stunden durch das Labor, um die Plastinate nachts anzuschauen, ich bin oft bis morgens wach – alles das lässt mich außerordentlich kreativ werden.« Vorbei an den Schlitzen, die gerade für ein ganzes Schienennetz neuer elektrischer Leitungen »gekloppt« werden, erklettern wir die merkwürdig leer wirkenden Etagen, in denen einmal viele Wissenschaftler arbeiteten. Die Balkone, die man vom Treppenhaus sieht, sind mit festen Stäben vergittert – das sollte die Primaten am Ausbruch hindern. Die Affen sind nie gekommen, die Studien über die Wirkungen des Hochgebirges auf den menschlichen Organismus kamen ja nicht mehr voran, als das Reich zerfiel.

Professor Shanasarov, der uns in sein einsames Arbeitszimmer bringt, hat guten Kontakt zum Staatspräsidenten Akayev, Doktor der Technischen Wissenschaften und Vollmitglied der Kirgisischen Akademie der Wissenschaften. Der Präsident fördert die neuen Entwicklungen: Die guten Kontakte können das nötige Geld aber nicht herbeischaffen. Ohne einen Gunther von Hagens, einen Macher seines Kalibers, gäbe es hier weiterhin nur Verfall, das merkt selbst ein flüchtiger Gast.

Für den Weltbürger ist das genau das Richtige. Er hat nie etwas anderes gewollt, als »machen« zu können. Die Kirgisen gängeln ihn nicht. Nicht wie die Moskauer Institutsgreise, wie er sie nennt. Die Geld sehen wollten, bevor über Taten auch nur geredet wurde. Der Mann, der die »Körperwelten« gemacht hat, sagt ein paar Mal an diesem Tag: »Jetzt kann ich das tun, was mich extrem glücklich macht – ich kann neues Wissen schaffen.«

Niemand wird diesen Gunther von Hagens begreifen oder sein Handeln einordnen, wenn er sich nicht die Mühe macht, seinen Motor zu erkennen. Er liebt den Mythos von Prometheus, Held einer uralten griechischen Sage. Er erzählt uns, dass Prometheus als der Erfinder verherrlicht wurde. Aber: Er kämpft gegen Zeus, stiehlt dem Göttervater das Feuer! Will der Plastinator, dass seine zwei Verfolger Schlüsse aus dem Prometheus-Bekenntnis ziehen? Es gefällt uns, wie auch wir mehrere Leben leben in seiner Gesellschaft. Kirgisien ist zu beobachten, Kontakte zu vielen Menschen entstehen, und auf einer dazu parallel verlaufenden Bahn können wir mit dem Gehirn von GvH über Stock und Stein springen – eine sportliche Angelegenheit!

Weil wir über Kritik sprachen, fällt von Hagens das Urteil einiger Kolleginnen und Kollegen ein: »Einige von ihnen halten mich garantiert für hochkriminell!«, sinniert er. Und dann schildert er ein Erlebnis, das nicht angenehm war, ihn aus der Distanz aber doch eher amüsiert. Über längere Zeit rief ihn immer wieder eine Frau an – ihr Sohn sei bei einem Badeunfall auf Teneriffa ertrunken und obduziert worden. »Ich hätte dieses Kind! – Daraufhin ich: Es ständen doch gar keine Kinder in der Ausstellung ... – Ja, gerade deshalb! Das sei der Beweis. Ich würde mich nicht trauen, das Kind in der Ausstellung zu zeigen.« Die Angst der Frau war, dass Gunther von Hagens das kleine Mäxchen, den Bruder des toten Kindes, »auch noch holen würde«. Sie wollte umgehend im Heidelberger Institut auftauchen, um zu sehen, ob der ertrunkene Sohn irgendwo versteckt sei.

Gunther von Hagens, der locker mit dem Erzählen begonnen hatte, ist ernst geworden. »Menschen, die irgendwie nicht zurecht kommen, nehmen uns als emotionalen Ankerpunkt«, das ist nicht nur bei den Telefonaten über Mäxchen klar geworden.

Draußen vor dem Gebäude steht der alte orangefarbene Kleinbus, der 450 000 Kilometer auf dem Buckel hat. In der Familie des Plastinators hat er eine zentrale Rolle gespielt.

Gunter von Hagens zeigt uns über dem Beifahrersitz die Stangen, an denen die Hängematte angeknüpft war, in der immer eines der Kinder schlief, wenn er und seine frühere Frau Cornelia mit ihnen unterwegs waren. »Mit diesem Bus hat er mich bei meinem ersten Besuch in Heidelberg herumgefahren«, lächelt Valerij Gabitov. »Jetzt transportiere ich ihn manchmal noch durch Bishkek damit.« Bei der Bekanntschaft mit dem Bus haben wir die von Hagensschen Kinder noch nicht getroffen. Erst nach der Rückkehr reden wir mit Cornelia von Hagens. Mit Bera und Tona, den beiden Mädchen. Rurik, den Sohn, interviewen wir per Fax und Telefon, weil eine Begegnung in der knappen Zeit, die wir für das Buch haben, nicht organisierbar ist.

Der Bus heißt heute noch bei den Kindern »Wackelbus«. Bera, die Achtzehnjährige, deren Name sich – zumindest was die Deklaration beim Standesamt anging – vom jugoslawischen Beroslawa ableitet – strahlt und kichert, und ihre hübschen Augen leuchten, als sie von dem Bus erzählt. Der Papa habe die Kinder damit durch die Gegend gefahren und verzaubert. »Wir haben dann hinten im Bus

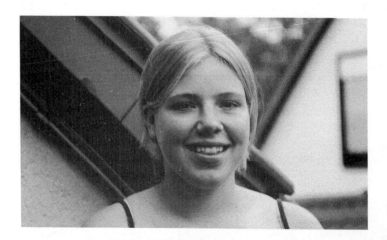

gelegen, und dann hat er immer so Kreise gedreht und dann immer so gebremst. Das war dermaßen toll! Und wir riefen jedes Mal – ›Wackelbus, Wackelbus‹. Und dann haben wir unsere Freunde mitgenommen – ihr müsst mal Wackelbus fahren! Ich hab gedacht, das kann nur dieser orangefarbene Bus – nur der ist der Wackelbus.« Bera macht inzwischen Straßenumfragen für den Vater, trägt die Meinung von Passanten zum Thema »Körperwelten« in Listen ein, wertet sie aus. »Der war schon echt originell!« – beurteilt sie ihren Papa, den Vater der Kinderzeit.

Originell finden wir ihn auch, wenn er mit seinem schnellen Gang durch die Flugplätze düst, den schwarzen Rucksack an den Schultern, das Bordcase auf Rollen hinter sich herziehend und dabei stolz erklärend, dass jedes Täschchen und jedes Fach seiner ärmellosen Westen, die er statt Jackett ausnahmslos trägt, ein für allemal als Behälter für immer dieselben Dinge bestimmt ist – eins für die Tickets, eins für die kirgisischen Som, eins für die chinesische Währung, eins für die Schlüssel und eins für Kärtchen mit chinesischen Vokabeln. Dass die Ordnung kurzfristig durcheinander kommt, haben wir, »travelling with Gunther«, nur einmal erlebt.

Nicht nur seine Westen beliebt der Plastinator im Griff zu haben. Seine gigantischen Unternehmungen erfordern große Strategien und raffinierte Taktik. Deshalb schickt uns der Professor ohne seine Begleitung auf einen Ausflug! Er gewinnt dadurch einen Tag Arbeitszeit mit seinen Studenten, ohne die ständige Kommunikation mit den »Reportern«. Vielleicht weiß er, dass auch wir etwas von Strategie und diesen Sachen verstehen. Häufig lassen wir uns angeblich treiben, unterwerfen uns den Plänen anderer. Vor allem dann, wenn wir spüren, dass fremde Ideen unseren Zielen dienen.

An der Reliefkarte in Professor Shanasarovs Arbeitszimmer hatten wir den Ort ausgemacht, aus dem der Kamelkörper stammt, der in Heidelberg im »Bunker« auf die Plastination wartet. Neben dem Relief: Eine gute geographische Karte von Kirgistan, darauf der zweitgrößte Hochgebirgssee der Welt, der Issyk Kul, 200 Kilometer lang, 60 Kilometer breit und 700 Meter tief. Größer als er ist nur der Titicaca-See in Südamerika. Zum Issyk Kul werden wir morgen fahren, Touristen spielen. Gunther von Hagens: »Ich muss da nicht hin, ich war da schon mal!«

Der Start am nächsten Morgen mit Jurij dem er»fahrenen« Fahrer ist in Bishkek und – wie uns Ljena mitteilt – auf der legendären Seidenstraße, der wir bis in das Gebirge folgen werden. Mit uns fährt Rinat, der junge »Star«-Anatom, der wegen seiner Leistungen gut einen freien Tag verkraften kann. Als alle ihre Badesachen verstauen, wird uns erst klar, dass die Sicherheit, von unserem Zuhause jederzeit in fünf Stunden ein Meer erreichen zu können, einem Zentralasiaten fehlt. Für ihn ist »der See« der große Traum!

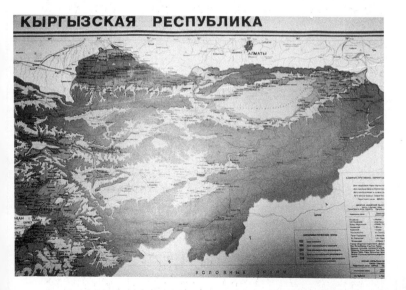

Weil Ljena und Juri uns englische Reiseführer in der Akademie kopiert haben (im Augenblick nicht zu kaufen in der Stadt) und weil wir eine Straßenkarte besitzen von »Novinomad« (im Augenblick kaufbar in einem großen Warenhaus in Bishkek), wissen wir ein wenig – z.B., dass es fast 3 000 Seen gibt in diesem Land und Berge, die bis zu 7 000 Meter hoch sind.

Beim Verlassen der Stadt donnern wir an Rindern und Schafherden vorbei, die von Hirtinnen und Hirten, meistens auf Pferden, neben der Fahrbahn über Grasflächen getrieben werden. Alte Kirgisen mit runden flachen Käppchen und sehr schütteren weißen Bärten von mindestens 20 Zentimeter Länge hoppeln gelegentlich auf Eseln ins Bild – Ljena bezeichnet sie als verbriefte »weise Männer«, nachdem wir erzählt haben, sie sähen aus wie die typischen Chinesen in alten Schulbüchern. Die Seidenstraße! Welches romantische Herz bliebe kalt bei diesem Wort? Melonenberge, Tomatengipfel, Traubenhalden – das hatten wir schon mal! Benzinkanister, Plastikflaschen – überwiegend in jenem strahlenden Blau, das vielleicht Lenins oder Stalins Lieblingsfarbe war(?), – in dem jedenfalls auch Zigtausende von Omnibussen und Lastwagen zwischen Kiew und Ulan Bator lackiert wurden und das jetzt, mit Hilfe der preiswerten chinesischen Kittel (zwölf Mark!) zum »Körperwelten«-Blau mutierte.

Weil GvH nicht dabei ist, gelingt es relativ »bald« – nach zwei Stunden etwa –, ein Rasthaus aufzusuchen. »Saltanat« heißt es, und wir spinnen ein bisschen herum und führen Gespräche über Sultane und Tausendundeine Nacht. Die Kellnerin, die völlig unseidenstraßengemäß den seit den Sowjets verordneten Istantkaffee bringt, erklärt den Namen des Lokals. Es habe mit Feiertag zu tun, übersetzt Ljena, die russisch mit dem Mädchen spricht. Uigurin oder Kirgisin wird sie sein, überlegen die drei eingeborenen Reisebegleiter.

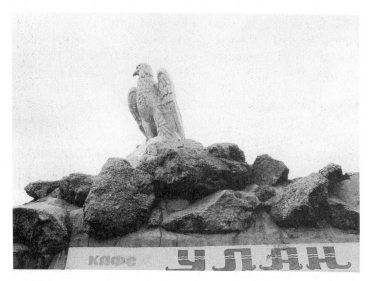

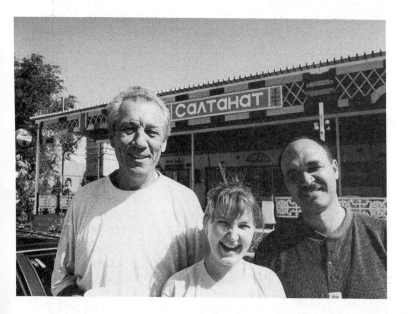

Ljena ist russischer Abstammung, geboren in Kasachstan, Jurij kommt aus Mordowien – »neben« Kasachstan laut Ljena –, Rinat ist Tatar. Beim Lächeln ist das komplette Gebiss seiner Goldzähne zu sehen. Tataren seien die Kämpfer – »Immer gute Security gewesen« – außerdem gälten sie als sehr schlau und als gute Händler. Angesprochen auf »Beefsteak-Tatar«, zeigt sich Rinat uninformiert. Wenn er wieder nach Deutschland komme, werden wir gemeinsam mit ihm so etwas essen, das haben wir im »Saltanat« verabredet. Beim Aufbruch klingt es über Lautsprecher: *It never rains in Southern California.* Hier offensichtlich auch nicht.

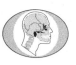
Die geheimen Formeln der U-Könige und der E-20-Leute

Punkt 8.45 Uhr holen uns am nächsten Morgen Professor von Hagens und Professor Gabitov aus dem Wohnblock ab, der im Bishkeker Stadtplan als Minidistrict Nummer 10 eingezeichnet ist. Der Muezzin aus dem Autoradio schweigt. Es ist sommerlich warm, fast heiß – die beiden Professoren sind guter Dinge. Eine Vorlesung ist angesetzt. Thema: Geeignete und ungeeignete Kunststoffe. Im Museumsraum der Akademie sitzen zwischen Präparaten und Plastinatscheiben bereits viele Wissbegierige, andere trudeln ein, bis die Stühlestapel – aus Heidelberg? – verbraucht sind und Professor von Hagens auf Deutsch beginnt. Ljena, die Dolmetscherin, steht neben ihm und übersetzt. Sine tempora – pünktlich legt er los: das Akademische Viertel? Zeitverschwendung!

»Welche Teile eignen sich für die Plastination? Welche für die Korrosion?«, fragt Gunther von Hagens in die Runde. Korrosion – der Autofahrer mag an Materialzerstörung durch Rost denken. Medizinisch-präparatorisch bedeutet das: Hohlorgane wie Blutgefäße, Bronchien etc. werden zunächst mit erstarrenden Flüssigkeiten gefüllt. Dann wird die Umgebung mit chemischen Mitteln wie Säure oder Lauge »abgefressen«, sodass nur noch das Gegossene übrig bleibt. Auch der Begriff Mazeration taucht an diesem Morgen ständig auf. Dabei wird durch bestimmte Verfahren die Fäulnis beschleunigt, um die organischen Anteile des Knochens zu zerstören, damit nur das reine Knochenpräparat übrig bleibt (so steht es im Wörterbuch der Medizin). Es geht um Injektionsergebnisse und um das »U« – »das ist eine ganz gute Kunststoffmischung«. Aber: Die U-Präparate seien nicht für die Korrosion geeignet!

Unsere Verwirrung wächst. Wir wissen nicht, was hinter »S«, »E«, »07«, »E 20« steckt – und vor allem, was ist ein »U-König«? Das geheime Wissen der Plastination ist nicht in einer neunzigminütigen Vorlesung zu erfahren. Aber doch so viel: U-Könige sind einfach die Leute der Gruppe, die mit »U« arbeiten dürfen.

Professor von Hagens gestikuliert, gibt seinen Worten noch mehr Kraft, blickt intensiv in die Augen der Studenten. Wie ein Magier spreizt er die Finger, beschwörend reißt er die Hörerschaft in seinen Bann, emotional haben sie ihn schon begriffen – die Übersetzung ins Russische wird mild-slawisch-säuselnd von Ljena nachgeschoben. GvH schlüpft geschwind in die Rolle des dozierenden

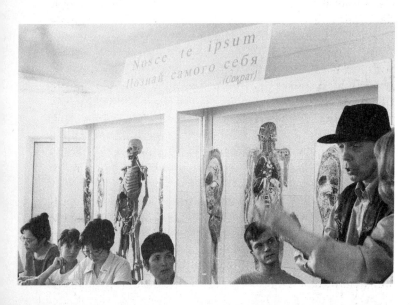

Lehrers, dann in die des nachhakenden Kontrolleurs, der prüft, ob die Anweisungen seit seinem letzten Besuch ausgeführt worden sind.

Die Vorlesung schreitet fort, es wächst das Verständnis. »Um die Knochen und die injizierten Gefäße zu erhalten, ist flexibler Kunststoff unbedingt erforderlich.« Von Hagens will etwas schaffen, was »noch nie eines Menschen Auge gesehen hat. Ein ganzer Körper – schneeweißes Skelett und knallrote Gefäße! Wer so etwas kreieren will«, erhöht er die Spannung der Zuhörer »der sollte sich sehr wohl Gedanken machen, wie man Kunststoff und Knochen gleichzeitig erhält. Freunde, es ist wichtig, dass es während der Mazeration zu keiner Gasbildung, zu keiner Bewegung kommt.«

Dann geht es um die Autolyse, die gestoppt werden muss. Das ist die durch zelleigene Enzyme bedingte Zellauflösung nach dem Tod. »Über kaltes Wasser können wir die Autolyse stoppen – wenn sich Gase bilden im Präparat, dann zerreißt es die ganzen kleinen injizierten Gefäße!« Deshalb, wiederholt der Professor vor dem aufmerksamen Auditorium: »Wenig Autolyse gibt es im kalten Wasser! Im warmen Wasser geht alles kaputt, ganz schnell!« Am besten brächten sie die Präparate oben in den Bergen an die Gletscher, verdeutlicht er den Kältebedarf beim Präparieren. Nun gut ... Aus diesem Grund habe er eine Eiswürfelmaschine aus der Getränkeindustrie gekauft. Mahnend und eindringlich fordert er auf: »Immer mit Eiswasser arbeiten!« Und noch mal beschwörend: »Die Autolyse reduzieren!«

»Das Blut macht die Verwesung«. Unter dem Begriff Verwesung schlagen wir im *Wörterbuch der Medizin* nach: Zerfall der Weichteile einer Leiche. Der Praktiker von Hagens veranschaulicht das: »Eine Niere ohne Blut hält eine Woche durch bei Raumtemperatur, eine mit Blut praktisch nur einen Tag.« Jetzt kommt er zu Säuren und Laugen. Es sei sicherlich richtig, damit zu arbeiten – aber es sei auch eine Umweltbelastung und dazu noch teuer.

»Wenn wir im Wasser mazerieren würden und kleine Tiere nähmen ... Wasserflöhe oder Bakterien, die das Gewebe dann gleich mit wegschleppen. Das würde nichts kosten, und es wäre natürlich! Was der Liebe Gott seit Tausenden von Jahren macht. Es ist ebenso sparsam wie ethisch einwandfrei.« Beim Übersetzen erfindet Ljena sprachschöpfend den Begriff der »ökologischen Mazeration« – der Professor schnappt ihn sofort auf und lobt: »Wunderbar, ein neues Wort erfunden. Ökologische Korrosion«, kombiniert er den nächsten Begriff.

Jetzt geht es um einen wunden Punkt: Studenten und Mitarbeiter am Plastinationszentrum beschäftigen sich am liebsten mit Präparieren, Fixieren und Positionieren von Organen und Körperteilen, mit den potenziellen Exponaten. Wenig Aufmerksamkeit erfahren – was der Professor überhaupt nicht gern sieht – die »Fläschchenversuche«. In kleinen Glasgefäßen werden – wie im Chemieunterricht – verschiedene Gewebe und verschiedene Kunststoffe mit verschiedenen Chemikalien versetzt, und dann wird beobachtet, was geschieht. Mit der Beschriftung ist der Plastinator noch unzufrieden. An der Tafel schreibt er vor, wie es optimal ist: »Nur ein Drittel der Flasche bedecken! Hier oben die Chemikalie, dann welches Gewebe, dann das Datum. Das Ergebnis ist wesentlich genauer, wenn gleich alles auf das Glas geschrieben wird!« Gunther von Hagens wird nicht müde, seine Anweisungen und Versuchsvorschriften gebetsmühlenhaft zu wiederholen. Ein Teil seiner eigenen Arbeitsenergie soll überspringen. »Welche Mischungen wir brauchen – das hängt alles von diesen Gläsern ab. Und noch etwas: Wie stabil sind die Kunststoffe gegenüber den Chemikalien? Alle Kunststoffe, alle Gewebe, alle Chemikalien – das ist unsere Arbeit Nummer eins!« Versuchslisten müssen ausgefüllt werden. Wenn am

Ende des Jahres klare Aussagen gemacht werden – dann können sie mazerieren und korrodieren!

Mit der ökologischen Mazeration will der Professor im Januar 2001 beginnen, und fragt aus diesem Grund, ob die Bakterienkulturen zusätzlich gefüttert werden. Ein Stopp ist angesagt: Alle in Formalin fixierten Präparate darin liegen lassen! Alle Präparate, die hervorragend sind und mazeriert werden sollen, einfrieren oder in eine fünf- bis zehnprozentige Waschmittellösung legen. Auch die Injektionsversuche werden abgesagt. »Keine Injektionsversuche auf Kosten der Fläschchenversuche!« Fläschchenversuche – das heißt: auf zum Gewebekauf in den Fleischerladen und ein »Fleisch-Potpourri« einkaufen. Muskeln, Sehnen, Leber, Schafshirn. »Nur kleine Gewebewürfel nehmen! Bei ganzen Gehirnen zum Beispiel dringen die Chemikalien nie gleichmäßig ein«. Er kenne Forscher, die nach solchen Versuchen begeistert diagnostiziert hätten – oh, Alzheimer; oh, Creutzfeldt-Jacob – »Dabei gab es nur eine unsachgemäße Anwendung der Mittel.«

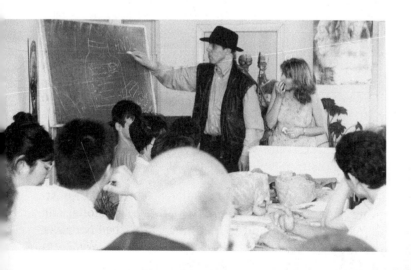

Gebannt folgen die Studiosi den professoralen Schmankerln. Dass wir selbst in den Fläschchenversuchen die wahren Freuden der Plastination sähen, glauben wir nicht. Aber da müssen die Jung-Plastinatoren durch, das ist Basisforschung, gehört zum Wissenschaftsbetrieb. GvH erzählt noch einmal eine seiner Lieblingsgeschichten vom Heidelberger Fleischer, wo er sich Leber, Muskeln, Hirn gekauft habe. Der Verkäufer habe nicht schlecht gestaut ... was der sich wohl in die Pfanne haut ... Die Plastination habe damit angefangen, dass er beim Brötchenkauf in der Uni-Cafeteria die Wurstschneidemaschine in Aktion sah. »Da habe ich gedacht: Meine Niere, die schneide ich auch so. Die erste Investition in die Plastination war eine Wurstschneidemaschine!« Er habe mit Plazenten (Mutterkuchen) angefangen, als er echtes menschliches Gewebe brauchte. In Deutschland gab es keinerlei Diskussion, ob Plazenten nach der Geburt beerdigt werden müssten. »Das ist noch eine *Terra incognita!*« – feixt er.

Manischer Forscherdrang veranlasst den Professor, alles Mögliche zu probieren. In China kommt beim Fixieren Meerwasser zum Einsatz. Im Medizinischen Lexikon steht über das Fixieren: »Vorgang zur Verhinderung postmortaler Zersetzungsvorgänge des zu untersuchenden Gewebes.« »Man ist erst dann ein richtiger Plastinator, wenn man im Supermarkt oder in Porzellanabteilungen alles auf Tauglichkeit prüft. Puddingschalen für Gehirne! Habe er selbst in Heidelberg ausprobiert. »Immer muss man das plastinatorische Potenzial aller Speisen, Getränke, aller Gebrauchsgegenstände und Werkzeuge im Hinterkopf haben«, motiviert er seine Anhängerschaft zu Kreativität und Innovation.

Zu Lösungen, die außergewöhnlich, verwegen und dabei ökonomisch sind ... »Waschmittel sind wunderbar!« In China hat er Erfahrungen gesammelt mit Waschmitteln. Die müssen entkalken, müssen Eiweiß aus der Wäsche

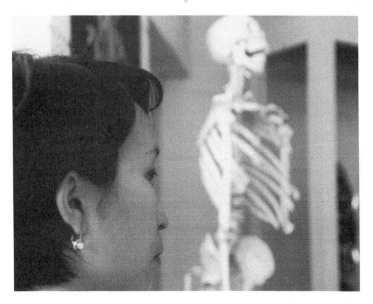

herausholen; das weiß jede Hausfrau. »Diese Wirkung kann ein Plastinator nützen«, sagt GvH.

Am Ende der Vorlesung gibt es noch mal Insider-Informationen, und langsam fühlen wir uns auch schon als Kenner: O7 ist gut für die kleinen Darmgefäße und schlecht für die großen Reservoirs wie die Herzkammern. Gut wäre eine Kombination aus 07 und E 20. Kann sein! Wir nicken mit. Weil es so viele Besucher in Köln waren, kann der Professor einen 35 000 Mark teuren Apparat ankündigen. Eine schon bestellte Injektionsmaschine wird er im Koffer mitbringen. In den bewährten Hartschalenkoffern, und 500 Fläschchen für die unbeliebten Versuchsreihen, die er angedroht hat, fliegen auch mit. »Zuckerbrot und Peitsche« – die uralte Technik der Menschenführung.

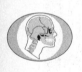 **Die Fahrt zum Darm**

»Wo ist der Darm?« – dem Professor fällt ein, dass er ihn unbedingt sehen muss: »Ich würde gern den Darm vom letzten Mal anschauen!« Die Vorlesung ist zu Ende, der kleine Museumsraum mit den Plastinaten und Körperscheiben leert sich. Beim Davonwuseln fragt Gunther von Hagens, wie lange es dauere, den Darm hierher zu holen. »Eine Stunde?« Spontan entscheidet er: »Wir fahren besser hin!« Erst wenn er ihn gesehen und geprüft hat, kann er sagen, ob dem Darm eine Behandlung mit 07 und E 20 verabreicht wird oder ob er nur mit E 20 dahindarben soll, in der Korrosionswanne weiterer, aber erst später zu bestimmender Präparationsphasen sicher.

Beim Durchqueren des Bishkeker Akademiegebäudes kommt der Plastinator mit einer Herzensangelegenheit: »Beim Tod bleibt das Organ in der Kontraktion stehen. Da ich die Herzkammer sehen will, muss ich die Totenstarre des Herzens lösen. Das tue ich, indem ich das Herz an den Wasserhahn hänge. Wenn ich das zu lange mache, geht zu viel Wasser ins Gewebe, die Kammer wird zu groß.« Unrealistische Herzgrößen taugen nicht. Der Plastinator braucht Herzen in der idealen Form. Rettung könnte eine Lösung bringen, die das Gewebe nicht verwässert. Aus seiner Tätigkeit in der Anästhesie weiß er von hochmolekularen Verbindungen, die Abhilfe schaffen könnten. »Stärke ist eine hochmolekulare Verbindung. Ich werde einfach zehn Prozent nehmen.« Er lasse gerade einen Mitarbeiter

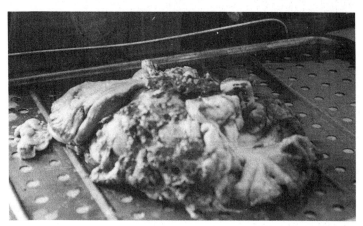

in Heidelberg, Dr. Thiele, in dieser Richtung wissenschaftliche Informationen einholen. Er werde aber nicht so lange warten: »Ich bin immer ein Mann der Tat gewesen!« Ergo: Das Herz bekommt die »Stärkung«. Mit ganz normaler Haushaltsstärke, die man zum Bügeln braucht. Probieren – so viel aus der Sprüchekiste – geht über Studieren.

Zu Kontrollblicken zieht es den Plastinator ins Labor. Die am Morgen der Ankunft vor zwei Tagen injizierte alte Frau liegt im Kaltbad. Die Eismaschine läuft auf Hochtouren. Klirrend werden die gefrorenen Würfel, die eher Kegelstümpfe sind, aus großen Messbechern zu dem Leichnam geschüttet. Der Professor schaut zufrieden.

Die Religionen verdanken ihr Dasein der »einzigartigen Fähigkeit des menschlichen Tieres« zu wissen, dass es sterblich ist. Religion als Ritual, das den Tod überwindet. Das stammt aus einem Buch, das wir vorbereitend und begleitend zu unserem Thema öfter aufschlagen (*Das geheime Wissen der Frauen* von Barbara G. Walker). Angesichts der Greisin auf dem Weg zur Plastination, sprechen wir über die »älteren, matriarchalischen Religionen«, die »in ihrer Akzeptanz des Todes realistischer« waren. Dann finden wir: »Dem Tod wurde ebenso viel Bedeutung beigemessen wie der Geburt«. Dass es eine Reihe von Schilderungen gibt, nach denen ein archetypischer, weiblicher Todesgeist zum Lebensende gehört, wissen nicht viele. Die Gesellschaft hält sich aber bis heute an überlieferte Übungen – wie an das Ritual, die Toten zu besuchen. Das Verweilen bei der Oma in ihrem eisigen Sarkophag ist eine solche Todes-Konsultation. Den Tod vor Augen, in der Konfrontation mit ihm, werden Gedanken angestoßen, die das Alltägliche übersteigen. Das ist heute so wie vor Tausenden von Jahren.

Damals glaubten manche Menschen, dass nur diejenigen den Tod erklären können, die ihn erfahren haben. Es gab den Tod nachahmende Initiationsriten: In Sibirien zum Beispiel. Aus Südsibirien sind die Kirgisen ins heutige Kirgistan zugewandert. Sibirische Schamanen waren es, die in Trance das Gefühl hatten, in nackte Skelette verwandelt zu sein. Mircea Eliade, der rumänische Religionswissenschaftler: »Im Rahmen gewisser zentralasiatischer Meditationen von mehr oder weniger buddhistischer und tantristischer Herkunft hat die Zurückführung auf den Skelettzustand eine mehr asketische und metaphysische Geltung, nämlich das Werk der Zeit vorwegzunehmen, das Leben durch das Denken auf das zurückzuführen, was es in Wahrheit ist: eine ephemere Illusion in dauerndem Wandel.«

Wolodja, der uns zum Darm fährt, hat es mit Konkreterem zu tun. Seine Arbeit am Plastinationszentrum und in der Medizinischen Akademie ist handfest, vorwiegend unphilosophisch. Wir müssen in einen anderen Stadtteil, in ein Nebengebäude des Instituts für Hochgebirgs-Physiologie. Ein Fluss ist zu überqueren: »Gletscherwasser«, erklärt von Hagens. »Da es gestern sehr heiß war, kommt das Schmelzwasser aus den Bergen. Innerhalb von fünf, sechs Stunden ist das kalte Wasser hier. Vom Regen könnte die

Stadt nicht so grün sein!« Wolodja, mit Kurzhaarschnitt und energischem Kinn, wurde in Bishkek geboren, Sein Vater ist Russe und seine Mutter Ukrainerin. Seine Heimat sei Kirgistan. »Ich fühle mich als asiatischer Russe«, erklärt der sehnige junge Mann. »Wolodja ist von allen aus Kirgistan, die in Heidelberg waren, der Wissenschaftlichste. Ich verlasse mich auf ihn.« Bestimmt ist das die beste Note, die der Professor zu vergeben hat.

Im Korrosionsraum ziehen alle die körperweltenblauen Kittel über. Der Professor, Wolodja und die anderen stülpen sich hellbeige Gummihandschuhe über, die den Unterarm bedecken. Vier behandschuhte Hände fassen ins Korrosionsbad und hangeln den Darm empor. Bis zu fünf Monate müssen Organe so ruhen. Der Darm – wir hatten uns ihn kleiner vorgestellt – erweist sich als kompakter Organsack: das Darmpaket eben. Der Geruch ist stechendscharf, selbst einer der Profis rümpft die Nase.

Der Professor, assistiert von Wolodja, untersucht, tastet, hebt sanft an. Eine Menge Anschauungsmaterial: Dünn-

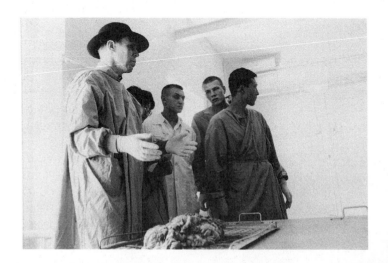

darm, Dickdarm, Mastdarm, Zwölffingerdarm, Leer- und Krummdarm, Blinddarm mit Wurmfortsatz, Grimmdarm. GvH ist fast zufrieden. Ein Stück sei ganz fantastisch, nicht das Ganze: »Einzelne Abschnitte sind hervorragend injiziert, weicher und flexibler, als ich zunächst angenommen hatte. Ich brauche das vom Gewebe befreite Korrodat. Deshalb habe ich jetzt angeordnet, dass es heute in Waschmittel eingelegt wird, damit es die nächsten drei Wochen überdauert, bis ich wiederkomme und meine endgültige Entscheidung treffe.« Aber die Sichtung habe ergeben, dass er heute nur mit E 20 arbeite, einer Epoxitharzmischung. Oxana, eine der neueren Mitarbeiterinnen, hatte prophezeit, es sei überhaupt nichts gelungen. »Ich bin aber begeistert. Die Nieren sind hervorragend geworden – selbst die Leber, die von außen ganz schlecht aussah.«

Auf der Rückfahrt zur Akademie fragen wir, ob es Nachfolger oder besser Nacherfinder seiner Ideen gäbe. Der Professor: »Hier ist Rinat, ein absolut würdiger Vertreter, der kommt immer mit guten Ideen. Etwa zehn Plasti-

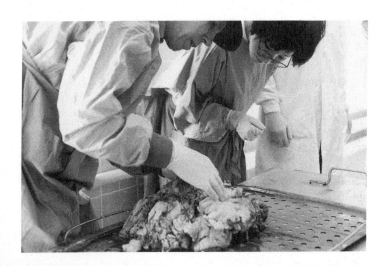

nationsjünger existieren schon in der Welt!« Der Plastinator lacht. Rinat, der Tartar mit den blinkenden Goldzähnen und dem sonnigen Gemüt, käme oft mit kleinen Zeichnungen zu ihm, wie man die Leute auseinandernehmen könnte. Verbindung zwischen Anatomie und Kunst? Vorträge über die Renaissance hat von Hagens gehalten. Das alles kannte man hier nicht. Der Professor brachte – als Pendler zwischen den Kulturkreisen – westliche Denkweisen und Perspektiven nach Zentralasien. Das stufen gerade die Jüngeren als besonders wertvoll ein, dass jemand »leib«haftig auftritt – obwohl man über das Internet bequemer kommunizieren könnte.

Noch in Köln saßen wir einige Male mit Stephan Rathgeb zusammen, Prototyp eines Hagensschen Förderkandidaten. Zuletzt trafen wir ihn in einem Straßencafé am Kölner Heumarkt, einen Tag nach Ausstellungsende. Rathgeb ist Journalist, Schweizer und gerade 22 Jahre alt. Vom Professor wurde er als Leiter des Pressebüros von »Körperwelten« eingestellt. Buchstäblich von einer Minute zur anderen. Gunther von Hagens neigt dazu, Menschen blitzschnell zu engagieren, eigentlich nur aufgrund seines guten Instinkts.

Der junge Mann mit den im Nacken zusammengebundenen langen Haaren ist sympathisch, klug und hat erstklassige Manieren. Er erzählt, wie er zum Journalismus kam – durch Zufall mit fünfzehn bei einer Regionalzeitung! Immer, wenn er eine Idee habe, folge er ihr. Mit siebzehn wurde er »regelmäßiger Mitarbeiter« der Jugendbeilage der größten Schweizer Zeitung. Nach dem Abitur, der Matura, habe er Glück gehabt und bekam den Job als »jüngster Chefredakteur aller Zeiten«. Bei der größten unabhängigen Jugendzeitschrift der Schweiz – beim *Toaster* (wie das Gerät!) – wurde er Boss! Stephan plaudert in leichtem Schweizerdeutsch über seinen journalistischen Raketenstart.

Als die »Körperwelten«-Ausstellung in die Schweiz kam, beschloss der junge Chefredakteur: »Da machen wir was!« Er hatte Mitarbeiter, die erst siebzehn waren, und welche mit Doktortitel. Der älteste war fünfundvierzig. Die Biologin der Redaktion wollte er schicken. Dann habe er gedacht, nur über die Ausstellung zu schreiben ist zu wenig. Man sollte schon über das Präparieren berichten. »Also, ich habe gedacht, ich kann das nicht sehen! Ich habe noch nie eine Leiche gesehen, das ist nichts für mich.« Dann habe er doch selbst angerufen, und weil wohl gerade eine Medienflaute gewesen sei, habe er die Chance bekommen, im Heidelberger Institut dem Plastinator über die Schulter schauen zu können. Der Artikel habe von Hagens sehr gut gefallen, »obwohl er nicht so gefällerisch geschrieben ist.«

Rathgeb inszenierte dann eine Einstundensendung im Züricher Lokalradio mit dem Plastinator und Gästen in einer Privatwohnung. Dabei heuert ihn der Professor an, bietet ihm die Stelle des Pressesprechers. Rathgeb traut sich die Aufgabe zu. Am Anfang der Kölner Ausstellung

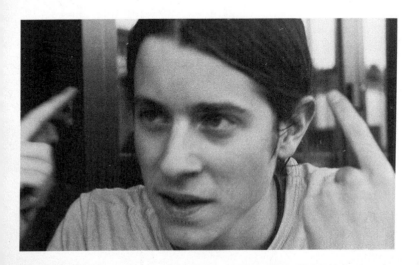

war er drei Wochen lang jeden Tag 14 Stunden dabei – bis er dann »am 21. Tag keine Plastinate mehr sehen konnte.« Er erzählt, zu Beginn seien Hunderte von Journalisten gekommen, gegen Ende immer noch täglich 30! In Köln als Medienstandort waren natürlich alle Fernsehstationen da, von VIVA bis RTL. Es gab eine Fülle von Anfragen, die Ausstellung als Hintergrundkulisse für irgendwelche Blödelshows und Musikperformances nutzen zu können. »Das habe ich aber immer abgelehnt.«

Es ist Abend – gegenüber rollen Gabelstapler und Hubwagen zu den Containerfahrzeugen. »Eidechsen« – flache Transportroller mit Kisten –, darin die Präparate der »Körperwelten«. Die Oberhausener Ausstellung wird in vier Tagen eröffnen. Was kommt dann? Für Stephan Rathgeb steht irgendwann eine Chinareise an, und dann ist auch Amerika im Gespräch für eine Ausstellung. »Ich habe am Anfang ein bisschen Angst gehabt«, erzählt Rathgeb. »Wenn du einmal PR-Arbeit gemacht hast, dann kommst du angeblich nie wieder in den Journalismus zurück. Aber

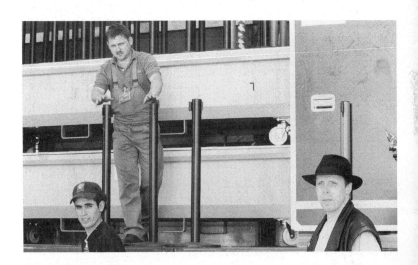

so eine einmalige Sache, von einem so speziellen Menschen, werde ich nicht wieder kriegen.« Der junge Schweizer hatte, als das spontane Angebot des Plastinators kam, überlegt, im renommierten St. Gallen Wirtschaft zu studieren – »weil es am schnellsten geht, am produktivsten erscheint und nicht solche Lahmärsche da sind!« Bei seinem momentanen Job muss er ständig Gas geben. »Ein halbes Jahr habe ich gebraucht, um ein Büro mit sieben Mitarbeitern aufzubauen, und ich habe jetzt einen Alltag, der halbwegs funktioniert.« Die Faszination sei noch da. Es wäre auch deshalb so aufregend, weil Gunther von Hagens eine interessante und widersprüchliche Persönlichkeit sei, menschlich sehr flexibel und offen. Andererseits stelle man sich doch den kühlen Wissenschaftler vor, der forscht und präpariert, gefühlskalt und abgestumpft. Wir fragen Stephan Rathgeb nach dem Grund des Erfolgs im Leben des Professors. »Er weiß genau, was er kann, und er tut es mit einer Konsequenz, wie ich sie bisher noch bei keinem Menschen gesehen haben, was ich sehr vorbildlich finde. Die einen sagen fanatisch – ich sage konsequent!«

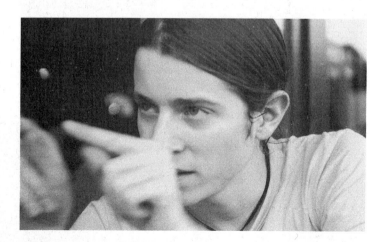

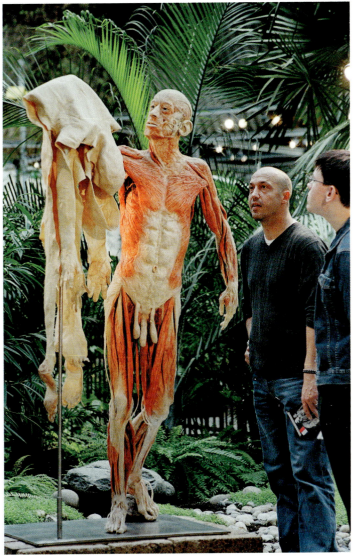

Dieses Plastinat trägt die eigene Haut.
Sie ist größtes und schwerstes Organ des Menschen.

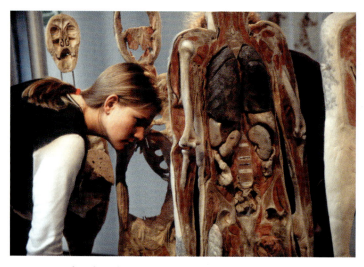

Mehr über den menschlichen Körper zu erfahren,
etwas Neues zu sehen – das erwarten 88 Prozent der Besucher.

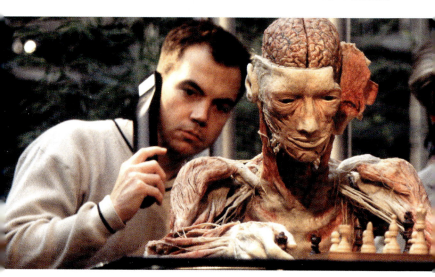

»Der Schachspieler« – eines der prominentesten Plastinate –
zeigt das zentrale und periphere Nervensystem.

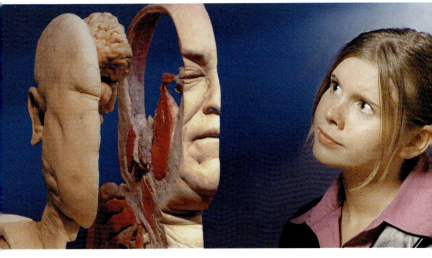

Vor allem Jugendliche besuchen die
»Körperwelten«. Kinder sind in Begleitung Erwachsener zugelassen.

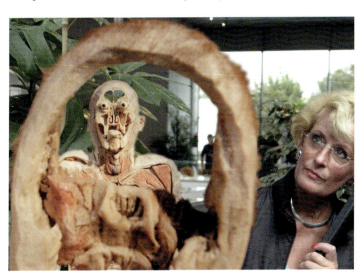

Statistisch belegt: Nach dem Besuch
der Ausstellung nimmt die Bereitschaft zur Organspende zu.

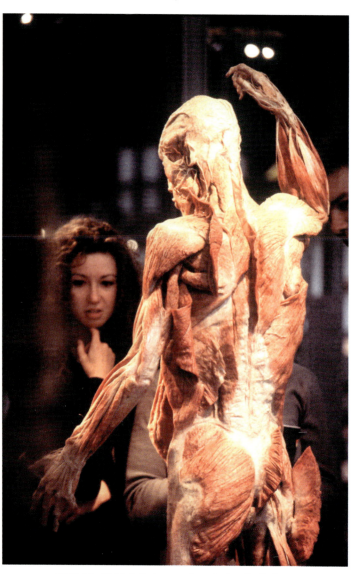

1500 bis 2000 Arbeitsstunden sind erforderlich,
um ein Ganzkörper-Plastinat herzustellen.

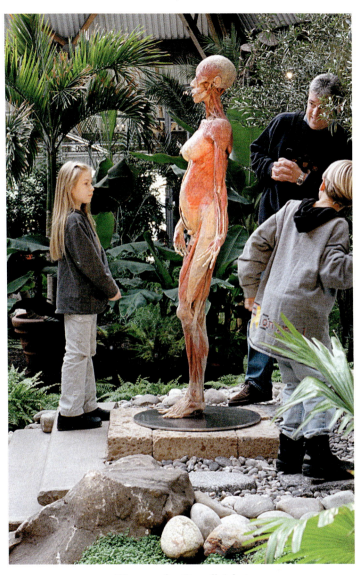

Weg von der Gruselleiche!
Die Plastinate sind ästhetische Schau-Anatomie.

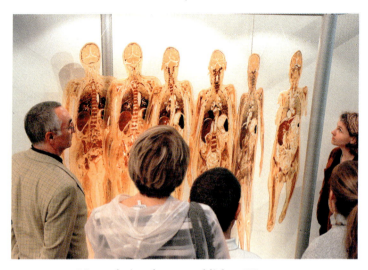

Längsschnitte des menschlichen Körpers –
mit Epoxitharz durchtränkte Scheiben von 3 mm Stärke.

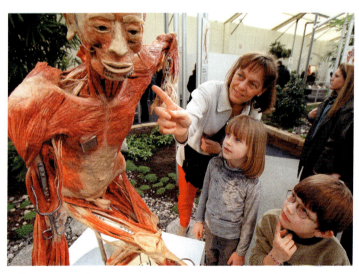

Über eine Million Menschen besuchen die Ausstellung in Köln:
Laien wollen anatomisches Wissen!

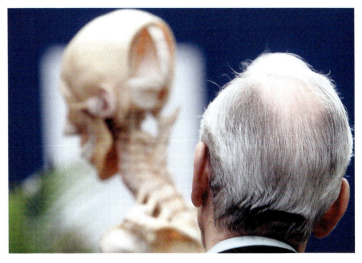

Mediziner und Theologen gehören
zu den Kritikern, sind gegen die »Demokratisierung der Anatomie«.

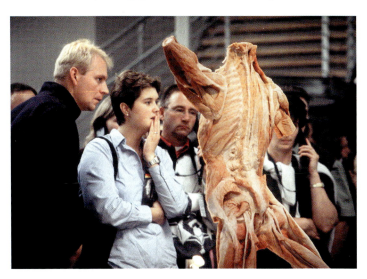

Die »Körperwelten« rühren an
das Tabu des Todes – in einer Gesellschaft, die den Tod verdrängt.

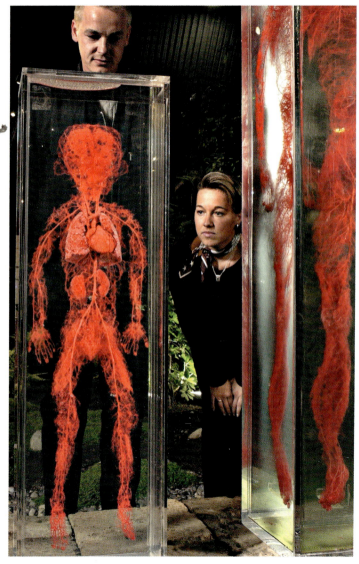

Gunther von Hagens:
»Ich zeige, was keines Menschen Auge je gesehen hat.«

Wie GvH postmortal an vielen Stellen gleichzeitig lehrt

Das Globale, das Weltbürgertum! Von Hagens braucht das nicht nur für sich. Der Pädagoge will es weitergeben, unters »Volk« bringen. Mitarbeiter kommen aus Bishkek nach China, Chinesen arbeiten in Heidelberg, deutsche Mitarbeiter fliegen nach Asien. Präparate und Ausrüstung wandern per Luft, im Lastwagen oder auf Schiffen durch die Welt. Gunther-Prometheus hat vielleicht zunächst Zeus nur das Feuer gestohlen – im Augenblick ist er dabei, energisch die Grenzen von Raum und Zeit aufzuheben. »Geht nicht – gibts nicht!«, sagen die Mitarbeiter über seine Methoden und Ansprüche. Während wir am Issyk Kul waren und kontemplative Zwiesprache mit dem Tien-Shan-Gebirge hielten, saß GvH im Computerraum der Medizinischen Akademie und hat es geschafft, die E-Mail-Verweigerung der Maschinen zu knacken.

Wie es seine Art ist, tippt er Sachen, die er erzählen möchte, zur Gedankenstütze ins Notebook. Aus dem handlichen Computer trägt er später Informationen gebündelt vor. Auch mal ein Gedichtchen, wie sie ihm morgens beim Zähneputzen einfallen, an diesem Tag zum Beispiel über den Wert von Kritik: »Erstens hab ich den Gewinn, dass ich recht bescheiden bin, zweitens lerne ich dazu und verscheuche faule Ruh'. Drittens lerne ich Kollegen schätzen, wenn sie ihre Messer wetzen.« Wir lachen. Schließlich wissen auch wir solche harmlosen Spielchen als Reinigungsmittel für die manchmal belastete Seele zu schätzen.

In bester Laune gehen wir an den seriösen Teil der Analyse, einer der Umbrüche, die GvH ebenso gern hat wie die beiden Schreiber: »Es war das Erleben der unterschiedlichsten Wertevorstellungen in meinen oft dramatisch wechselnden Lebens- und Berufsumgebungen, die mich zunehmend unabhängiger vom Urteil anderer machten. Die entwicklungsbehindernde gruppenspezifische Beschränktheit von Lob und Tadel werden mir umso klarer, je öfter und intensiver ich das unterschiedliche Selbstverständnis von Menschen erlebe.«

Einen Tag zuvor hatte er es in einem kurzen Satz zusammengefasst: »Ich lebe aus mir selbst!« An diesem Morgen knüpft er dort an. Ob Hilfsarbeiter oder Fachleute, Wissenschaftler oder Unternehmer, Reiche oder Arme, Gefangene oder Wächter, Kommunisten oder Demokraten, Deutsche oder Chinesen – jedes Umfeld habe ihn immer nur gestärkt. In jedem dieser »Umfelder« ist er ausreichend lange gewesen. Er spricht von seinen Erlebnissen, nicht

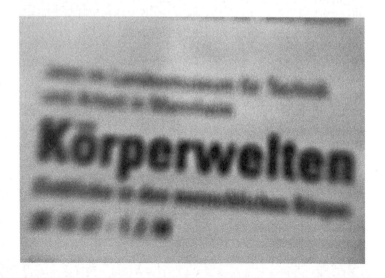

von konsumierten Konserven irgendwelcher Vordenker. »Meine doppelte Vergangenheit – die sozialistische und die kapitalistische – ist sehr hilfreich«, sagt Gunther von Hagens. Und dann: »Ich kann Geld nicht als Machtmittel und als Bereicherung – im Sinn von: Ich bin mehr, wenn ich mehr habe – sehen! Geld ist das universellste Werkzeug zur Durchsetzung meiner Ziele.« Wir versäumen an dieser Stelle den Einstieg zu einem Gespräch! Ist das nicht doch Macht? Der positive, menschenfreundlichste Aspekt von Macht, den er da meint? Nur die negative Seite, der Machtmissbrauch für kleine egoistische Ziele führt uns ja dazu, der Macht insgesamt zu misstrauen, sie nicht einmal zur Kenntnis nehmen zu wollen.

Gunther von Hagens ist sehr, sehr schnell. Und wenn man nicht aufpasst, fügt er sich nicht so ohne weiteres den Gesprächsplänen, die man vorbereitet hat. Wir haben keine Scheu, stur zu bestimmten Punkten immer wieder zurückzukehren, vermeiden es aber möglichst, den Gesprächspartner durch allzu vordergründiges Beharren in ein Korsett zu schnüren. »Und ist die Maid auch noch so steil – ein bissel was geht allerweil!« – damit hat vor vielen Jahren Sigi Sommer, der berühmte Münchener Kolumnist der *Abendzeitung,* die Philosophie der Papagalli vom Wörthersee beschrieben. Ein bisschen von dieser Technik ist bei uns hängen geblieben, das heißt – Wartenkönnen!

Der Plastinator findet seine Art und gleichermaßen die seiner Frau Angelina, das mit den »Körperwelten« verdiente Geld anzulegen, wunderbar vernünftig: »Ich brauche mir gar keine Gedanken zu machen, ob das Geld, das ich hier reinstecke, von meinen Nachkommen in richtiger Weise gehandhabt wird. Es wird immer Teil dieser Universität und dieser Entwicklung bleiben. Da ich in der Universität groß geworden bin, kann Geld nicht besser angelegt sein!« So bleibt er ein »Wanderer zwischen den Welten«. Er ist Wissenschaftler und praktiziert auf der anderen Seite

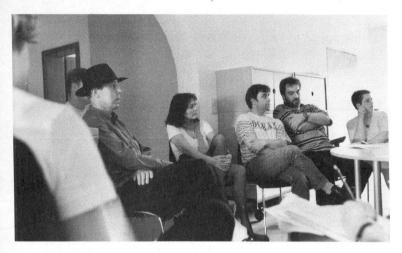

mit Geschick wirtschaftliches Denken. Diesen Zwitterstatus verzeihen ihm einige nicht.

Ein ganzes Leben unangepasst zu sein – das kommt nicht von allein. Das muss geübt sein. Bei den meisten Kindern wird es früh aberzogen, wegbestraft und erschlagen. Der kleine Gunther war fast vom ersten Lebenstag an in einer harten, guten Schule. Er hätte leicht »durchfallen« können oder wenigstens »sitzen bleiben«. Aber da waren erwachsenene Kämpfer und Abenteurer an seiner Seite, richtige Mutmacher – Heißmacher eher! Antreiber, Pfadfinderführer, Visionäre. In diesen Rollen tut sich noch heute der vierundachtzigjährige Vater Gunthers hervor, der Mann, der im Sommer dieses Buches gerade kiloweise Brombeeren einweckt, als wir ihn treffen.

Wenn bei ihm das Telefon klingelt, meldet er sich zackig: »Der Vater!« An seiner Tür im Hagensschen Haus in Heidelberg klebt ein kleines Beuys-Zitat, das dieser ungewöhnliche Künstler und Hochschullehrer, mit dem man seinen Sohn Gunther oft vergleicht, mit Vorliebe verwen-

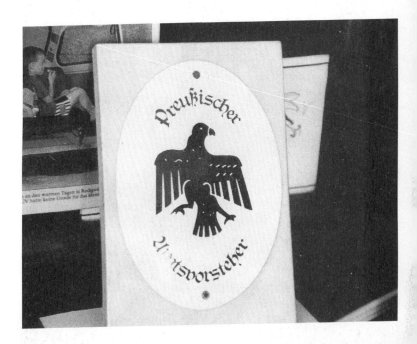

det hat: »Wer nicht denken will, fliegt raus.« Die Plakette »Preußischer Amtsvorsteher« hat dem Vater ein Bekannter vererbt. Sie passt – Fridericus Rex, der Preußenkönig, ist sein Vorbild. Schlank und durchgegerbt ist dieser Mann, im Outfit schwankt er zwischen Pfadfinder und dem Deutsch-Ostafrika-General von Lettow-Vorbeck. Von ihm hat GvH die Vorliebe für kurze Hosen, die ihn in der Heidelberger Anatomie öfter als *Enfant terrible* erscheinen ließen.

Gerhard Liebchen war im Krieg, als am 10. Januar 1945 sein Sohn Gunther auf die Welt kam. Nach sechs Tagen im Wochenbett hieß es für seine Frau nachts, das Dorf müsse in zwei Stunden geräumt sein, die Russen ständen schon in der Nähe. Die Familie wohnte damals »im Posenschen«, wie er sagt, »heute Polen«. Seiner Frau habe Stiefel angezogen, die zwei älteren Töchter genommen und das Baby. »Zwei Pferde, ein Landauer und auf die Landstraße. 25 Grad Frost, alles glatt!« Der winzige Junge lag im Körbchen. Als man im Spreewald länger Station machen konnte, war das Kind schwer krank.

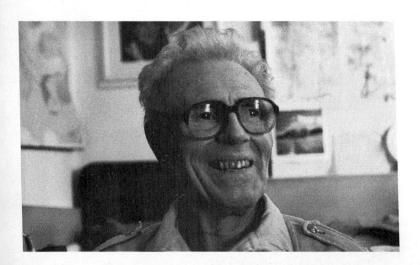

»Kennen Sie den Ausdruck ›Ironie der Geschichte‹? Hier kann ich von einer ›Ironie des ...‹ – er sucht lange nach einem Begriff – ›... Ironie des Schicksals‹ sprechen.« Der Vater erklärt das genauer. »Meine Frau ging zum Arzt mit ihm. Der sagte, er könne keine Medikamente verschreiben – ich gebe nur den Kindern Medikamente, denen ich noch helfen kann!« Bei diesen Worten stockt Gerhard Liebchen noch 50 Jahre später die Stimme, und seine Augen werden nass vor Tränen. Sehr schnell spricht er weiter: »Aber – was eine Mutter kann!« Der Kleine wurde ohne Medizin gesund. Gerhard Liebchen: »Der Arzt hielt den Fall für hoffnungslos. Er hatte das Kind abgeschrieben. Und heute ist der Gunther selber Arzt!«

Natürlich ist er stolz auf dieses Kind. Er sag uns, dass sie in der Familie alte »Kolonisten« seien, im achtzehnten Jahrhundert wohl aus Bayern eingewandert nach Polen, Provinz Posen. »Die Kolonisten, das waren ja nicht die Schlechtesten. Die sind hingegangen ins Unbekannte. Die Stubenhocker haben gebetet, dass Manna vom Himmel kommt.« Bei der Ahnenforschung hat er nicht viel an Papieren gefunden, weil der Krieg die meisten Dokumente zerstört habe. Nur von einem Andreas Liebchen gibt es eine Unterlage – Schäfer, geboren 1824.

Uns interessieren für das Buch eher jüngere Ereignisse. Als Gunthers Vater vom Revoluzzerblut in der Sippe spricht, spitzen wir die Ohren. »Mein Vater war 1920 im polnischen Konzentrationslager, rausgeholt von polnischen Nachbarn, die für ihn bürgten. Ich saß 1939 im polnischen Gefängnis, weil ich bei den deutschen Wahlen aktiv war. Meine Mutter saß vor dem Krieg im polnischen Gefängnis. Und Gunther in der DDR. Warum? Weil er auch das Maul nicht halten konnte!«

Gunther, das Kind dessen Leben beinahe nach wenigen Tagen geendet hätte, lernte von seinem Vater das aufrechte Gehen. Durch seine Mutter, deren körperliche Wärme

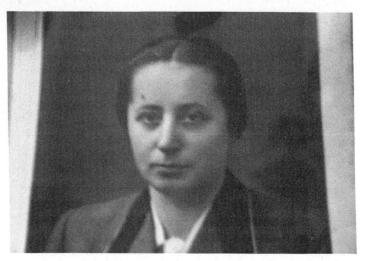

er während der Flucht, während der schweren Krankheit überaus reichlich bekommen habe, sei mit Sicherheit sein unerschütterliches Urvertrauen entstanden. Wenn wir den Plastinator beobachten, schiebt sich häufiger die Silhouette seines Vaters über seine Gestalt. Zwei Tatkräftige, zwei Neugierige, zwei Asketen. Beide Nichtraucher und Nichttrinker, beide sparsam und dennoch großzügig, beide fantasiebegabt, beide mit der großen Lust, die Welt zu erobern. Vater Liebchen fängt mit 79 Jahren an, Englisch zu lernen. Der Sohn Gunther kann jetzt 1 500 chinesische Schriftzeichen, die er als Mitfünfziger in jeder freien Minute paukt.

Gerhard Liebchen wird Äpfel einwecken, wenn wir weg sind. »Apple puree« steht in Englisch auf dem Glas, das er mit anderen Obst-Leckereien zum Abschied einpackt. Mit einer Verbeugung vor seinen Sprachkenntnissen verputzen wir die hinreißende Speise (wirklich eine erstklassige Apfelsorte!) später beim Schreiben des Buches.

Go east gab es bei den Liebchens schon seit Jahrhunderten, wenn es auch GvH in dieser Himmelsrichtung am weitesten gebracht hat. Der Professor beschränkt den Reisedrang nicht auf seine Lebenszeit. Er hat verfügt, nach dem Tod plastiniert zu werden und sich in ein Scheibenplastinat verwandeln zu lassen. Das macht bei einer Scheibendicke von 3,5 Millimetern ... unsere Köpfe rauchen! Das wären ja an die 100 Scheiben – rechnen wir heimlich. GvH stört die mathematische Arbeit mit einem neuen aufregenden Gedanken: »Ich kann dann postmortal an verschiedenen Stellen gleichzeitig lehren, was mir im Augenblick nicht vergönnt ist.« Er lacht über seinen Einfall. Wieder wird mancher Kollege den Kopf schütteln. Nur die Körperspender, die werden ihn verstehen. Viele haben selbst solche Bilder von Reisen nach dem Tod im Kopf.

Über Kontinente gespannt ist auch der Lebenslauf einer Frau aus Frankfurt, die nichts gegen eine internationale Karriere ihrer »Spende« hätte. Edeltrud Thobe ist eine der Porträtierten in unserem Film *Mein Leben nach dem Tod* (Saarländischer Rundfunk). Gearbeitet hat sie für Airlines und Reisebüros nur dann, wenn sie Geld brauchte. Die übrige Zeit wurde gelebt, vor allem gereist. Sechs Jahre Afrika, fünf Jahre Asien – Tod und Sterben hat sie auf allen Kontinenten gesehen. In Katmandu lernte sie Sanskrit, fragte auch bei den Buddhisten, ob es ein Leben nach dem Tod gibt. »Der Tod! Was kommt danach? Keiner weiß es genau. Für mich ist der Tod normal – dann weiß ich endlich, wie es ist«, sagt Frau Thobe, die nach fünf Minuten in der Ausstellung »Körperwelten« entschlossen war, später ihren Körper zu Verfügung zu stellen.

Vermodern wollte sie sowieso nicht. Gefallen hat ihr im Himalaya, dass Tote auf die Berge gelegt werden, wo Geier deren Fleisch zerstückeln. Zweimal ist sie damals in Tibet morgens in aller Herrgottsfrühe aufgebrochen, um sich das

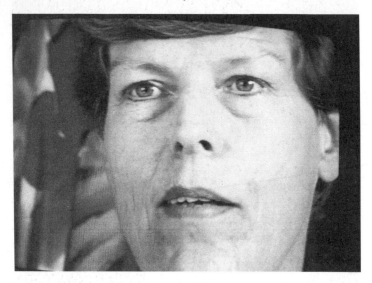

anzuschauen. In Afrika hat sie erlebt, das menschliche Leiber neben der Autobahn verwesen, nach zwei Tagen aufplatzen, wie Dreckhaufen herumliegen. Alles Kontroverse interessiere sie. Edeltrud Thobe stellt sich ihr Dasein als Plastinat nicht bis in jede Einzelheit vor: »Scheibchen oder Ganzkörper – das ist mit völlig egal. Der Körper soll zu etwas Sinnvollem benutzt werden.« Die meisten ihrer Bekannten wollen nichts hören von diesem »Leben nach dem Tod«. Frau Thobe: »Die sagen, du bist der Typ, mach du das, für dich ist das richtig!« Sie wundert sich, dass viele sich mit dem eigenen Tod nicht auseinander setzen möchten. In ihrer kleinen Wohnung gibt es Gegenstände, die sie ständig an die Vergänglichkeit erinnern – wie das kleine Plastikskelett, das ihren Schreibtisch ziert. Je nach Jahreszeit bekommt es eine Strickmütze oder ein Sommerhütchen auf den Schädel.

Bei Vollmond
in die Bananenrepublik

Nie operiert Gunther von Hagens mit vorgetäuschter Pietät oder demonstrativer Betroffenheit. Magier ist er schon, aber kein Schmierenkomödiant. Würde und Ironie gehen zusammen, Menschenliebe ist auch da, bei aller Egozentrik, ohne die kein Menschenführer führen kann. Durch die Flure, in alle möglichen Räume und schließlich bis in den Leichenkeller »führt« er jetzt die kleine Gruppe der Bishkek-Besucher. Eine Wanderung der Marke Chefvisite, die uns an seine Story vom langen Krankenhausaufenthalt in der Kindheit erinnert – an seine Kindheitsbeobachtungen des voraneilenden Chefarztes und dem mitrennenden Pulk.

Einige Anatominnen der Akademie bestehen auf Besuch. Vokabeln wie »Topographische« und »Systematische Anatomie« schwirren herum – egal, müssen wir nicht unbedingt wissen. Fragen würden jetzt die Kometenumlaufbahn des Plastinators unnötig blockieren. Besser die Augen öffnen und mit dem kleinen Diktiergerät einfangen, was geht. Bei richtiger Ernte ist dann immer genug vorhanden, um die Szene zu beschreiben.

Bleibt man zu lange an einem Punkt kleben oder versucht man, Namen und Begriffe, die GvH hervorgesprudelt hat, schnell von ihm buchstabiert zu bekommen, macht er das zwar, rennt aber parallel dazu in Gedanken weiter. Das bedeutet, das nächste Thema beginnt ohne ordentlichen Anfang, ist ein Bruchstück aus der schon in seinem Kopf begonnenen Abspulung, ein wenig unverständlich häufig, weil wir die vorausgehenden Gedanken nicht mithören konnten. (Gunther von Hagens sieht für die Zukunft Zeit sparende Gehirn-zu-Gehirn-Direktübertragungen voraus ... Die waren bei der Buch-Recherche aber noch nicht ausgereift.)

Als wir zwischen lauter Armen und Beinen stehen, kapieren wir, dass alle diese Teile hier an Ort und Stelle fixiert (vor der Verwesung gerettet) wurden, in Heidelberg plastiniert wurden und jetzt wieder da sind, um zur Härtung vorbereitet zu werden. Jeder Muskel muss richtig positioniert werden. »Diese Arme und Beine, die hier wie Schinken an den Haken hängen, werden dann im Unterricht eingesetzt«, sagt der Professor. »Das freut mich natürlich ganz besonders – in keiner Universität der Welt werden mehr plastinierte Präparate im aktuellen Unterricht eingesetzt als hier.« Die Gashärtungskammer, mit der die Anatominnen – Ärztinnen und Dozentinnen – arbeiten, kam aus Heidelberg. Sie sind gehörig stolz, dass ihre Uni dadurch mit einer großen Anzahl an echten Armen und Beinen ausgestattet ist.

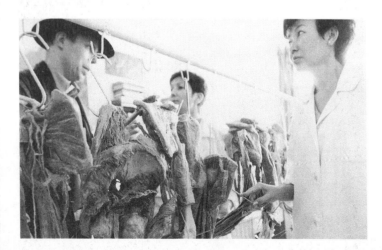

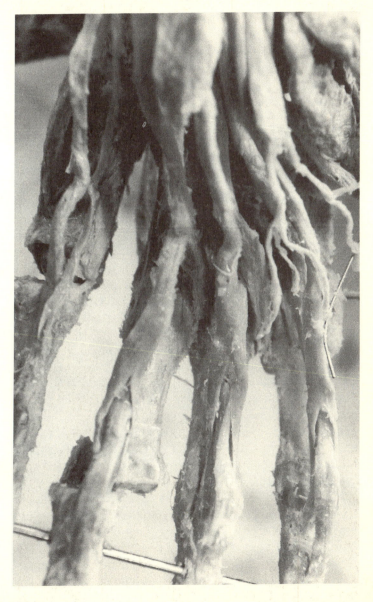

Nicht nur einen Professoren-Titel haben die Kirgisen dem Deutschen verliehen. Sie beförderten ihn in die angesehene Akademie der Wissenschaften (zwölf Mitglieder) und wollten ihm ein reguläres Gehalt spendieren. Das braucht er nicht und hat es deshalb in ein Stipendium umgewandelt, das seinen Namen trägt. Seine eigene Jugend war ärmlich – was Geld angeht! Der Vater, gelernter Müller, hat für die Familie jeden Job gemacht, den er damals kriegen konnte. Aber Geld fehlte bei fünf Kindern an allen Ecken und Enden. Dennoch wurde es in erster Linie für Bildung ausgegeben. Darin treffen sich die Erinnerungen des Vaters, des Sohnes Gunther und einer Schwester, die wir kennen gelernt hatten.

»Wissen weiterzugeben« – die zweite Leidenschaft des Plastinators nach »Wissen erwerben« und vor »Wissen kreieren«. In der ehemaligen DDR, genauer in Greiz (Thüringen), hat er in allen möglichen Jobs die Welt studiert. Bevor er richtig zu studieren anfing, musste er in der Abendschule das Abitur nachholen. Vorher hatte er wegen seiner Tätigkeiten als Apothekenhelfer, Hilfspfleger, Postbote, Fahrstuhlführer und Traktorist keine Zeit dazu. Der Vater nennt ihn einen Spätentwickler. 1965 ging er aus seiner »Stadt an der weißen Elster« nach Gera, um an der Friedrich-Schiller-Universität mit dem Medizinstudium zu beginnen. Bis 1968 ließ das Regime diese Bildung des jungen Mannes zu. Dann sperrte es den Ost-68er für 21 Monate ins Gefängnis, da er als nicht erfolgreicher Republikflüchtling versucht hatte, der Revoluzzer-Tradition der Familie gerecht zu werden.

Als wir Gunther von Hagens kennenlernten, erzählte er nicht gleich und bereitwillig vom Knast. Weil aber darüber etwas im »Körperwelten«-Katalog steht, sprachen wir ihn auf diese Zeit an. Ohne große Resonanz. Hier in Bishkek fängt er unvermittelt selbst mit dem Thema an, als er begonnen hat, seine Lebensstationen Revue passieren zu lassen. Aber der Kontakt muss noch wachsen, bis er von seinen Erlebnissen und Gefühlen im Gefängnis reden wird. Das geschieht erst in China! Hier beginnt er mit dem Schluss der Geschichte, der Entlassung in die Bundesrepublik, als er mit einer Hochwasserhose – »das war meine ganze Errungenschaft aus fast zwei Jahren DDR-Knast« – dastand. »Mit meinen Jeans, die ich bei der Festnahme trug, wollte man mich wohl nicht in den Westen schicken!«

Hysterisch habe er gelacht, als er zu »Stalin« gerufen wurde – der glich dem Sowjetzaren, hatte in Gunthers zeitweiligem Zuhause das Sagen –, und erfuhr, dass ihn die Bundesrepublik freigekauft habe. Er bestieg einen Bus, als es so weit war. Ab ging es in Richtung Grenze. »Unterwegs stieg die Staatssicherheit ein. Vorne ein Staatssicherheits-Auto und hinten das von Vogel und Stange, das waren die Unterhändler«, beschreibt von Hagens die denkwürdige Reise. In einem Hohlweg im Grenzgebiet sei ihnen ein Bus entgegengekommen. »Das war unser Westbus!« Anhalten, Aussteigen, Umsteigen. »Der Vollmond hing über den Bergen, es war kitschiger als in jedem Heimatfilm ...« Als wir bei dem Wort »Heimat« grinsen, lacht er auch: »Heimatfilm ist gut!« In dem Westbus wurde eine Art von Care-Paket ausgeteilt – ausgerechnet Bananen (wir lachen wieder) und Apfelsinen. Es gab auch Musik: »Zum ersten Mal wieder Musik nach fast zwei Jahren. Der junge Mann fühlte sich wie betrunken, und seine Augen wurden größer und größer. Tatsächlich öffnete sich der Schlagbaum – er war »drüben«.

»Mit einem Mal sah ich bunte Schilder am Straßenrand – Esso und Shell. Unglaublich! Ich werde noch heute sentimental, wenn ich an diese Momente denke, als ich die Insignien sah, die jedem Linken in der Bundesrepublik das Blut kochen ließen ...« Am 12. August 1970 hat er auf einem Parkplatz bei Gießen – »ich wollte es genau so machen wie bei der Mondlandung« – zuerst mit dem rechten

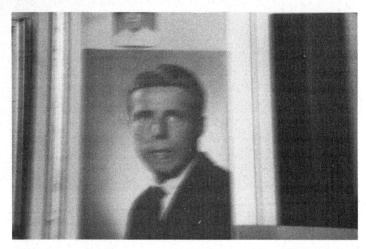

Fuß auftretend, um 23 Uhr bundesdeutschen Boden berührt.

Wir brauchen nicht viel Fantasie, um uns vorzustellen, wie »gut« man bei den Wessis als freigekaufter DDR-Bürger mit der Zuneigung zu Ölmultis anecken konnte. »Ich kann machen, was ich will, aber die Schilder von Esso und Shell schaue ich immer noch gern an«, amüsiert sich GvH. »Mein Vater hat lange als Tankwart gearbeitet«, fällt ihm dann ein. »Er war ja Müller vor der Flucht«, als Müllergeselle sei er nach dem Krieg erniedrigt und schikaniert worden. Er habe dann bei einer Tankstelle ganz von unten neu anfangen wollen. »Nach wenigen Wochen war er Leiter aller Tankstellen im Kreis.« Irgendwann sei Gerhard Liebchen aber auf die Idee seines Lebens gekommen. Er wurde Imker! »Im Sozialismus kann alles kollektiviert werden – aber Bienen niemals. So viele Bienen auf einen Haufen zu stellen, das geht nicht!«

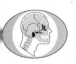

Vom KGB, dem Bundesverfassungsgericht und einem Puma

Gunther Liebchen/von Hagens hat durch seine Biografie beste Voraussetzungen, bei behördlichen Inszenierungen cool zu bleiben. An der Staatlichen Akademie Bishkek kam es vor einem guten Jahr zu einer kritischen Situation, als in der deutschen Illustrierten *Stern* ein Artikel über von Hagens erschien. GvH deutet die Story an, während wir durch den Leichenkeller laufen, die Toten in den Wannen nur mit einem kurzen Blick bedenkend.

Wir sollen alles bis in den letzten Winkel sehen, darauf legt der Professor wert. Oft hat er zu spüren bekommen, was mangelnde Transparenz verursachen kann. Zu blöd ist es ihm sowieso, sich zu verstecken, mit der Meinung hinter dem Berg zu halten, raffiniert zu sein. Manche seiner Mitarbeiter werfen ihm regelmäßig, aber erfolglos vor, geradezu vertrauensselig zu sein. Vielleicht kommt das dadurch zustande, dass er keine Lust hat, bei der Recherche nach verdächtigem Verhalten Zeit zu verschwenden, die er für neue geistige Abenteuer nützen könnte …?

Im Fegertempo – wie wir seit Tagen alles erledigen – haben wir den Keller bewältigt und sind zurück im Büro von Valerij, dem Chef der Anatomie, der das KGB-Abenteuer erzählen soll. Weil er sich ziert, abzuschwächen versucht, berichtet von Hagens selbst: »Der *Stern* war da, in Heidelberg, während der Herstellung des Schubladenmannes. Da war etwas zu viel Formalin reingelaufen, deshalb ist er auch so rund geworden. Bei der *Stern*-Reportage hieß er sofort ›Der Kirgise‹. Ich habe aber gleich gesagt, dass es gar kein Kirgise ist! Als die Sache veröffentlicht wurde, stand da doch etwas über den Kirgisen. Tageszeitungen griffen das auf, alle kopierten die Story. Die Berichterstattung gipfelte darin, dass in mehreren Artikeln vermutet wurde, die Kirgisen – inzwischen hatten sie sich vermehrt – seien sicher gegen ihren Willen nach Heidelberg gebracht worden. Zwei Journalisten wurden in der kirgisischen Botschaft vorstellig und haben darauf hingewiesen, dass hier Schreckliches passiert«, erzählt von Hagens. »Depeschen wurden losgejagt – an das Außenministerium zunächst, dann gab es Eilnachrichten auch an das Innenministerium in Bishkek, schließlich an das Gesundheitsministerium. Das schaltete den KBG, den Geheimdienst ein, und der handelte!« GvH besteht darauf, das Institut sei zwei Wochen geschlossen gewesen. Sein Freund Valerij Gabitov möchte nur ein achtstündiges Verhör zugeben. Mit drei Generalen habe er sprechen müssen, in verschiedenen KBG-Büros. Nach acht Stunden wurde er verstanden und war wieder frei. In der Zwischenzeit waren an seinem Auto, das vor dem Haus parkt, zwei Räder geklaut worden.

Der KBG-Mann, der Gabitov zum Verhör begleitet hatte, wollte sich bestechen lassen – Computer oder Geld! »Dann hat Gunther mit dem KGB-General gesprochen, und der Mann verlor seine Stelle«, fügt Valerij an. Unglücklicherweise landet der später beim Zoll und entdeckt nicht ganz vorschriftsmäßig ausgefüllte Zollpapiere der Akademie, Fehler, die der Mitarbeiterin Tamara unterlaufen waren. Plötzlich sollte der »Feind« Gabitov 54 000 Mark Strafe zahlen. Wegen nicht korrekt ausgefüllter Papiere! Es gab ein Gerichtsverfahren – der Chef der Anatomie appellierte an den Staatspräsidenten. Das Gericht beschloss, Valerij habe sich nichts zuschulden kommen lassen und verhängte eine »moralische« Strafe von 1 500 Som (nur 67 DM), die aber der Zoll zahlen musste. Der Staatspräsident glättete

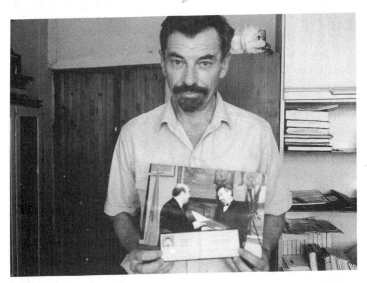

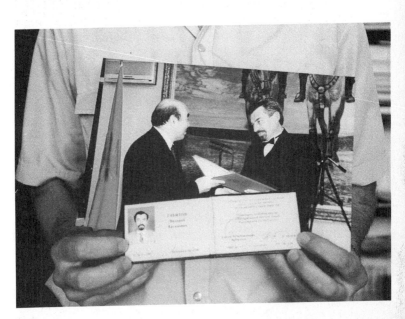

die Wogen in Professor Gabitovs Seele: Er verlieh ihm bald ein besonderes Ehrendiplom.

Bei Affären und Affärchen nützt von Hagens seine Nervenstärke. Ein Erlebnis in Ladenburg bei Heidelberg vor über 15 Jahren hat sein Verhalten geprägt. Dort besichtigte er eine Turmwohnung, in der der Erfinder Benz eineinhalb Jahrzehnte beleidigt herumgesessen hatte, um mit englischen Patentanwälten über die Nutzung seiner Patente zu streiten. GvH über den Erbauer des ersten Automobils: »Der hat es also nicht geschafft – die Umsetzung seiner Erfindung in der Wirtschaft kreativ zu vollziehen. Man darf nie am Alten kleben! Es ist ganz normal, dass hier und dort Dinge verwendet werden, die man nicht verwendet sehen möchte.« Der alte Benz hat sich nach Ansicht des Plastinators durch den Ärger erfinderisch lahmlegen lassen.

Ihm passiert das nicht. Er hat nicht reagiert auf den »falschen Kirgisen«. Und nicht auf den Fernsehfilm *Leichenschau.* Er spricht über Unwahrheiten und heimliche Filmaufnahmen: »Ich hätte natürlich klagen können!« Er unternimmt nichts, auch nicht, wenn ihn äußerst »revolutionäre« antifaschistische Gruppierungen in Köln auf einem Spruchband mit »Mengele 2000« titulieren. Klagen? »In der Zeit habe ich mir doch schon wieder einen neuen Kunststoff oder eine neue Darstellung ausgedacht«. Kleinlich zu sein lehnt er – vielleicht auch aus ethischen Gründen – ab. »Man ist erst dann erfolgreich, wenn man in der Lage ist, Dinge zu verschenken. Wissen weiterzugeben, z.B. in der Uni, auch Wissen, das man nicht weitergeben will, gelegentlich schon benutzt zu sehen!«

Ein chinesischer Präparator, der ein halbes Jahr in Heidelberg gelernt hat, macht jetzt auf eigene Faust Plastinate. »Es gab schon Wissenschaftler, die haben Vorträge gehalten, als hätten sie die Plastination erfunden. Es gibt inzwischen zwei Konkurrenzausstellungen.« Wenigsten 20

Prozent seiner Geheimnisse müsse man verschenken ... »Wenn die Leute arbeiten wie ich und genau so viel Wissen haben, dann sollen sie ruhig ...« Er unterbricht den Satz und fährt fort: »Ich will um dieses Haben nicht kleingeistig streiten!« Wir haben uns davon überzeugt, dass die von Hagensschen Lebensweisheiten keine dummen Sprüche sind, verbürgen uns gern für ihre tägliche Verwendung.

Im Professorengehirn ist Platz für vieles. Irgendwann bekommen wir ein Papier in die Hand gedrückt, in dem der ehemalige Innenminister Prof. Ernst Benda, ab 1971 Präsident des Bundesverfassungsgerichts (jetzt a.D.), über die »Körperwelten« in Köln schreibt: »Jede Leiche muss bestattet werden – so steht es in § 30 BadWürttBestattG (und in den entsprechenden Gesetzen der anderen Bundesländer). Leichen dürfen nicht öffentlich ausgestellt werden«, was Prof. Benda mit § 13 BadWürttBestattVO belegt. Er hält die Verwandlung einer Leiche in ein dauerhaftes Ausstellungsobjekt schlicht für unzulässig. Er – Benda – störe sich aber nicht an der Kritik der renommierten Anatomischen Gesellschaft, die gegen die »Kommerzialisierung von Körperspenden« spreche. Genau kommen wir nicht dahinter, ob der ehemalige Chef des Bundesverfassungsgerichts letzten Endes mehr für eine Duldung oder ein Verbot ist. Irgendwie hören wir heraus, dass er die freie Entscheidung von Körperspendern doch wohl für schützenswert hält in unserer Gesellschaft.

Was für Gedanken, welche juristische Schwermut – denken wir in Bishkeks Seidenluft. Aus der Medizinischen Akademie, aus dem Morphocorpus, sind wir entwichen, weil Publizisten ab und an das banale Leben betrachten müssen, über das sie zu schreiben beabsichtigen. Obwohl Professor Gabitov und die übersetzende Ljena uns mit ahnungslosen amerikanischen Mittelstandstouristen verwechseln, überzeugen wir sie, dass wir in der

Lage sind, Taxifahrer auf Russisch dazu zu bringen, uns an die Stellen im Stadtplan zu fahren, die wir sehen möchten.

Ljena bringt uns dennoch an die Taxistation, nachdem Gunther von Hagens ganz froh zu sein scheint, allein im Institut seiner Hauptleidenschaft nachgehen zu können ... Wissen sammeln und so weiter. Der Taxifahrer bekommt auf Russisch Instruktionen, wir erfahren von Ljena, dass die Fahrt 40 Som kosten darf. Das Schlusswort unserer slawischen Fee an den »Genossen/Drug«: »Denk daran, das sind fremde Besucher unseres Landes!« Glückliche Landung bei einem kleinen Basarviertel, in dessen Nähe Gunther von Hagens anfangs gewohnt hat, wenn er nach Bishkek kam. Von einem Park hat er erzählt, in dem die Menschen abends wie in einer Freiluft-Disco tanzen. Und von seinen Streifzügen durch die Läden.

Uns gelingt ein abenteuerlicher Ausflug in ein mehrstöckiges Kaufhaus. Arm ist das Land, und wenig wird verdient, das haben wir gehört. Vollgestopft ist das Kaufhaus dennoch. Meterlange Kosmetiktheken, Elektronik, Videos, CDs, Lampen, Schreibwaren, kirgisische Filzhüte! So ein Gerät hat kurzfristig eine Chance, als Kaffeewärmer mit nach Deutschland zu reisen – aber »travelling with Gunther« lässt von Zusatzgepäck Abstand nehmen. Außerdem: Wie war das mit dem Haben? Noch einmal müssen wir an diesem Nachmittag stark bleiben. In der Möbelabteilung mit vielen traurigen dunkelbraunen Polstersesseln fällt der Blick auf einen vergoldeten Barockrahmen aus Plastik. Darin auf samtigem Stoff das Bild eines Pumas auf einem Felsen ... Das Souvenir wird wegen der Größe abgelehnt.

»Orientalisch« nennen wir zusammenfassend, was wir zu sehen bekommen, als wir mit den essenden und trinkenden Bishkekern auf einer Terrasse sitzen und den altertümlichen Omnibussen mit runden Formen nachblicken, fast alle irgendwo mit etwas Blau verziert und fröhlich gemacht – Busse aus anderen Jahrzehnten, wie sie in älteren Comics auftauchen, die Gesichter haben, mit runden Augen. Die Augen der Menschen um uns haben genau die entgegengesetzte Form. Alle Formen von Schlitzaugen – von ganz schmalen Spalten bis zu wunderschönen Mandeln – umgeben uns. Es gibt »Shoro« zu trinken, vergorener Weizenschrot – lecker! Lange Kleider an den Frauen, geblümt und seidig, manchmal auch mit den seitlichen Schlitzen, die sowohl traditioneller Kleiderordnung entsprechen wie neueren Trends.

Wie immer bei Abenteuerreisen, die einem Thema, einer Recherche dienen, vermischen sich die zufälligen äußeren Eindrücke mit Gedanken und Überlegungen, die von zu Hause mitgefahren sind. Das Ausruhen am Rand einer belebten Straße, die fremde Sprache um einen herum, die nicht ablenkt, da man sie nicht versteht – die dezent hochkriechende Schläfrigkeit an einem heißen Tag mit reichlich Ozon und genug Smog – von ganz allein kommen die Fragen in den Kopf, die noch offen sind, die Probleme, die bearbeitet werden müssen, bis wir das Buch geschrieben haben werden. Was sagen wir selbst zu den rechtlichen Aspekten? Haben wir genug dazu gelesen? Kennen wir die wesentlichen Standpunkte?

Im Katalog der »Körperwelten« gibt es einen Aufsatz der Heidelberger Juristin Dr. Brigitte Tag, tätig am Lehrstuhl von Prof. Hillenkamp. In ihrer Arbeit geht es u.a. um Wirtschaftsstrafrecht und um Medizinstrafrecht. Über den Umgang mit der Leiche hat sie zahlreiche Schriften veröffentlicht. *Rechtliche Erwägungen zu Körperspende, Plastination und Menschenwürde* ist der Titel der Stellungnahme der Juristin, ein Papier mit klugen Thesen in einer klaren Sprache: »Grundlage der Entscheidung – ob für oder gegen die Plastination – ist die verfassungsrechtlich geschützte körperbezogene Verfügungsfreiheit, die dem Menschen

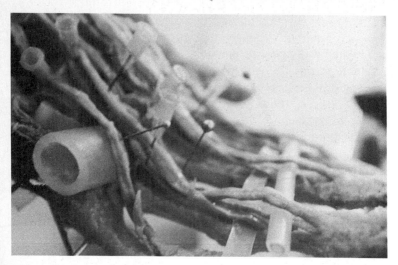

kraft seines Daseins und um des selbst bestimmten Lebens willen zukommt. Daher liegt die Letztentscheidungskompetenz darüber im Regelfall beim Einzelnen selbst.«

Bis jetzt wurde nicht gerichtlich gegen die Aktivitäten des Gunther von Hagens vorgegangen, ihm etwa das Ausstellen der Plastinate verboten. Die Argumente der Frau Dr. Tag waren sicher hilfreich. »[...] es kann nicht angehen, die Menschenwürde als objektiven Schutz zu verbürgen und damit über die individuelle Freiheit des Körperspenders zu stellen; damit würde dessen Wille ohne Rücksicht auf seine Motive durch abstrakte, von der sozialen Wirklichkeit abgehobene Ideale oder gar durch staatliche Machtansprüche verdrängt.«

Es ist noch nicht Abend, und es macht wenig Sinn, Stunden bis zum Auftritt der Tänzer im Park zu warten, da wir am nächsten Morgen vor vier Uhr aufstehen werden, um mit Gunther von Hagens nach Urumqi zu fliegen – Nordwestchina. Ein Taxi in die Sovjetskaja Ulitza. 20 Som teurer als die Anreise, weil dieses Mal Ljenas Schutzengelfunktion fehlt. Wir finden das angesichts der wirtschaftlichen Situation ein angemessenes Aufgeld – 90 Pfennig ... Wir sollten das Aufgeld für Greenhorns eher als unangemessen niedrig ansehen, werden wir einsichtiger und geben deshalb Trinkgeld dazu. Das sind so die kleinen Konflikte: Man möchte ungern als blöd dastehen – andererseits tut es uns Leid, dass Menschen ihren täglichen Bedarf kaum erwirtschaften können. Hungernde oder Bettelnde haben wir, im Gegensatz zu Georgien, in Kirgisien kaum gesehen. Dennoch bekommen wir Skrupel, für das Abendessen in der »Ferienwohnung« ein halbes Kilo Tomaten vom Straßenhändler vor »unserem« Wohnblock zu kaufen, als wir hören, dass ein ganzes Kilo nur 15 Pfennig kostet!

Angesichts der »Ausläufer des Himalayas« vor dem Balkon, die sich heute abend zur Abrundung noch den Vollmond über die Gipfel geholt haben, steht also ein ganzes Kilo vollreifer süßer Tomaten auf dem Tisch, zusammen mit getrockneten Fischen, die Jurij beim Ausflug

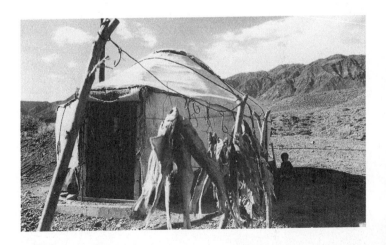

zum See Issyk Kul eingekauft hat. »Sig« heißen die Tiere, eine Art Renke, wie es sie z.B. im Starnberger See gibt. Eine ganz neue Art des Konservierens von Körpern! Sie sind in einem atemberaubend köstlichen Zustand, schmelzend zwischen zwei Daseinsformen – in einem unbekannten Land zwischen Trocknung und Räucherung. Abenteuertouristen, die allmählich und zögernd ins Land kommen, werden ihnen begegnen.

Körper – konserviert, lebendig und virtuell

Nie in den Jahren zuvor haben wir uns so intensiv mit Körpern beschäftigt wie jetzt. Seit die Vorarbeiten zum Körperspender-Film begonnen hatten, diese neunzigminütige Auseinandersetzung mit Menschen, die sich plastinieren lassen wollen, häufen sich die Zeugnisse einer, wie wir feststellen, allgemeinen Körperwelle. Bücher, Zeitungsartikel, Ausstellungen, Theaterevents an allen Ecken und Enden. Wir sind in eine »Körperwelt« geraten, die durch die gegenwärtige Gendebatte *all over the world* noch plastischer und vibrierender wird. Gunther von Hagens hat sich genau in der richtigen Sekunde entschlossen, den Schauplatz zu betreten. Das ist einer der Gründe, weshalb man sich um ihn reißt. In ein paar Jahren wird man seine Performance als historischen Wendepunkt klassifizieren.

Es ist normal, dass wir angesichts der furiosen Schauplatzwechsel und der sprühenden Informationsfontänen, die vom Plastinator aus über uns herabgehen, immer wieder Assoziationen verarbeiten müssen, die in den Erlebnissen der letzten Monate ihren Ursprung haben. Gerade in den ruhigen Stunden bei der Fahrt zum riesigen Hochgebirgssee Issyk Kul blieb Zeit, zu überlegen und Bilder herbeizurufen. Die alte Sehnsucht, einmal die Wüste Gobi zu durchqueren, einmal auf einem Kamel wochenlang über die Seidenstraße zu schaukeln, stellt sich wieder ein. Die Farben stimmen. Von sattem Gelb bis zu seidigem Rosenholz-Rot. Und der Himmel darüber spannt sich so unbestritten blau, dass die alte kindliche Zufriedenheit über eine klare, übersichtliche Welt stundenlang die vorherrschende Gemütsempfindung ist. Ein Ferienzentrum der Usbeken, die hier Geld für ein Sanatorium investiert haben, ist die einzige moderne touristische Station am See. Sicher könnten die Kirgisen ihr Land »vermarkten«. Ohne ausländisches Kapital haben sie keine großen Aussichten.

Durch die »Körperwelten« haben auch wir uns verändert. Jahrelang waren wir dem Kunstbetrieb fern geblieben, konnten mit den Vernissagen und der allgemeinen Küsschen-Kultur (einmal links, einmal rechts) nichts mehr anfangen. Gunther von Hagens hat uns die Kunst zurückgeschenkt. Seit der Bekanntschaft mit der Plastination entwickeln wir Interesse, die körperbestimmten Kunstereignisse der Gegenwart wahrzunehmen, zunächst nur aus professioneller Pflichterfüllung, dann zunehmend mit Lust. Hier am Issyk Kul deuten wir solche Gesichtspunkte gegenüber Rinat, Ljena und Jurij nur an, denn für sie ist Kunst handfester, traditioneller, gegenwartsbezogener als für uns.

Die Verankerung im eigenen Kulturgehäuse wird hier in Zentralasien deutlicher als im eigenen Land. Sich entfernen, um sich anzunähern – das ist es wohl. Wir ruhen in einer »schwebenden« orientalischen Siesta unter Bäumen auf einem Podest. Wie riesengroße Bettgestelle sehen sie von weitem aus, die Plattformen auf etwa 70 Zentimetern Höhe. Schön vom Boden abgehoben, mit gemusterten Matten belegt und mit flachen Tischchen versehen, wo der in dieser Kultur Beheimatete im Schneidersitz hockt, der Fremde die Beine jedoch ohne Problem unterschieben kann. *Plov* (Reis mit Lamm), *Mante* (Teigblätter mit Lammgehacktem), eine Suppe (Tomaten, Paprika, Lammbrühe!) und hausgemachte Nudeln bringen mandeläugige Frauen in unglaublicher Menge. Und nie sind die Teetassen leer,

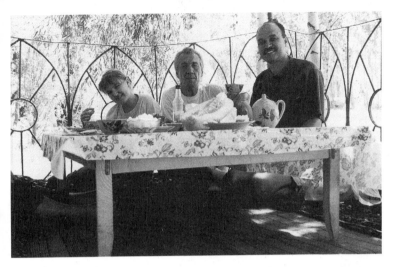

denn hektoliterweise ist dieser grüne Trank offensichtlich als Vorrat in dem Steinhäuschen vorhanden, das der Versorgung der luftigen Restauration dient.

Die drei »Kirgisen« sind sprachlos, dass wir nicht an Badesachen gedacht haben. Sie betrachten ein Bad im See als Höhepunkt der Saison. Als sie unsere Bühne verlassen, haben wir Zeit für ein paar Gedanken und Notizen. Ununterbrochen grünen Tee trinkend, was wir später beim Buchschreiben fortgesetzt haben, lassen wir die Gedanken in Richtung Karlsruhe abdriften, weit in den Westen bis an den Rhein. Dort ist in dem monumentalen Gebäudekomplex einer ehemaligen Munitionsfabrik das ZKM entstanden, das Zentrum für Kunst und Medientechnologie – ein Traumort für kreative Menschen –, Nazi-Architektur, die – Hitler posthum – einer wunderbaren Verwendung zugeführt wurde.

Die Ausstellung *Der anagrammatische Körper* war der Grund für den ersten Besuch, viermal insgesamt hat es uns dann wie Süchtige in die Hallen des ZKM gezogen. Was heißt »anagrammatisch«? Zu einem Anagramm kommt es, wenn man ein Wort oder auch ganze Sätze in Buchstaben oder in Silben zerlegt und aus diesen Bausteinen neue Begriffe bildet. Orange – Organe! Die Formulierung »anagrammatischer Körper« stammt von dem Künstler Hans Bellmer (1902-1975). »Er rekombiniert aus den stets gleichen Körperorganen bzw. -buchstaben immer neue Körper«, schreiben die Ausstellungsmacher in einer kleinen Broschüre. Wegen des Publikumsansturms musste die Schau um Wochen verlängert werden.

Wir waren nie in den Räumen, ohne an die Plastinate des Gunther von Hagens zu denken. Der Plastinator weckt das Verständnis für das Wesen des Körpers, für seine Bestandteile und seine schöne Anordnung. Die Kunst, die bis zum 19. Jahrhundert »Ganzdarstellungen, Brustbilder oder Kopfporträts« präsentiert, bekommt erst durch die Fotografie die Möglichkeit der Nahaufnahme, Vereinzelung und Verabsolutierung von Körperorganen wie Augen,

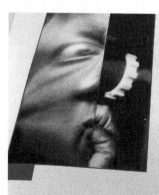

ne Titel, 1990
der Serie „gegenseitig"
oidfotografie, Collage in Passepartout
variabel (8-10,5 x 4,3-10 cm)

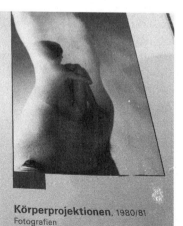

Körperprojektionen, 1980/81
Fotografien
3-teilig, je 84 x 64 cm

Mund, Beinen, Händen. So eine Erklärung in dem kleinen Heftchen, das vorerst den Katalog ersetzen muss, weil der nicht fertig geworden ist. »Die Ausstellung zeigt die mediale Konstruktion des Körpers, d.h. die historische Veränderung des Körperbildes durch den künstlerischen Einsatz technischer Bildgebungsverfahren!«

Lange schon sei der schöne Idealkörper der Antike out gewesen, in der Kunst der Moderne von Picasso bis Bacon wurden »Bilder eines zerstückelten und zerstörten, eines manipulierten und disharmonischen, eines zerquetschten und gequälten Körpers« tonangebend. Ohne diese Infos zunächst gelesen zu haben, waren wir mit Vergnügen durch die Ausstellung gegangen. Die Augen und Ohren teilten alles mit – es war nicht nötig, den Krückstock intellektueller Unterweisung zu Hilfe zu holen. Das spricht für das Konzept des neuen Chefs im ZKM, Peter Weibel (56), Künstler und Philosoph, Vorstand des Zentrums seit Anfang 1999. Weibel ist der Mann, der 1968 (!) von seiner damaligen Lebensgefährtin Valie Export an einer Hundeleine, auf allen Vieren kriechend, über eine Wiener Straße geführt wird, gegen das Hundeleben im nachfaschistischen Heimatland protestierend. Der seine Zunge einmauern lässt (Demonstration gegen Beschränkungen des freien Redens!) die beim Freimeißeln Wunden erleidet, wovon immer noch Spuren zu sehen sind! Dieser aufmüpfige Geist Peter Weibel hat die Schau *Der anagrammatische Körper* zu einem Gegenpol der von Hagensschen Körperwelt gemacht. Videokunst, Collagen, Montagen, Installationen, interaktive Situationen, Computermanipulationen – das ist die Welt, in die wir eintauchen. Aber keine dumme Technikverliebtheit verdirbt den Appetit! Die Seele lässt sich fangen, fast jede Ecke löst vielfache Gedanken aus, die Spannung bleibt selbst beim vierten Besuch.

Gerne würden wir erleben, wie ein Besucher der »Körperwelten« diese Welt ganz anderer Körper empfindet.

Oder wie der Anatom von Hagens in dem Raum reagiert, in dem Orlan, die französische Provokateurin, auf einer großen Leinwand ihre am eigenen Leib vorgenommenen Schönheitsoperationen vorführt – weitgehend von ihr selbst mit der Kamera aufgenommen! Bei Orlan werden Schlitze und Löcher in die Haut gemacht, Fett herausgesaugt, die Lippen mit Silikon aufgeplustert, die Haut gestrafft. »Widerlich«, schütteln sich einige der ZKM-Besucher. »Das ist die Welt, in der wir leben«, denken wir bei dem tatsächlich starken Tobak, den wir da konsumieren.

Diese Bilder drängen sich in den romantischen Garten, in dem wir sitzen. Stellen grelle Kontraste dar zu den badenden Körpern am nicht sehr weit entfernten Sandstrand. Kirgisisch-konservativ ist das Ambiente. Nicht zurückge blieben oder ärmlich – aber absolut keine Tangas, kein Oben-ohne, keine winzigen Männerslips bei den Beachboys. Die Karlsruher Körper arbeiteten da mit völlig anderem Treibstoff!

In einem Koffer liegt ein Kopf, mehr ein dickes Ei, ein ovales Säckchen aus Trikotagenstoff wie von einem feinmaschigen Unterhemd. Innen müssen sich Stoffreste oder Schaumstoff als Füllung befinden. Eine ganz niedrig aufgebaute Videokamera projiziert ein menschliches Gesicht auf das Ei. Der Mund dieses Wesens spricht uns an: »Hello!«, sagt es. Der Kopf will uns nicht weitergehen lassen, unterbricht seine gequälten Sätze an die »Mitmenschen« nicht. Tatsächlich leisten wir ihm längere Zeit Gesellschaft.

Münder, Nasenlöcher und Penisse. Popos voller Falten und Haare, Puppen mit Knubbelbäuchen und vier Beinen – zwei nord- und zwei südwärts – losgelöste Körperteile. Ein Zungenkuss zwischen zwei Menschen, durch eine einzige durchgehende Zunge symbolisiert, die von dem einen Mund wie eine kleine Brücke in den anderen wächst. Vielleicht hört sich das, was wir hier schildern, wie eine

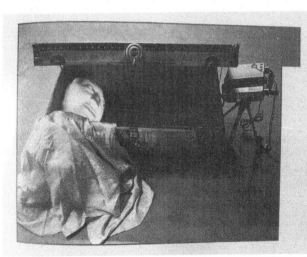

Hello?, 199
1-Kanal Vide
Audioinstalla
Performance:
71 x 92 x 51
ZKM|Museum
Karlsruhe

perverse Horrorshow an. Wir sehen die Ausstellung keineswegs so. Sie spiegelt unsere Welt, sie nimmt körperliche Aspekte und Konsequenzen vorweg, denen wir wegen der Genpläne der Wissenschaftler, wegen der angestrebten Biotechnologie und wegen der Verlagerung unserer realen Lebensräume in virtuelle Gefilde überhaupt nicht werden entgehen können.

Wir geben zu, dass wir so rückständig sinnlich sind, dass wir die Teigblätter mit Lammhackfleisch auf dem Podest am Issyk Kul den Spiegeleiern als Ersatz der weiblichen Brust (wie im ZKM durchaus mit Freude registriert) bei der realen Nahrungsaufnahme vorziehen. Kulturell jedoch sind wir für die Karlsruher Visionen und Projektionen zu haben.

Es wäre idiotisch, die Welterfahrung bis dato dazu zu verwenden, eine Prognose für die Zukunft abzugeben, und auch noch daran zu glauben, man wisse, wie es weitergeht. Wir sind die Schauenden, die Weltbegucker, die

Spürnasen. Das unterscheidet uns von Gunther von Hagens und auch von den Körperspendern. Wir möchten nichts Gigantisches schaffen, noch nicht einmal über das eigene Ableben hinaus etwas von uns hinterlassen. Für uns liegt der Genuss im Erfassen von Phänomenen, wir möchten die Welt nicht verändern – es reicht uns, sie verstehen zu lernen. Verständnis und Sympathie für die Weltgestalter stellen sich allerdings ein, wenn es um Aktivitäten geht, die das Leben von Menschen verbessern.

So schnell sind die Eindrücke unserer musealen Aktivitäten nicht wegzudrängen, als wir nach Stunden der Rast den Rückweg nach Bishkek antreten. Schon daran denkend, dass morgen ein Flug nach Urumqi, übermorgen einer nach Peking, dann einer nach Dalian, ganz im Osten gegenüber von Korea, anstehen. Dass wir von Dalian wieder nach Peking müssen und dann mit einer Zwischenlandung in Schanghai den Weg zurück nach Frankfurt antreten. Fast vegetationslos ist die Berglandschaft um uns, und wir beginnen, mit dem Fotoapparat muslimische Friedhöfe zu sammeln. Sie sind mit kleinen Häuschen und Türmchen Boten der Gefühle, die Menschen in einer anderen Religion dem Ereignis des Todes entgegenbringen.

Auch die gläubigen Moslems gehen von einem Weiterleben nach dem Tod aus. »Im Islam wird der Leib genau so wie die Seele respektiert«, schreibt Mohammed Soudani, arabischer Muslim aus Algerien, freier Filmemacher und seit 27 Jahren im Schweizer Tessin lebend (aus: *Last minute* – ein Buch zur gleichnamigen Ausstellung des Stapferhauses Lenzburg, nicht weit von Zürich). Der Algerier erwähnt die genau vorgeschriebenen Waschungen der Leiche, dass der Körper in ein Tuch gehüllt werde und mit der rechten Wange auf dem Boden, den Kopf in Richtung Mekka, ohne Sarg beerdigt werde. Inwieweit das heute an dieser Stelle der Erde mit den Körpern gestorbener Muslime noch geschieht, wissen die drei Fremdenfüh-

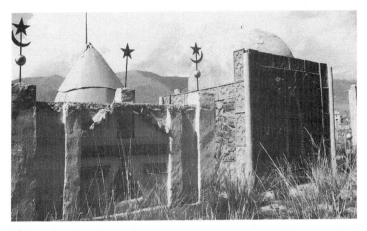

rer nicht. Auch Rinat, dessen Familie islamischen Glaubens ist, sagt dazu nichts Genaues.

Am Ellbogen von Jurij spannt sich die Haut, weil das Fenster des Autos ganz heruntergelassen und sein Arm halb heraus geschoben ist, Ein Bild aus Karlsruhe schiebt sich über die Szene. In der Ausstellung des anagrammatischen Körpers gibt es Fotos, auf denen die Menschenhaut wie ein Lappen erscheint, bizarr hochgezupft – S*kin Pulling Photos* heißt die Serie von Janice Sloane (USA), und sie erinnert an das Hagens-Plastinat des Mannes, der seine gesamte Körperhaut »ausgezogen« hat und auf dem eigenen Arm wie einen Mantel präsentiert, »zu Markte trägt«, wie jemand neben uns in der Kölner Ausstellung sagte.

Bei den Besuchen im Zentrum für Kunst und Medientechnologie in Karlsruhe nehmen wir an einem Abend an der Vorführung eines Videofilms teil, der das beste Stück Tanztheater zum Thema hat, das uns seit vielen Jahren vor die Augen kam. Die Choreographin Sasha Waltz ist dabei. Erzählen muss sie aber nicht viel. Ihr Ballett heißt »Körper« und erzählt sich quasi von allein. Das Hautplasti-

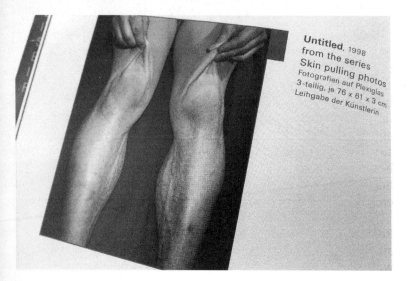

Untitled, 1998
from the series
Skin pulling photos
Fotografien auf Plexiglas
3-teilig, je 76 x 61 x 3 cm
Leihgabe der Künstlerin

nat des Gunther von Hagens, die Hautstrümpfe auf den Fotos, die vom Bein in starkem Faltenwurf abgezogen werden – daran denkt man, wenn die Tänzer einem liegenden Ensemblemitglied auf die Brust fassen, die Haut des Oberbauches schnappen und den sich starr Machenden an dieser nach außen gestülpten Körpertasche über die Bühne tragen.

Sasha Waltz, jetzt eine der Leiterinnen der berühmten Berliner Schaubühne, hat als Vorarbeit zu ihrer Inszenierung die Frage gestellt: »Was sind wir eigentlich biologisch? ... Die Haut, das Nervensystem, der Blutkreislauf, die Knochen, die Wirbelsäule standen hier im Mittelpunkt.« (Interview in dem lokalen Blättchen *klappe auf*, Karlsruhe) »Herzzerreißende Ovationen«, bescheinigt ihr der Kritiker Arnd Wesemann in der Zeitschrift *ballet-tanz* bei ihrem großen internationalen Erfolg.« Aus gedehnter Haut, dem derzeit beliebten *skinfolding*, schlüpfen per

Taschenspielertrick Eier, aus Herzen quillt blutrot ein kleiner pochender Luftballon, aus den Achselhöhlen fließen mehrere Liter Wasser, aus dem Bauchnabel gebiert sich feinmaschig rotes Gedärm.«

Wir waren ergriffen von dem Spektakel der sich schiebenden und türmenden Körper. Wie ist es möglich, so viel über den Organismus zu sagen, wenn man ihn nur von außen zeigt? »Ganz große Kunst, etwas Wunderschönes« – sagen wir zu Gunther von Hagens nicht nur einmal. Wir beschwören ihn, spätestens dann in die Vorstellung zu gehen, wenn er nach Oberhausen in Berlin seine Ausstellung eröffnet ...

Sasha Waltz, die wir treffen wollten, was wegen der Reise nach Kirgistan und China aber nicht möglich ist, sagt am Telefon, dass sie noch nicht in den »Körperwelten« war, dass aber ihr Dramaturg damals aus Wien einen

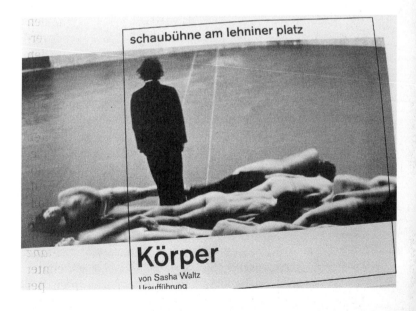

Katalog mitgebracht habe. Wir hoffen, dass ein Gespräch »Waltz – von Hagens« zustande kommen wird.

Schnell – und die Schlaglöcher, wenn nicht austricksend, so doch verachtend – geht es in Richtung Bishkek zurück, wobei wir darauf achten, den Kompromiss zwischen den entfernteren Assoziationen und den vordergründigen Impressionen durchzuhalten. Ein Reiterstandbild wirkt interessant, weil es in Sichtweite von Kaffeehaus- (besser gesagt Teehaus-) Tischchen auf einem Hügel thront. Alle sind sich einig: »Das ist Przewalski!« Den kennen selbst wir, weil wir bei Recherchen schon mal mit dem nach ihm benannten Ur-Wildpferd zu tun hatten. Ljena bestätigt: »Ja, die Pferde haben hier gewohnt.« In Verehrung für Herrn Przewalski, dessen Pferde als Bereicherung für einen Wildpark unserer Freunde vom saarländischen Naturschutzbund eingeplant sind, machen wir den Fotoapparat klar und klettern zu dem Mann, der allerdings ne-

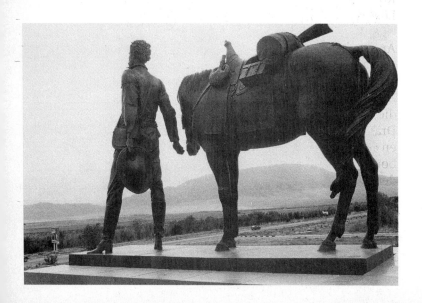

ben einem bedeutend »moderneren« Pferdekörper steht, als es zu einem Przewalski-Pferd passt.

Ein Blick auf die zum Denkmal gehörende Plakette: Hier steht Pjotr Semenow-Tjan-Schanskij! Zwar war unser Przewalski bei vier Forschungsreisen zwischen 1870 und 1885 auch hier. Aber in das Tien-Shan-Gebirge (die Schreibweisen unterscheiden sich öfter) blickt eindeutig Pjotr, in ewiger Verbundenheit mit seinem gewaltigen ehemaligen Arbeitsfeld.

Die Gruppe, die einen Nachmittag lang ohne den Plastinator egoistischen Vergnügungen nachgeht, kichert und albert bei der Fortsetzung der zahlreichen Gespräche über Pferde, die zu diesem Buch gehören. Im Abstand etlicher Kilometer stehen silbrige Frauengestalten an der Straße, ebenso immer wieder Hirsche und Adler. Die Tiere sind schnell erklärt – es gibt sie hier ganz einfach! Was ist mit den Frauen? Ljena hält die Damen für Kosmonautinnen, Rinat hält sich heraus. Jurij schaut seriös und hat dann die Lösung: »Das ist Frau Przewalski!«

Bishkek, das sind noch an die zwei Stunden Fahrt. Anhalten müssen wir aber unbedingt noch einmal, denn schon lange wissen wir von dem besonderen Trank der Nomaden, dem *Kumys,* vergorene Stutenmilch. Das, was Dschingis Khan fit gehalten hat, wollen wir kosten. Jurten, die Rundzelte der Nomaden, mit getrockneten Fischen an Drähten davor, mit abgefülltem Kumys in körperweltblauen Behältern stehen genug an der Straße. Die drei Eingeborenen inspizieren die Qualität, und dann sitzen wir in der Jurte, umsummt von dicken Fliegenschwärmen, und nehmen aus der gar nicht sauberen Hand eines Stutenmilchbereiters unsere Probe entgegen: ausgesprochen gut schmeckend und – wie wir versichert bekommen – ein Allheilmittel, das sämtliche Immunkräfte mobilisiert. Das brauchen wir wahrscheinlich auch.

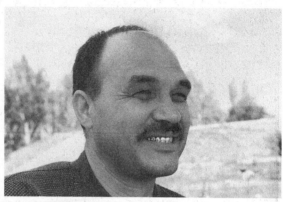
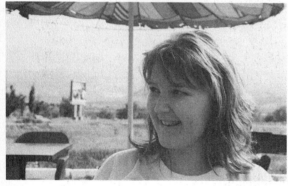
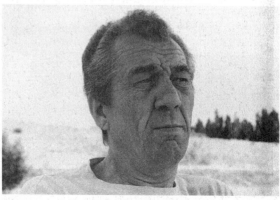

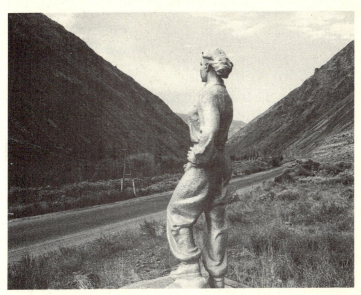

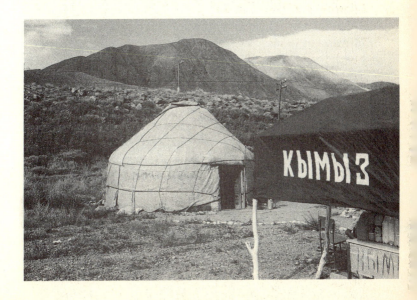

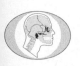

Vom Volkshelden Manas, von Ladyfiltern, Formalin und 15 Millionen Schmetterlingen

Manas hat sein Schwert gezogen und reitet gegen die ganze Welt. Früh, sehr früh ist der Morgen, die Luft köstlich, das Gletscherwasser in den Kanälchen noch frischgrüner als sonst. Auf dem hohen Sockel, nicht weit von der Philharmonie, fliegt Manas durch die Wolken, wenn man vom Fenster des Kleinbusses zu ihm hinaufblickt. Die Sagengestalt, der Volksheld, hat das längste Epos der Welt hervorgerufen – 500 000 Verszeilen sind in Jahrhunderten entstanden, von Generation zu Generation mündlich überliefert und bewahrt durch verehrte Weitererzähler.

Das alles teilt *Novinomad* im Beitext einer Landkarte mit, die zu dem spärlichen Material für Touristen gehört, das in Bishkek zu kaufen ist. Bei den aufgeführten Monumenten im Stadtplan sind sie alle noch beieinander: Lenin, Frunse, Marx, Engels. Sogar Atatürk – als Nummer 23! Sowjet- oder russenfeindlich seien sie hier nicht, sagt Gunther von Hagens. Im Gegensatz zu den Folgen in den baltischen Staaten hatte der Einzug der Fremden in Kirgistan Wohlstand und Fortschritt mitgebracht. Deshalb dürfen die Denkmäler (touristenfreundlich) weiterleben.

Manas, der Flughafen hinter den Bogenleuchten, deren lange Hälse stehen blieben, als die eigentlichen Lampen an die Türkei verhökert wurden. Die Kunst ist heute Morgen kein Thema für den Plastinator, der in den wenigen Nachtstunden wie üblich gearbeitet hat, E-Mails beantwortete, Umrumqi, die nächste Reisestation, bereits anpei-

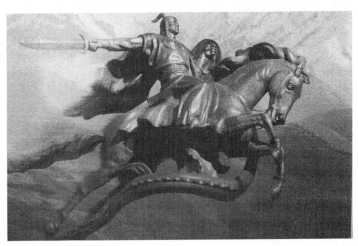

lend. Mit der Kunst wird er immer wieder konfrontiert. Einer der Hauptvorwürfe, der allerdings ausschließlich in Deutschland laut wird: Er würdige Tote zu Kunstwerken herab! Von Hagens dazu: »Ich kann mir höchstens vorstellen, dass man jemand zum Kunstwerk heraufwürdigt ...« Die ganze Aufregung bleibt ihm seltsam fremd.

Wie beim Abholen sind Ljena, Jurij und der getreue Professor Valerij Gabitov zur Stelle, um aufzupassen, dass alles klappt – mit dem Gepäck und überhaupt. In erster Linie aus familiärer Fürsorge, die – östlich – auch die Drei-Tage-Freunde einschließt. *Endlich unsterblich,* unseren Buchtitel, haben wir in dieser Zeit noch nicht einmal erwähnen müssen – ganz anders als in Deutschland. Hier werden wir vorgestellt als die Leute, die ein Buch über den Plastinator schreiben, ein ausreichendes Entree. Er ist die Lichtgestalt, das Zentrum. Der Mann, der alles auf links zieht.

Gunther von Hagens kennt natürlich den breit getretenen Kunstdiskurs im Westen und ist besonders froh, dass diese Sachen weder in Kirgistan noch in China in immer wieder ähnlichen Debatten an ihn herangetragen werden. Er selbst fängt mit dem Thema Kunst nur selten an. Zu tun hatte er damit als Anatom in Heidelberg gar nichts, als unternehmerischer Plastinator jedoch ziemlich viel. Wir haben uns Mühe gegeben, herauszufinden, warum in berechtigter und in unpassender Form in Zusammenhang mit den »Körperwelten« nach der heimlichen und nach der offensichtlichen Verwandtschaft zur Kunst gefahndet wird. Ein deutsches Phänomen? Ja, auch das ganz eindeutig. Aber auch eine international wachsende Neigung von Künstlern, Tod, Tote, Totes in ihren Werken zu installieren.

In der *Frankfurter Rundschau* ist ein Artikel erschienen »Die Untoten des Cyberspace – warum die zeitgenössische Kunst immer öfter Leichen präpariert«. Die Autorin hat fleißig gesammelt und stellt die sogenannten Leichenkünstler vor. Unsere Bekannte aus Karlsruhe, die Künstlerin Orlan (Paris), deren »Schönheits«operation die Besucher des Zentrums für Kunst und Medientechnologie (ZKM) im Video miterleben, will mumifiziert in einem Kunstmuseum überleben und mithilfe von Computern aus dem Jenseits Gespräche mit dem Publikum führen. Auch der Australier Stelarc träume von einem Meta-Körper mit ersetzbaren Organen, will kraft Computer unsterblich werden. Skandal entbrannte um den Künstler Anthony Neel-Kelly in England, der Skulpturen aus Leichenteilen formte. Die Hinweise auf die Schönheit der Anatomie und sein Wunsch, den Tod zu entmystifzieren, bewahrten den Mann nicht vor einer Gefängnisstrafe. Sanktionen gegen von Hagens sieht die Autorin nicht. Er habe rechtzeitig die Erlaubnis der Toten eingeholt. Interessant ist, dass sie GvH ohne weiteren Kommentar in die Künstlergilde ordnet. Nach Tschernobyl – so geht es in dem Artikel weiter – habe ein Ukrainer tote Föten mit Juwelen dekoriert und fotografiert. Ein Slowene zeigt bei einer Performance, was eine Mikrokamera sieht, die in die Vagina einer Frau vordringt ... rosafarbene Haut, angeblich vom Ambiente des Mastdarms optisch nicht zu unterscheiden.

Die wichtigste Frage in dem Artikel über die »Untoten des Cyberspace«: Geben sich Künstler, die Leichen verwenden oder ihren Körper konservieren wollen, der Fantasie hin, den Tod zu besiegen? Spannend und für die Allgemeinheit aktuell werden solche Überlegungen, wenn die Gentechnologie am Fließband neue Organe für unbrauchbare alte oder kranke Teile des Menschen produzieren kann. Wenn ganze Menschen, perfekt und widerstandsfähig gegen die vertrauten Lebensbedroher wie Krankheit und Alter, im Labor auferstehen könnten. Als Mutter hat man es dann vielleicht mit der Frage zu tun: Wie viel Geld ist es mir wert, von meinem – genetisch gesehen – Super-Premium-Klasse-I-Kind ausreichend Klone anfertigen zu lassen, damit dieses »Wunder« garantiert erhalten bleibt. Visionen einer überschaubaren Welt, mit sich ständig reproduzierenden immer gleichen Wesen!

Der Flugplatz mit dem Heldennamen ist vorerst von gewöhnlichen, ungeklonten und genetisch nicht geschönten Gegenwartsmenschen bevölkert, obwohl es leichtfertig ist, sich als Rechercheur und Dokumentarist eine solche nicht gegengeprüfte Schlussfolgerung zu erlauben! Der Magier neben uns hat genug Pulver, um das Publikum mit weniger spektakulären Gedanken zu fesseln. Eine Zusammenfassung der Arbeit seines gestrigen Tages an der Medizinischen Akademie: Massiv-Injektionen an einem Organpaket – Lunge, Herz, Leber, Därme – mit vier verschieden gefärbten Kunststoffen. Nacheinander eingefärbt, zweimal im Vakuum, zweimal ohne Vakuum. Wir seien ja leider nicht dabei gewesen: »Was Ihnen dabei entgangen ist ...«, bedauert er.

Von Hagens macht einen seiner Sprünge! Von Filtern ist kurz die Rede gewesen: »Ein Industriefilter, der mit Vakuum

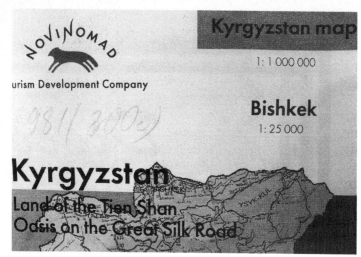

betrieben wird, ist nicht unter 2 500 Mark zu bekommen.« Deshalb führte GvH vor zehn Jahren den »Ladyfilter« in die Plastination ein, das ist eine Damenstrumpfhose einer bestimmten Maschendichte: »Um die Kunststoffe vor Gebrauch durchzufiltern. Die Ladyfilter sind deutlich billiger und viel schneller als alles, was es in der Filterei zu kaufen gibt. Mitunter gehen sie uns aus – aber da findet sich immer eine Dame, die ihre Strumpfhose auszieht und ein paar Minuten später abliefert!« Diesen wissenschaftlichen Geist gibt es kontinentübergreifend.

Die Bishkeker Universität hat GvH mit dem Schlachtruf verlassen: »Zwei Prozent Formalin!« Hier am Flughafen trägt er es Ljena und Valerij noch einmal auf: »Zwei Prozent Formalin!« Erst wenn er zurückkomme, in etwa drei Wochen, könne er entscheiden, ob bestimmte Teile für die Plastination taugen oder eher für die Korrosion. Am Samstag fliege Eduard ein (Professor Borsiak aus Heidelberg). »Er kennt sich besser aus in den Verwaltungsstrukturen. Er wird den Rundgang durch den Keller machen, sagen, das muss weg, hier muss aufgeräumt werden.« Die Verantwortung müsse gerade wegen der Flaschenversuche neu verteilt werden. Also: Eduard! »Er sorgt dann für Porjadok« – das ist russisch und heißt auf gut deutsch: Ordnung.

Formalinbad für alles, was warten kann, bis Gunther von Hagens wieder durch das Institut wirbelt – das ist keine innovative Tat. »Auf Nummer sicher gehen« nennt man das. Ein krankhafter Neuerer ist er nicht, das hat man schnell heraus, kein »Neophiler« – Neuerungssüchtiger, In-Neues-Verliebter. In Wien bei Professor Bernd Lötsch, dem Generaldirektor des Naturhistorischen Museums am Burgring (den wir bei der GvH-Recherche besuchten), hatten wir über den Begriff der Neophilie gesprochen. Der Nobelpreisträger Konrad Lorenz habe die Formulierung sehr gern verwendet, sagte der österreichische Wissenschaftler, mit dem wir einen der geistreichsten Vormittage der Abenteuerreise verbracht haben. Der Leiter des Museums, der einem der größten Wissenstempel der Erde vorsteht, hat, durch seinen Vater (angesehener Kulturfilmhersteller) beeinflusst, zahlreiche preisgekrönte Filme im *Curriculum vitae* und u.a. hat er auch Filme über Konrad Lorenz gedreht.

Einen Meter und fünfzig Zentimeter dick sind die Wände mindestens, die wir vom Arbeitszimmer des Generaldirektors aus sehen. Das riesige Gebäude ist als Museum, ein österreichisch-kaiserliches Prachtbauwerk, viel herrschaftlicher als ähnliche Einrichtungen anderswo. 120 Jahre ist es alt, fünf Geschosse über der Erde, vier darunter. Über 8 000 Quadratmeter Fläche in den Schausälen, 60 Wissenschaftler unter den 240 Mitarbeitern.

»Der imperiale 1,2 Hektar große Ringstraßenbau (1871-1881 von Gottfried Semper und Carl von Hasenauer in konfliktreichem Zusammenwirken errichtet) – stadtbildprägender Teil des Kaiserforums zwischen Hofburg und

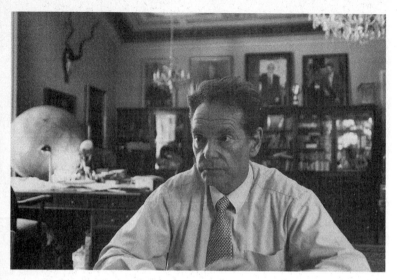

Hofstallungen – ist ein Gesamtkunstwerk, geplant als Neorenaissance-Palast der Wissenschaften, Schatzkammer des Mineralien-, Pflanzen- und Tierreiches sowie der Menschenkunde und Urgeschichte, Tempel der Evolutionsidee ...« Das ist ein Auszug aus dem Beitrag von Bernd Lötsch, der am Anfang eines großen Bildbandes steht. Die Autorin Christa Riedl-Dorn hat ihn unter dem Titel *Das Haus der Wunder* herausgebracht.

Mit der weltbekannten Einrichtung gerät von Hagens in Kontakt, als seine Ausstellung 1998 nach Wien geht. Professor Lötsch hätte ihn gerne mit den Plastinaten bei sich im Haus gehabt. Nur gab es keinen einzigen freien Raum – er hätte eine ganze Abteilung rauswerfen und damit eine Reihe von Mitarbeitern tief beleidigen müssen! Außerdem gibt es einen seit Jahren andauernden Knatsch mit einigen Journalisten, die dem Naturhistorischen Museum rassistische Tendenzen vorwerfen. Unter den 20 Millionen registrierten Objekten des Museums hausen 40 000 Menschenskelette, die meisten in Bananenkartons, nur die Schädel schön aufgereiht. Als im Museum bei einer Sonderschau knöcherne Überreste verschiedener Menschenrassen ausgestellt werden, kommt es zum Eklat: »NS-Rassenkammer« heißt es in der Zeitung.

»Wir hatten das Gefühl, von Hagens unser Kreuz mit der Presse noch zusätzlich aufzuladen«, sagt Professor Lötsch. Man machte sich Sorgen, dass die Gehässigkeiten von neuem beginnen könnten. Tatsächlich kam es in Wien zu keinerlei Skandal wegen der »Körperwelten«. Der Generaldirektor möchte ein Plastinat für das Museum erwerben, hat mit von Hagens darüber gesprochen. Der sei jedoch so überlastet, dass konkrete Verhandlungen bisher nicht stattfanden: »Wir haben einen gläsernen Menschen, jetzt wollen wir auch so etwas!«

Der Plastinator hat damals das Haus besichtigt. 550 000 Menschen waren in den Wiener »Körperwelten« nahe beim

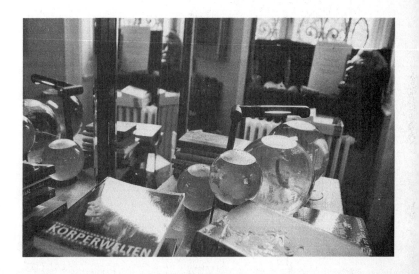

Prater. »Wenn es jemand geschafft hat, die innere Ansicht des Menschen zu entekeln, dann sicher von Hagens«, stellt Lötsch fest, fährt dann fort: »Aber auch Plastinate – kämen sie zur Tür herein – würden uns erschrecken! Da kann man sagen, was man will. Sie wären nicht wirklich ein Schmusefall ...«

Amüsant geht es zu beim Generaldirektor, dessen Arbeitszimmer die Größe eines päpstlichen Audienzsaals hat. Blankes Parkett, in der Mitte ein Orientteppich von schätzungsweise vier mal sechs Metern, eine vergilbte riesige Weltkugel (kein Vergleich zum üblichen Haushaltsglobus!), Geweihe von Elchen und anderen Ungetümen an der Wand, Ölgemälde der hoch angesehenen Vorgänger des gegenwärtigen »Generals«, ein k.u.k.-gemäßer Schreibtisch. In das »Haus der Wunder« muss man zurückkehren! Mindestens drei bis fünf der 15 Millionen Schmetterlinge betrachten oder zehn bis zwanzig der 4 Millionen Pflanzenarten. Oder das ausgestopfte Schoßhündchen der

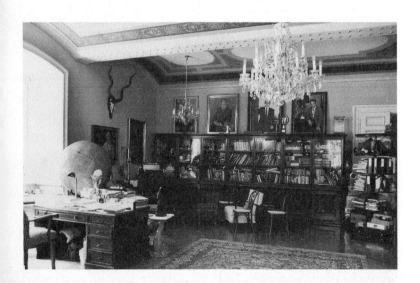

Maria-Theresia, die Fledermaus *Emballonnea madagascariensis*, den Schädel eines Tasmaniers, das Skelett eines Höhlenbären, die Vitrine im Affensaal. Oder Mondgestein und kosmischen Staub!

Weil er damals für die »Körperwelten« keinen Platz hatte, lässt der Leiter des Naturhistorischen Museums im Hof eine zusätzliche Ausstellungshalle bauen. Wir erzälen GvH, dass Professor Lötsch mit einem echten »von Hagens« rechne, da Plastinate gegen Erstattung der Arbeitskosten an wissenschaftliche Einrichtungen doch durchaus abgegeben würden. Der lehnt nicht ab, sagt aber auch noch nicht endgültig zu. Vor 250 Jahren soll Kaiser Franz I., Franz Stephan von Lothringen, den Grundstein für die Sammlung gelegt haben, als er zunächst die Naturalien eines Florentiner Ritters erwarb. Der Gemahl Maria Theresias war Naturliebhaber, gründete den Botanischen Garten und die Menagerie in Schönbrunn.

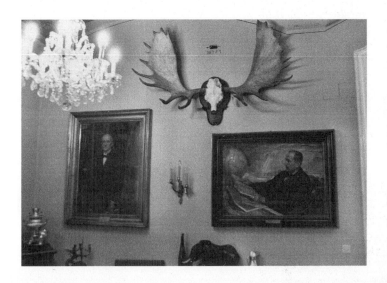

Wieder eine Begegnung im Umfeld des Plastinators, die den Rahmen sprengt. GvH hat jedoch das Gefühl für einfache Menschen nicht verloren, weil Tina Turner in Köln in die Ausstellung kommt, weil ihm damals in Mannheim Steffi Graf Worte tiefer Bewunderung ins Gästebuch geschrieben hat. Von Hagens hat sich nicht umkrempeln lassen, denkt gar nicht daran, gesellschaftliche Anpassung zu betreiben, weil die Gesellschaft anfängt, ihn zu mögen. Es war ganz jung ein Eigenständiger, wird vielleicht im Laufe seines Lebens immer noch eigenständiger. Und wie in einem Netzwerk knüpfen andere Selbstbehaupter Verbindungsfäden zu ihm. Bernd Lötsch: »Er hat einen ungeheuren Bildungswert! Ich habe mich gewundert, dass Menschen, die aus so verschiedenen Welten kommen, auf Anhieb so harmonieren können.«

Zum Abschied zeigt der Generaldirektor einen Wesenszug, der die Verwandtschaft mit Gunther von Hagens auf fast rührende Weise enthüllt. Es ist Ruhetag im Museum, er will uns aber den großen Bildband unbedingt zum »höchstmöglichen Rabatt« verkaufen, da es für uns Arbeitsmaterial sei! Wir beteuern, dass der Preis uns in diesem Fall piepegal sei. Bernd Lötsch telefoniert so lange, bis er eine Verantwortliche erwischt, die diese Transaktion am Ruhetag korrekt abwickeln kann. Ähnliche Menschenfreundlichkeit finden wir bei von Hagens, der ohne Rücksicht auf die eigene Zeit Kleinigkeiten regelt, Dinge in Ordnung bringt und sich um Personen kümmert. Wenn man ständig sehr »wichtigen« Menschen begegnen muss – wichtig bis zur Boniertheit, die vor Wichtigkeit keine Zeit haben zum Freundlichsein, – fängt man an, auf die positiven Kleinigkeiten der Großen achten.

Weil ständig etwas Neues passiert, kommen wir nicht dazu, Gunther von Hagens alles zu berichten, was wir bei den Recherchen zum Thema »Gunther von Hagens« erleben.

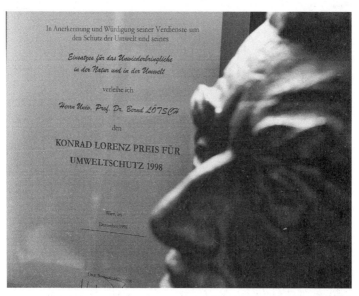

Manchmal können wir beobachten, wie selbst seine Speicher voll sind, dass seine Festplatte zwar nicht abzustürzen droht – aber doch kurzfristig ein wenig »eiert«. Häufig nimmt er eine Mütze voll Schlaf zwischendurch. Ganz unvermittelt, wie auf eignes Kommando, fällt er in Trance, in ein kleines Kapitel seines »fraktionierten« Schlafs, ein Ausdruck, den Mediziner für »Aufgeteiltes, Abgeteiltes, in Abständen Erfolgendes« verwenden. An diesem Morgen am Flughafen Manas keine Fraktionen! Der Plastinator ist hellwach. Er schaut – und lässt uns schauen. Wobei er nicht versäumt, aus einer seiner Westentaschen die Karo 2 eines Spielkartensets hervorzuhexen, die er uns schenkt, nachdem wir ihm von der Nicht-Begegnung mit Przewalski auf der Fahrt zwischen dem Issyk Kul und Bishkek erzählt hatten. Das Pferdekartenspiel schleppt er herum, seit er weiß, er wird ein

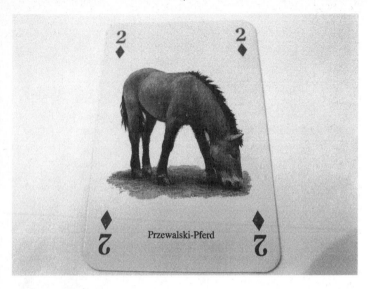

Przewalski-Pferd

scheuendes Pferd »bauen«. Da das Original in Heidelberg bleiben muss, studiert GvH bei seinen Reisen Pferdepositionen auf Bildern ...

Der Trip nach Urumtschi und der Waschmittelmuskel

»Hier können wir sehen, dass wir nach China fliegen!«, macht der Professor in der Abflughalle des Flugplatzes Bishkek aufmerksam. Nach nur drei Tagen in Kirgisien wollen wir die »Himmlischen Berge des Tien Shan« überwinden, um nach etwa zwei Stunden in Nordwestchina zu landen. Geschäftsmännisch aussehende jüngere bis mittelalte asiatische Herren – fast keine Frau – werden mit uns fliegen. Sie warten in der Halle mit touristisch aufgemachten Jurten, Verkaufsständen. »Wir sehen hier die ersten chinesischen Gesichter«, sagt Gunther von Hagens, und wir wollen wissen, wie man chinesische von kirgisischen unterscheidet.

»Die Nasen sind flacher«, doziert der Plastinator. Der Begriff »Langnasen« für uns Europäer sei falsch, unter langer Nase verstünde man bei uns ja die Länge des Nasenrückens. »Die Chinesen haben genau so lange Nasen, aber sie meinen diese Länge …« Der Professor zeigt uns mit Daumen und Zeigefinger die Distanz zwischen Nasenspitze und ja, was denn? Wie heißt diese Stelle unterhalb der Nase? Den *Anatomischen Atlas* im Taschenbuchformat nach der Rückkehr zu Rate ziehend, finden wir in der Abteilung für Kopf, Hals und Schädel: »Im Zentrum der Maxilla findet sich das *Corpus maxillae*. Dieses *Corpus maxillae* grenzt mit der *Incisura nasalis* die *Apertura piriformis*, den Eingang in die Nasenhöhlen ab. Am unteren Rand dieses Eingangs, im Bereich der *Sutura inter-*

maxillaris, wölbt sich ein nach vorn gerichteter Sporn, die *Spina nasalis anterior.*«

Weiteres Forschen ergibt, dass mit Maxilla der Oberkiefer bezeichnet wird, die *Apertura piriformis* ist die birnenförmige Öffnung der Nasenhöhlen am Schädel, die *Sutura intermaxillaris* die Knochennaht in der Mitte des Oberkiefes. Die *Incisura nasalis*? *Incisura* zeigt sich als Einschnitt und Einbuchtung und *nasalis* gehört eben zur Nase! Und endlich erweist sich die *Spina nasalis anterior* als der spitze Stachel am vorderen Ende der *Crista nasalis*, des Gaumenfortsatzes des Oberkieferknochens, wobei die *Crista nasalis* die Nasenleiste am Gaumen- und Oberkieferbein ist.

Eine Nase hat etwas zu bieten! Die Hobbyanatomen kommen in der Nachbereitung der nasenkundlichen Erörterung von Bishkeks Flugplatz vom Hundersten ins Tausendste. Der Forscherdrang des GvH wird verständlich – schon durch im Grunde harmlose nasologische Erwägungen, wie man diese Stelle nennt, die der Professor gezeigt hat, um zu verdeutlichen, was die Chinesen meinen, wenn sie von »Langnasen« sprechen. Um zum Ende zu kommen: Von Hagens wies auf das Stückchen zwischen der Nasenspitze und jener Stelle oberhalb der Oberlippe, wo die Nase aus der Gesichtsfläche hervortritt! Das heißt bei uns im Westen Nasenhöhe. Ein Wortspiel über westliche Hochnäsigkeit liegt nahe.

Der Professor weiter bei der Privatvorlesung zum Verkürzen der Wartezeit: »Die Nasen der Chinesen sind flacher – mehr stupsnasig, ja – auch das Oberlid ist prominenter, die Wangenknochen nicht ganz so lateral, sondern auch nach hinten. Die Mandibula ist breiter«, der Plastinator über Gesichtsanatomie und schickt nach – »also der Unterkiefer«, eben noch bemerkend, dass wir Laien sind, die nicht dauernd Latein sprechen.

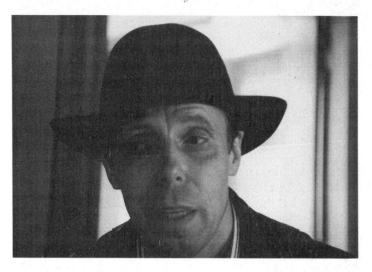

»Im Laufe meines Anatomenlebens habe ich meinen Blick auf den Körper geändert. Ich habe zunehmend ein anderes, ein besseres Durch-und-durch-Verständnis des menschlichen Leibes bekommen. Insbesondere durch die Scheibenplastination hat sich mein anatomisches Wissen so verdichtet, dass, wenn ich über bestimmte Strukturen nachdenke, nicht mehr die gleichen Bilder aufsteigen, wie vor 15 Jahren, sondern ich weiß einfach, wie es drinnen aussieht. Wie man kein Bild innerseitlich der Zuckerdose braucht. Man weiß es einfach: Da ist Zucker drin«, fährt er fort und erinnert sich an die Zeiten, als er Student war. »Beim Gang ins Theater habe ich einer Dame nur allzu gern ins Dekolleté geschaut. Heute bin ich als Plastinator darüber erhaben! Es ist viel spannender, das Dekolleté von hinten zu betrachten.«

Perspektiven also aus dem Körperinneren – so verstehen wir GvH, haken aber nicht nach, um den Fluss des Dozierens nicht zu stoppen. »Das Spiel der *Musculi rhom-*

boidei ...« (die *Musculi rhomboideus major et minor* sind der große und der kleine Rautenmuskel) »... die Rhombenmuskeln der Schulterblattmuskulatur – wobei auch Babyspeck nicht vor dem invasiven Blick schützt!« Der Professor wird schwärmerisch, als er uns eine leichte Wölbung nicht weit vom Dekolleté beschreibt: »Ich weiß, welcher Muskel – *Rhomboideus major* oder *minor* – welcher Muskelzug dahinter steckt.« Nicht mehr der Blick ins Dekolleté, sondern das Warten, bis sich die Dame zum Partner wendet, spricht und schließlich eine Schluckbewegung ausführt! Heutzutage ist das, was dann zum Vorschein kommt, für ihn von allerhöchstem anatomischen Interesse.

»Beim Schlucken und beim Seitwärtsblick wird dieser Muskel, der am Kehlkopf ansetzt, nach oben gezogen. Ich nenne ihn immer den Waschmittelmuskel – *Musculus ›omo‹hyoideus*.« Der Professor dreht seinen Kopf seitlich und vollzieht einige kräftige Schlucke, deutet mit dem Finger auf die Stelle in der Schlüsselbeinhöhle – da müsste dann so ein Strich kommen.« Tatsächlich hebt und senkt sich an des Plastinators gerecktem Hals ganz sanft das Muskelstränglein des omo-hyoideus. Flüssig aussprechen kann man diesen Muskel nur, wenn man kurz zuvor an das Waschmittel denkt. Noch eine Kostprobe? Der *Musculus sternocleidomastoideus* in unmittelbarer Nachbarschaft des Waschmittelmuskels. Klingt auch recht gut.

In der Anatomievorlesung geht es weiter mit der Abteilung der Unterschenkelmuskeln. Der Plastinator sieht im übergeschlagenen Bein nicht nur die allgemeine Form. »Es wird visuell herausgearbeitet, wie der *Musculus peronaeus longus* und der *Musculus peronaeus brevis* sich dabei unterschiedlich darstellen.« Er sehe sie hin- und herschlüpfen, den kurzen und den langen Wadenbeinmuskel. »Ich sehe auch die nationalen Unterschiede! Wie bei den Japanerinnen, da ist der *Musculus soleus,* der Schollenmuskel, weiter nach unten gezogen, die Achillessehne kürzer, während sie bei den Europäerinnen schon länger erscheint. Der Unterschenkelexkurs lockt GvH dieses Statement heraus: »Ich meine, dass ich in der Wertschätzung des weiblichen Leibes deutlich vorangekommen bin.« Die Feministinnen hören zu!

Gunther von Hagens ist ein Anatomie-Erzähler. Wir verstehen, dass er an der Uni Wirbel entfachte und starke Anhängerschaft fand. Es ärgere ihn, wenn Wissen über Anatomie zu trocken vermittelt werde. Schon fällt ihm etwas Neues ein. Anatomische Trickfilme will er herstellen. Damit das Nervensystem klarmachen. Witziges didaktisches Aufbereiten des Wissens hat er sich zum Ziel gesetzt. Lehrer und Aufklärer, Anatomie-Darsteller und -Verbreiter, auf der Suche nach unkonventionellen Wegen, um seine Schüler gut zu unterrichten. Die von Hagensschen Lehrbeispiele bleiben hängen. Wenn er z.B. eine

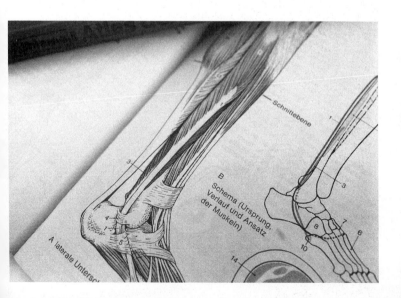

Prostata-Hypertrophie mit pflanzlichen Hilfsmitteln optisch sichtbar werden lässt – mit einer Tomate und einer Walnuss. Märchen habe er erfunden: »Wie man durch das Ohr spaziert, welche Räume sich ergeben, mit Türen nach rechts und nach links. Die Studenten waren begeistert!«

»Aufklärer von ganzem Herzen«, titelt eine Schweizer Zeitschrift, als in Basel die »Körperwelten«-Ausstellung stattfindet. Von Hagens sieht sich nicht als modernen Leonardo da Vinci, auch habe er nie behauptet, die Ausstellung diene der wissenschaftlichen Aufklärung. »Vielmehr ist gesundheitliche Aufklärung mein Ziel«, GvH in der Schweizer Schrift *Quattro*. Ein Menschenmuseum hat er vor zu bauen – viel Geld ist dafür nötig, Schätzungen gehen von 60 bis zu 100 Millionen aus. Da schwanke er zwischen Bescheidenheit und Größenwahn: »Natürlich favorisiere ich ein großes unvergleichliches Museum, Anziehungspunkt für Deutschland und das Ausland«, sagt der Plastinator und dass es die Form eines Schädels haben könnte, seitlich verglast, damit das Museum offen wirke und man in die Natur schauen könne.

Impulse will er geben. Die Lust der bundesrepublikanischen Bevölkerung, sich anatomisch zu bilden, hat rasant zugenommen. In den Softwareabteilungen großer Warenhäuser finden sich CD-ROMs die interaktiv die »Wunderwelt Mensch« Kindern, Teenagern und Erwachsenen nahe bringen wollen: »Erfahrene Tutoren garantieren ihnen informative, lehrreiche und spannende Stunden Unterhaltung.« Unser Tutor sitzt mit uns noch immer in der Abflughalle von Bishkek-Manas. Aus seinem schwarzen Rucksack, auf den er höllisch aufpasst, zaubert er das Notebook hervor und führt den »einzigartigen Heidelberger Vorpräparanden-Kurs« vor. Eine Anleitung, die der Anatom von Hagens noch in seiner Unizeit entwickelt hatte, um das Geschehen im Präpariersaal unkonventioneller zu gestalten.

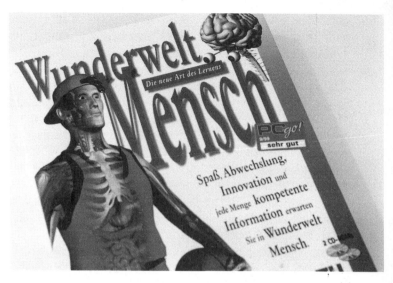

»Deine Aufgabe als Vorpräparand ist die Vermittlung präparatorischen Wissens, nicht die, einen Einpaukkurs anatomischer Fakten zu geben. Du hast den Präparanden das Präparieren beizubringen und dafür zu sorgen, dass didaktisch sinnvoll präpariert wird.« Es geht um die Psychologie in der Gruppe und sozialdynamische Gruppenformeln bis zu »Todesproblematik und Präparation«. Hier lesen wir in dem Absatz »Zur Ambivalenz des Todes: Der Tod ist Tabu und Faszination gleichzeitig« ... und je ausführlicher über den Toten auf dem Präpariertisch gesprochen werde, umso weniger käme es zu Affekt abführenden Witzen. Häufig gäben die Studenten der Leiche einen Namen, sie verliere dadurch an emotionaler Bedrohlichkeit. Der Leiter des Präparierkurses wird in der von Hagensschen Anleitung angewiesen, durch detaillierte Beschreibung (Größe, Gewicht, Narben, Totenflecken, Diskussion der Schnittführung, Fixierungseffekte) die Situation zu versachlichen und zu entschärfen. Medizinstudenten haben in der Tat öfter Probleme beim ersten Präparieren oder beim ersten Schnitt in eine Leiche. An der Uni Gießen gibt es für angehende Mediziner im Anatomiekurs seelsorgerische Unterstützung.

»Der Tod und sein Umfeld wird von den Menschen sehr unterschiedlich bewertet«, heißt es in der Präparieranleitung, die keine offizielle des Anatomischen Instituts der Uni Heidelberg ist, wie von Hagens betont. Sie sei unorthodox und entsprechend seinem Kursstil abgefasst. Ihm wurde mehrfach von Träumen nach dem ersten Präpariertag berichtet. »Ob es sich hierbei, tiefenpsychologisch gesehen, um Furcht vor möglicher Vergeltung durch die Toten handelt, sei Gegenstand psychologischer Forschung.« Von Hagens berichtet als Berufsanatom in seiner Anleitung von eigenen Leichenträumen. LKW-Kolonnen mit präparierten Leichen fuhren darin immer schneller

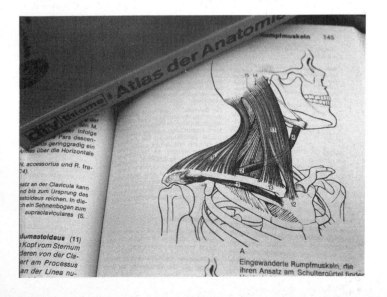

und schneller, um sich, aus allen Richtungen kommend, in einem Steinbruch zu treffen ...

Der Flug wird aufgerufen, wir besteigen eine weitere Maschine der Ijuschin-Reihe. Der Plastinator fliegt nach Urumtschi/Urumqi, um dort seinen Mitarbeiter Dr. Sui zu treffen. Dr. Sui ist schon in der Nacht angereist, hat Vorgespräche mit einem der Quarantäne-Chefs des Flughafens geführt. GvH will bald mit Jurij im Lastwagen, alte Handelswege nutzend, Präparate auf dem Landweg von Bishkek nach China schaffen. Am Abend sollen die Verhandlungen stattfinden. Ist die alte Seidenstraße für den Transport von Leichenteilen frei, erfüllt sich sein alter LKW-Traum aus Heidelberg auf diese Weise?

Die Uiguren-Connection und das Chambre séparée

Vom Flugzeug aus ein letzter Blick auf den Issyk-Kul-See. China ist nicht weit. Der Professor plant zunehmende Verweilzeiten in Bishkek, weil er durch die Truppe dort »wirklich Wissenschaft betreiben kann, Bishkek wird auch immer wichtiger als Ausbildungsplatz«. Wegen der Spezialisierungen der einzelnen Arbeits- und Ausbildungsstätten in Deutschland, Kirgistan und China – »damit alle einmal alles gemacht haben« – findet ständig ein Mitarbeiteraustausch statt. »In Heidelberg betreiben wir die Plastination, in China die Präparation und in Bishkek die Gefäßdarstellung von Organen mit neuen Verfahren.« Der Austausch von Präparaten muss dringend optimiert werden. Der Plastinaten-Tourismus lief bisher über die Zentrale Heidelberg. »Immer der Umweg über Deutschland – da entstehen unglaubliche Kosten. Wir brauchen den direkten Weg«, sagt GvH.

Das Flugzeug fliegt über massive Bergketten. Das Tien-Shan-Gebirge. Hier verläuft die chinesisch-kirgisische Grenze. Von Hagens wundert sich, dass die Bergspitzen weniger Schnee tragen. Bei einem früheren Flug sah er viel mehr Weiß. Anscheinend war es in der Zwischenzeit sehr heiß, einiges ist weggeschmolzen. Beim Weiterfliegen kommen höhere und weißere Berggipfel ins Blickfeld. Wir sind über China. »Bald gibt es eine direkte Flugroute von Bishkek nach Peking.« Aber auch auf dem Landweg – Bishkek liegt etwa 300 Kilometer von der chinesischen

Grenze entfernt – soll der Transport der Präparate angegangen werden, überlegt von Hagens weiter. Aus Erfahrung weiß er, dass »zunächst immer ein großer Erklärungsbedarf entsteht, wenn man anatomische Präparate in unorthodoxer Menge über Ländergrenzen bringen will. Ein- oder zweimal kann man den Zoll glauben lassen, es handele sich um Plastik«. Schon länger habe er den Plan, mit den Behörden in Urumqi zu sprechen, wie per LKW oder Bahn die Verbindung zwischen Bishkek und Dalian (ganz im Nordosten Chinas, am Gelben Meer) etabliert werden kann.

Nach den Bergketten keine fruchtbaren Täler. Wüst und öd sieht es aus. Traumhaft – Land-Art! Bräunlich-ockerfarbene erhabene Formationen von Stein und Sand, durchzogen von mächtigen roten Streifen. Der Professor kommt auf unsere Seite ans Fenster, hat vorher die Kleinbildkamera aus dem schwarzen Rucksack gerissen und knipst blind durch das Bullauge. »Der Moment größter Emotion«, blinzelt er uns zu. Unten wird die Wüste weiter. Die Gobi? Wenigstens deren Ausläufer?

Was wissen wir von China? Klischees im Kopf: Spitze Strohhüte, Radfahrer, Reisbauern. Chinesische Mauer, Menschenrechtsverletzungen, Platz des Himmlischen Friedens. Hinrichtungen, Verbotenen Stadt, Bertoluccis Film *Der letzte Kaiser*. Peking-Ente. Die Kulturrevolution und der »Große Sprung nach vorn«, Konfuzius, Porzellan, Seide und Mao-blaue Kittelmode.

Wir sind in der Stadt gelandet, die als Ürümqi, als Urumqi, als Urumtschi – so wird sie auch ausgesprochen – oder auch als Wulumuqi in den Reiseführern steht. Sie ist größer als vermutet. Wieder Ausfüllen von Einfuhrmeldezetteln, diesmal sind die postkartengroßen Papierchen kyrillisch/chinesisch bedruckt.

Kalligraphisches Malen in winzigen Großbuchstaben – Namen und alles, was verlangt ist, in die dafür vorgese-

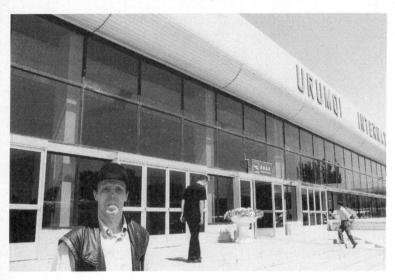

henen Zwergenräume. Ähnlich verfahren wir mit den Quarantäne-Zettelchen. GvH malt vor. Die Einreise nach China erscheint trotz allem zügiger als die nach Kirgistan. Freudestrahlend winkt hinter einer Ballustrade ein junger Goldrand-bebrillter Mann in weißen Hemdsärmeln: Dr. Sui aus Dalian. In der Nacht hat er zwei Flüge bewältigt, um Professor von Hagens hier zu treffen. Noch einmal werden wir zurückgepfiffen. Äpfel und die Trauben aus Bishkek müssen geopfert werden. Getrocknete Aprikosen fallen offensichtlich nicht unter die Hygienegesetze des Reichs der Mitte, wie dieses Land einmal so schön romantisch hieß.

Dr. Sui Hong Jin – der Familienname steht im Chinesischen an erster Stelle, und es ist keine grobe Unhöflichkeit, wenn man jemanden damit anspricht. Im Gegenteil! Sui ist Direktor und Associate Professor (außerordentlicher Professor) des Instituts für Plastination an der Dalian Medical Universitiy. Außerdem ist er General Manager der Von

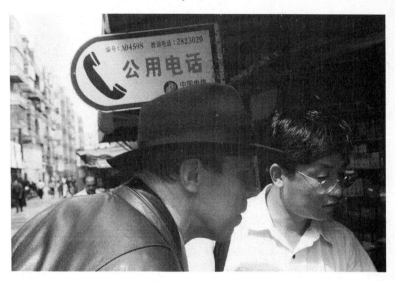

Hagens Plastination Co., Ltd. Seit dem Morgengrauen hat er schon intensive Vorgespräche mit den Quarantäne-Leuten geführt.

Zu Hause hatten ihn alle Freunde vor dem Land der Uiguren heftig gewarnt ... Die Leute seien gefährlich ... Das Turkvolk im Nordwesten Chinas ist islamisch. Fundamentalistische Tendenzen sorgen bei Mitgliedern der chinesischen Völkergruppe (das sind 92 Prozent der 1,3 Milliarden Einwohner Chinas) für Irritation. Dr. Sui benachrichtigt das Quarantäne-Büro, dass von Hagens da ist. Es erscheint ein unchinesisch aussehender mittelalter, orientalisch wirkender Mann – stellvertretender Leiter der Quarantäne: ein Uigure!

»Du gut – ni chao«, die Begrüßung ist chinesisch. »Ni chao, ni chao« allerseits – die Hälfte unserer Kenntnisse. Danke – »chié chíé« – stellt die andere Hälfte dar. Gastfreundlich heftig werden von uigurischen Händen Koffer und Taschen übernommen, in einem PKW und in einem Four-Wheel-Drive mit dunklen Scheiben verstaut. Dann wird die abendländische Reisegruppe zerteilt. Einer von uns muss zusammen mit drei uigurischen Männern den Weg zum Hotel antreten. Die abrupte Aktion der Gepäck- und Menschenverstauung erinnert an eine Entführung. Krimis oder Agentenfilme beginnen so: Man ist mit Menschen, die sich laut unterhalten, im Auto. Kein Wort zu verstehen. Ist das Uigurisch, ist das Chinesisch?

Der Verkehr der Millionenstadt Urumqi beschleunigt die Rückkehr aus der Fantasie: Lastwagen und PKWs, meistens neue. Beleibt die dickbereiften, allradgetriebenen Geländefahrzeuge japanischer Herkunft. So hatten wir uns China nicht vorgestellt! Vierspurige Straßen ins Zentrum, Hunderte, eher Tausende von Blumentöpfe mit weißen und gelben Blüten um die Verkehrsinseln. Im Kunlun-Hotel ist die Gruppe um Professor von Hagens bald wieder komplett. Wir stellen die Uhr zwei Stunden vor. Verabredung für den Abend.

Die Tursun-Familie hat zu einem Geschäftsessen geladen. Im frostig gekühlten Allradfahrzeug werden wir vom Quarantäne-Mann des International Airport Urumqi vor ein Restaurant im Zentrum gefahren. In der ersten Etage ein großer Gastraum. Darin, in einer Ecke des Saales, ein separates ganz verglastes Zimmer, das man, ohne vom Restpublikum bemerkt zu werden, beziehen kann, weil die wandhohen Vorhänge geschlossen wurden: Wir drei um den Professor, zwei Brüder aus dem Tursun-Clan nebst einem Schwager und dem Fahrer. GvH will in dieser Runde die Zoll- und Quarantänebedingungen besprechen, seine geplanten Transportaktivitäten erklären.

Das Ritual beginnt. Der Asket von Hagens muss sich für zirka drei Stunden verwandeln. Am runden Tisch stehen für acht Personen kleine Tellerchen mit Essstäbchen und Teetassen. Als alle sitzen, erscheint ein junger Mann in einer – nehmen wir an – regionalen Tracht. Die Teekanne, die er hereinträgt, hat ein etwa einen Meter fünfzig langes dünnes Ausgussrohr! Gekonnt und lange geübt, lenkt der Mundschenk den Teestrahl aus gehörigem Abstand in die Tassen. Das Attraktivste und Artistischste dabei: Die letzten 20 Zentimeter fließt der Tee silbrig freischwebend durch die Luft, bis er ohne einen Tropfen Verlust in der Tasse verschwindet.

Üppig wird aufgetischt, in die Mitte des Tisches auf eine sich drehende Scheibe: Lammstücke, Hühnerstücke, Rinderstückchen. Gemüse, Teigkugeln mit Füllung, Dampfgebäck. Schnaps! Wir müssen einander zuprosten, teuflisch starkes Zeug. GvH lässt den Trank zum Teil im Tee verschwinden und später unauffällig abservieren. Dr. Sui übersetzt ins Chinesische, was der Professor auf Englisch gesagt hat. Von der Plastination, von den Ausstellungen, von seinen Gastprofessuren in Bishkek und Dalian, von der deutsch-chinesischen Zusammenarbeit, von seinem

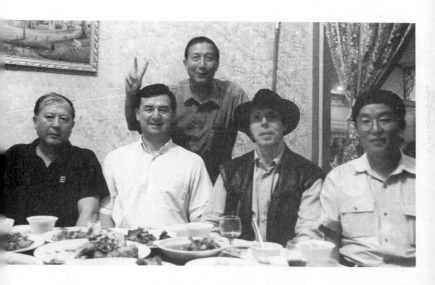

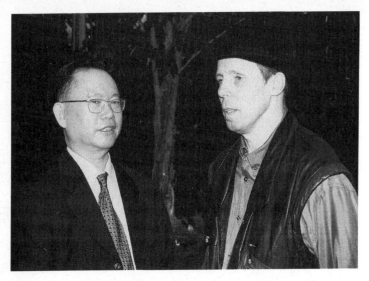

Erfolg in Deutschland. Gleichmütig hören sich die Mitglieder des Tursun-Clans das an.

Sui übersetzt, legt sich ins Zeug. Ein Schimmer von Eindruck entwickelt sich, als der Plastinator ein Pfund zulegt, die coolen Gesichter der Uiguren zeigen leichte Aufmerksamkeit. Die Schilderung eines Besuchs des chinesischen Botschafters in der Körperwelten-Ausstellung in Köln bringt die Wende – die Mienen hellen sich auf.

Die Geschäftsdebatte hat lange genug gedauert, alle sind gesättigt. Die Vorhänge vom Chambre séparée werden aufgerissen. Im großen Saal, der dadurch sichtbar ist, gibt es vor den Esstischen auf einer freien Fläche Tanzvorführungen – uigurische, chinesische und russische Folklore. Irgendwann gehen die Vorhänge wieder zu. Orientalische Musik erfüllt den Raum. Der jüngere Tursun-Bruder Asat beginnt, geschmeidig zu tanzen. Der Professor wird aufgefordert, mitzumachen – und un-

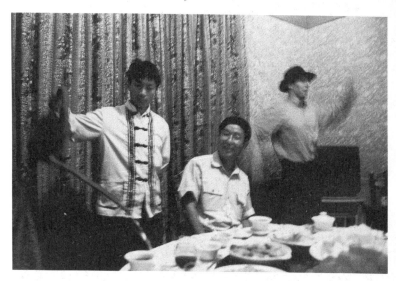

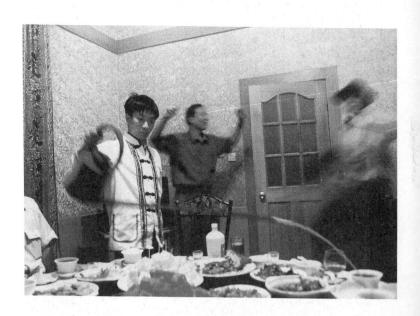

verzüglich springt der ehemaliger Turniertänzer (mit Tango- und English-Waltz-Vorliebe) auf. Schlangenhaft vollzieht er arabeske Arm- und Handbewegungen. Nachdem von jeder Seite ein Tänzer sich das Beste abgezwungen oder auch abgewrungen hat, ist das uigurische Eis gebrochen.

Den schnellen Augen der Clan-Männer ist der Schnaps-Schwindel des Professors nicht entgangen. GvH kann es nicht abwenden, ein halbes Gläschen in sich zu schütten. Nach dem »Gläschen-Versuch« in Tausendundeiner Nacht erscheinen aufgetürmte eisgekühlte Melonenwürfel, gelb und rot wuchert es auf dem Tisch, ein fauvistisches Gemälde. Herzlich die Verabschiedung – fast schon familiär. Erken Tursun von der Quarantäne, der Boss des Clans, fährt die Gäste ins Hotel. Probleme mit Zoll oder Quarantäne sieht er nicht. Im Fahrstuhl chauffiert die Liftführerin zur Schlafetage im Dreisternehotel, ein älterer kommunistischer Prunkkasten mit verblichenem Komfort: Color-TV, Telefon, Klimaanlage und einer dicken Thermoskanne zu Teeaufgießen.

Am nächsten Morgen ein Treffen mit Dr. Sui zu Interview und Frühstück: »Die Politik von Deng Xiaoping war sehr wichtig für mich, ich profitiere davon. Dengs Politik ist ein Vorteil für ganz China«, sagt der mäßig sportliche, leicht untersetzte 35-Jährige mit den aufgeweckt-klugen Augen hinter der dünnrandigen Brille. Nach dem Tod Maos 1976 sei der Weg für Deng frei geworden. Ab 1980 bestimmte er Chinas Zukunft, er »initiierte den Sozialismus chinesischer Prägung ... ein reicheres, moderneres, stärkeres und dabei sozialistisches China war Dengs strategische Zielsetzung« (aus: *Das kleine China Lexikon* von Birgit Zinzius).

»Die Schulen wurden gefördert«, sagt Dr. Sui, der ab 1982 auf die Highschool, die Höhere Schule, ging. »Erziehung wurde groß geschrieben, viele meiner Klassenkameraden haben heute bedeutende Positionen«, lobt er Dengs Politik. Für ihn stellte sich die Frage – welche Universität? Er wollte Biologie studieren, an die Medizinische Universität. Die Eltern waren für Jura. Dann wollte er ein Studium der chinesischen Sprache beginnen – da kriege man keinen guten Job, sagten die Eltern. Sui setzte sich durch und ging doch an die Medizinische Universität, wollte zuerst Chirurgie studieren. Ihm wurde klargemacht, in der Anatomie habe er mehr Chancen. Sein wachsendes Interesse für das Körperinnere veranlasste ihn, Anatomielehrer zu werden.

»1993 bekam unsere Abteilung einen Brief von Gunther von Hagens. Er hatte damals viele chinesische Universitäten angeschrieben, um seine Ideen zu verbreiten«, berichtet Dr. Sui von den beginnenden Kontakten. »Gunther und seine Frau besuchten 1993 China. Er hatte Dalian ausge-

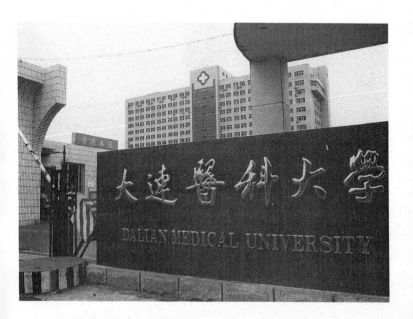

wählt, ich fungierte als Übersetzer. Ich war so überrascht von den wundervollen Präparaten – ich hatte vorher noch nie so etwas gesehen, dabei waren es damals nur die Fotos!« Suis Augen funkeln. »Als Gunther kam, zeigten wir ihm die Unterrichtsräume. Er war überrascht! Wir haben sehr gute Präparatoren. In sechs Unterrichtsräumen gibt es je ein Set von 300 Präparaten – also insgesamt 1800. Er hat sehr sorgfältig einen Raum nach dem anderen angeschaut. Er war sehr beeindruckt und wir ebenfalls von seinen Sachen. Das war der Anfang der Kooperation.«

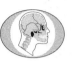

Zwischen Garküchen und virtuellen Welten

Im Laufe des Vormittags steht er wieder vor der Tür, der Fahrer der Tursuns, der uns durch die Stadt begleiten soll. Zum Essen einladen, einen Fahrer schicken – die netten Seiten eines Aufenthaltes als geehrter Gast! Es sei denn, man hat gerade etwas zu tun ... wie der Plastinator in der Regel. Heute verkneift er sich die für ihn eigentlich wesentlichen Erfinder-Abenteuer und kommt mit zu einer normalen Forschungsreise zur Moschee. Dazu ist er zu überreden, weil man ihm zusichert, nicht weit davon sei ein mehrstöckiger Buchladen. Solche Geschäfte besucht er freiwillig. Weil es darin Wissen gibt, dem er noch nicht begegnet ist.

Die Moschee muss einmal schön gewesen sein. Jetzt ist das Gebäude dreckig, von Garküchen und Verkaufsständen in Bretterbuden-Bauweise eingezwängt. Alle möglichen Häppchen werden gebraten und gekocht, an wackeligen Tischchen sitzen Essende, die sich kein bisschen dafür interessieren, dass ihre Teller am Rinnstein mit einer Lauge graubrauner Farbe abgespült werden, die außer dicken Fettaugen allerhand Undefinierbares enthält und aus einer Kanne über das Geschirr herabschwemmt. Getrocknete Schlangen, mumifizierte Frösche in großen Körben – das sind hoffentlich lauter Gesundheits- und Potenzmittel – machen sich hübsch exotisch auf dem Trottoir für Kameras der Touristen, die vielleicht eines Tages vorbeikommen werden.

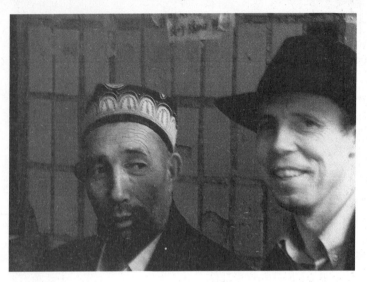

Gunther von Hagens setzt sich neben einen Mann mit flachem Samtkäppchen – und überlegt laut, dass er bei ihm als einem möglichen Plastinat Probleme mit der Anonymität hätte, die er sich selbst verordnet hat ... Zu charakteristisch und wunderbar ausgeprägt sind die Gesichtszüge! Der Fahrer mit den klaren Instruktionen des Clan-Chefs, unserem Quarantäne-Uiguren, bringt die Gruppe jetzt in die Moschee, die zu einem kompletten orientalischen Basar umfunktioniert wurde. Warum und wann – das weiß er nicht. Außerdem lebt er in einer Welt, in der es gut ist, manches nicht zu wissen. Oder – wenn man es weiß, es nicht zu sagen! »Wissen aneignen« im Hagensschen Sinne geht also noch! »Wissen weitergeben« will gut überlegt sein. »Wissen kreieren?« – Das macht natürlich nur Spaß, wenn man es weitergeben kann.

Im Moschee-Basar geht der Spaziergang zwischen blitzenden Hirschen und Rehen und springenden Pferden (!)

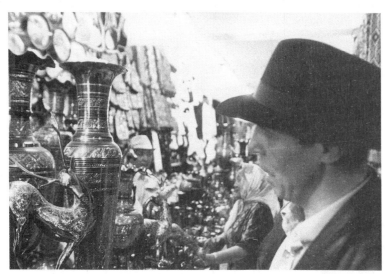

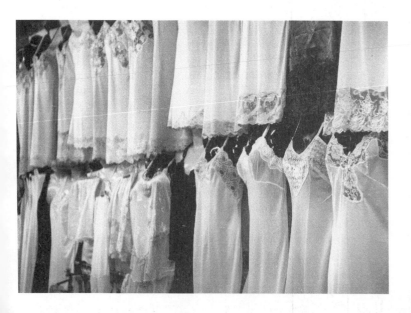

aus Plastikbronze weiter zu fernöstlichen Halstüchern, Charmeuse-Unterröcken in Beige und Lachsrosa, zu Lederarbeiten, Pullovern und Uhren. Wie immer machen wir mit unserer nicht völlig zu kaschierenden Gleichgültigkeit – mit dieser gewissen Blasiertheit, die Folge zu vieler gotischer Kathedralen und zu vieler Michelangelos sein muss – keinen vollkommen sympathischen Eindruck. Die Fremden wirken fremd und fragen schnell nach dem Buchladen, in dem sie besser ein wenig Wohlerzogenheit und Anteilnahme an den Tag legen können.

Auf der Straße doziert der Professor, der den Beifall für seine Anatomievorlesung gestern auf dem Flughafen von Bishkek nicht vergessen hat, zwischen den Garküchen: »Relativ hohe Becken, die Beine büßen etwas an Länge ein, keine Lordose, so dass der Po nicht prominent ist.« Diese Beschreibung einer asiatischen Dame bleibt unvollständig bis zum späteren Nachschlagen im Wörterbuch der Medizin: Lordose – Krümmung der Wirbelsäule nach vorn. Nach einer Stunde im Buchladen kommt Gunther von Hagens mit einem dicken verschnürten Paket heraus: Wissen!

Der Flug nach Peking geht erst abends nach 19 Uhr – der Ausflug darf ruhig etwas länger dauern. Eine Rast auf dem Platz am Theaterhaus aus dem 19. Jahrhundert mit Kaffeehaustischen unter bunten Sonnenschirmen lehnt der Fahrer mit strengen Augen ab, und auch wir hätten uns nicht getraut, außer Tee hier etwas zu verzehren. Wir werden stattdessen zu einem traditionellen Schasch»liek«-Restaurant in einer malerischen Straße gebracht, kein Luxus, aber sauber aussehend und immerhin wieder mit einem Séparée ausgestattet, das hier nur mit Glaswänden, nicht mit zusätzlichen Vorhängen vom Volk abgetrennt ist. Kaum am Tisch, hat GvH sein chinesisches Vokabelbuch in der Hand, dem er zuspricht, bis das Essen da ist und die nicht endende Teelieferung beginnt.

Unser Glaskasten, aus dem wir die Welt begucken, erinnert GvH an seine Büros in den Ausstellungen, von denen er mit Vorliebe – möglichst aus erhöhter Position und durch große Schaufenster – in das Publikum blickt. »Das Leben mischt sich mit dem Tod. Ich begreife immer mehr, dass sich das Leben durch den Tod definiert! Die einen bewegen sich nicht mehr, die anderen noch. Ich habe noch nie in einem Museum gesehen, dass sich so viele Menschen umarmen, sich an die Hand fassen, sich aneinander anlehnen.« Er denke, dass die Atmosphäre der »Körperwelten« eine Innigkeit schaffe, einen versöhnlichen Zustand. »Obwohl ich eigentlich die Sterblichkeit als größte Beleidigung des Menschseins empfinde.« Die anderen am Tisch können den Professor, der sich an das ständige Sprechen auf Tonkassetten gewöhnt hat, nicht verstehen, da er auf Deutsch mit uns redet: »Ich tue etwas, was der Kirche nie gelungen ist. Sie hat es über den Intellekt versucht – der Körper wurde negiert.« Von Hagens spricht über den »Sündenpfuhl des Fleisches«, den in Kirchentexten verachteten »Madensack«. »Mit fünfzig Jahren habe ich entdeckt, dass ich offenbar ein Talent habe, über die Erfindung der Plastination hinaus eine neue Kulturerfahrung des menschlichen Körpers zu etablieren.« Stolz darauf sei er – das stimme. Was ihn elektrisiere – »was mich dranbleiben lässt, was zur Sucht wird, gleichzeitig mit dem Ersinnen des anatomischen Potenzials schöner Posen – dass ich mich mit meiner Sterblichkeit versöhne!«

Schasch»liek«-Spieße führt man zum Mund und zieht sie nach herzhaftem Zubeißen quer durch die Zähne – der Fahrer nickt bestätigend, als er die Fremden bei dieser Operation sieht. Das Handy klingelt, diesmal das von Gunther. Das von Sui ist unverwechselbar: Es galoppiert – relativ häufig angewählt – mit Franz von Suppés *Leichter Kavallerie* durch Räume, über Plätze und mitten durch den Straßenverkehr. Das gerade gehörte akustische Zeichen ist dezenter und stellt den Kontakt zu Angelina her, der Frau des Plastinators, die in Heidelberg über die Tagesgeschäfte wacht. Dr. Whalley erzählt, wie viele Besucher täglich in Oberhausen sind (im Moment noch weniger als in Köln), und überlegt mit ihrem Mann, ob es nicht gut wäre, bei der Stadtverwaltung in Köln einen Abschussbesuch zu machen und sich bei dieser Gelegenheit für die Kooperation zu bedanken.

Angelina Whalley muss die deutschen Finanzen im Griff haben, beide Ehepartner entscheiden gemeinsam über den Einsatz der verdienten Gelder. Im Interview hat uns die Leiterin des Plastinationsinstituts und Managerin der Ausstellungen gesagt, dass sie keinerlei öffentliche Unterstützung erhalten, dass alles Notwendige durch Einnahmen hereinkommen muss. »Wir finanzieren die Forschung, was Kunststoffentwicklung anbelangt, neue Präparationsformen – wir haben inzwischen die dreifache Menge von Mitarbeitern wie vor zwei Jahren!« Alle Welt rechne die

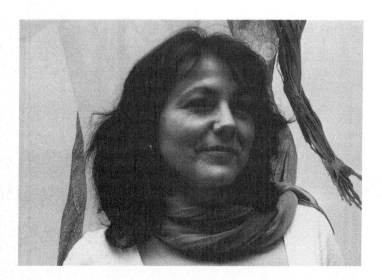

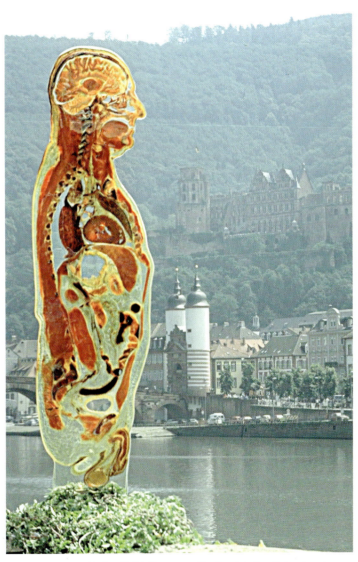

Das romantische Heidelberg am Neckar ist der Geburtsort der Plastination. Hier wurde der Plastinator zum genialen Erfinder.

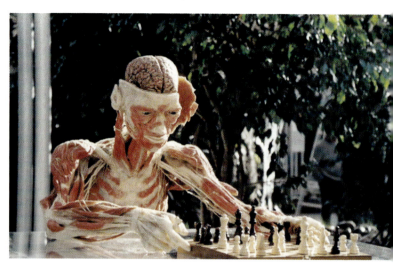

Lebensnahe Posen –
was Laien fasziniert, sorgt für Ärger unter den Anatomen.

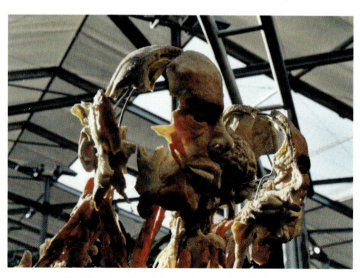

Ein Plastinat ist nicht mehr zu identifizieren –
Anonymität als Gesetz!

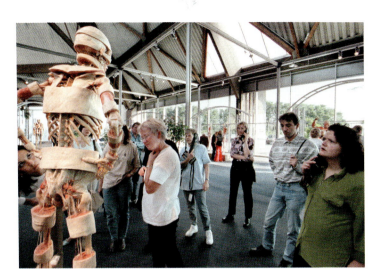

Über die Hälfte der Ausstellungsbesucher
gibt an, in Zukunft mehr auf die Gesundheit achten zu wollen.

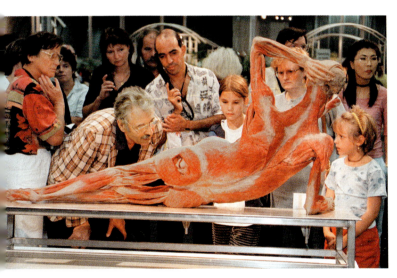

Gläubige Christen beurteilen
die »Körperwelten« positiver als nichtgläubige Besucher.

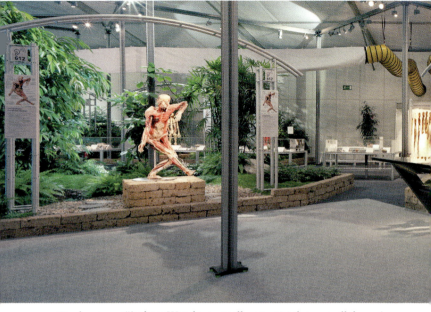

Zu der europäischen Wanderausstellung entstehen parallel zwei weitere: Eine schickt Gunther von Hagens durch USA und Kanada, eine durch Asien und Australien.

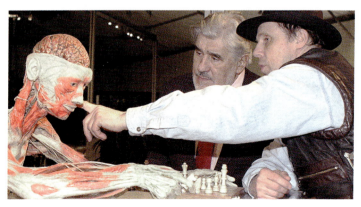

Der Plastinator und die »Promis«:
Mario Adorf besucht die Ausstellung am Kölner Heumarkt.

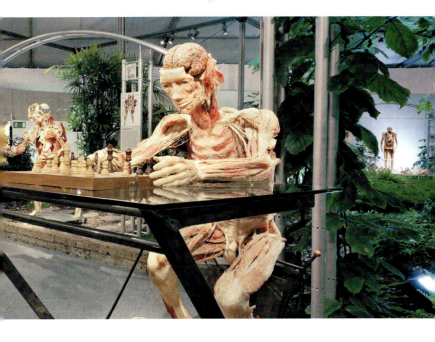

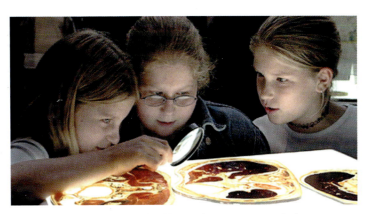

Die Seziersäle der klassischen Anatomie sind
nichtöffentliche Räume – Zutritt nur für Medizinstudenten.

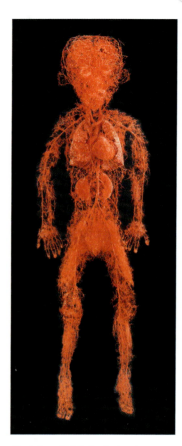
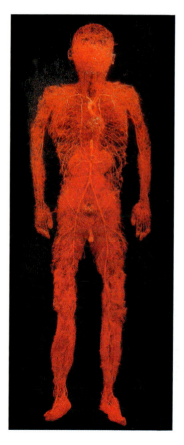

Von der »Schönheit des inneren Gesichts« spricht Gunther von Hagens. Sichtbar gemacht durch Chemikalien und Kunststoffe.

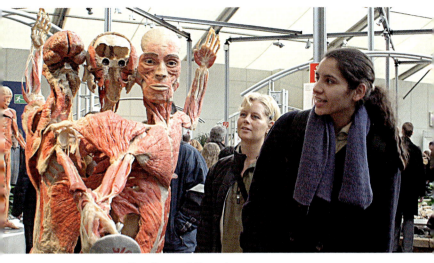

Es gibt zwei Besuchergruppen:
Die eine steht vor allem staunend vor den Ganzkörper-Plastinaten ...

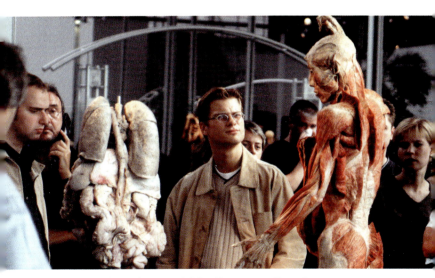

... die andere vergleicht die ausgestellten Organe
mit den Bildern von den menschlichen Eingeweiden.

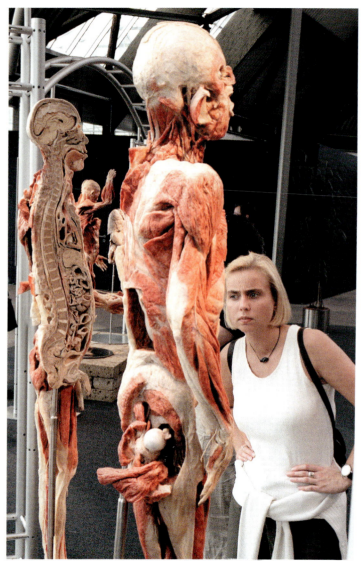

Stiller als in der Kirche gehe es
in den »Körperwelten« zu – urteilt ein Priester aus dem Ruhrgebiet.

Besucherzahlen einfach hoch. Was die Ausstellung an Kosten verursache, werde nicht einkalkuliert. »Wenn wir Präparate abgeben, stellen wir die Leistung, die Arbeitsstunden, in Rechnung, aber nicht das Präparat an sich!« 70 000 bis 90 000 Mark kostet ein Körper, der z.B. an eine Universität geht.

Dr. Whalley vermutet, dass die Ehe des Professors mit seiner früheren Frau auch wegen seines lockeren Umgangs mit Geld gescheitert sei: Cornelia von Hagens hätte eher ein finanzielles Polster von 50 000 Mark für angebracht gehalten ... während Gunther sich erst so richtig wohl gefühlt habe, wenn er 50 000 Mark im Minus war!

Der Unkonventionelle, der uns gesagt hat, dass jede über das Leben hinaus gesparte Mark eine vertane Chance ist, Ziele durchzusetzen! Dass es niemals zu jener Furcht einflößenden Mark kommt, dafür tut er eine Menge: Über seine Baupläne in China haben wir noch kaum gesprochen. Dass wir das erst machen, wenn wir in Dalian gesehen haben, um was es geht, ist uns recht. GvH hat das Gespräch mit Dr. Whalley beendet, bekommt eine neue Tasse Tee. Dr. Sui, der mehrere Monate bei ihm in Heidelberg gewohnt hat, versteht ein bisschen von den deutschen Sätzen. Nicht alles von den nachdenklichen speziellen Ausdrücken, die sich nach den guten uigurischen Lammspießen sanft einfinden. »Geld ist einfach nur das Werkzeug. Ich kann auf dem Sozialhilfeniveau leben!« (Wenn er aufhört, Bücher, CD-ROMs und Software für seine zahlreichen Computer zu kaufen, trifft das zu.) »Für mich reicht Sozialhilfe. So lebe ich am liebsten. Leicht hungrig – dann bleibe ich schlank, dann bleibe ich wach! Wie ein Wolf, ja?«

Die Mannschaft der Mitwölfe ist weniger schlank, weniger wach, gegenwärtig auch überhaupt nicht hungrig. Dennoch klappt es mit dem Denken, Gunther von Hagens an der Spitze des Rudels. Die Position des Alphawolfs steht

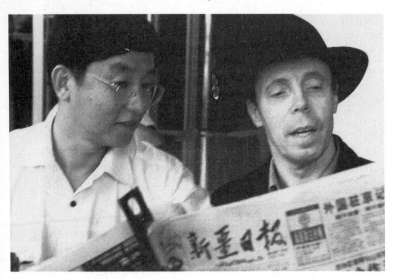

ihm zu, denn immerhin ist es ein Buch über ihn, über seine Psyche und seine Motive, seine Taten und seine Träume, das hier entsteht. »600 000 Jahre Universität Heidelberg!« – das ist ein herrliches Thema an diesem Tisch im zweiten Urumqi-Séparée, in das sich der Plastinator in der erzwungenen Freizeit gerade mit Leidenschaft verbeißt.

Dass keiner mehr Bücher lesen wird zu diesem Zeitpunkt, scheint schon klar. Für einen imaginären Festakt »600 000 Jahre Uni Heidelberg« sieht GvH voraus: Gehirne kommunizieren längst direkt mit Computern (solar … Ultraschall …), vielleicht transformiert man sein Ich-Bewusstsein in elektronische Systeme. »Darf man zulassen, dass der Schäferhund schlauer ist als man selbst? Werden Computer Gefühle haben?« Über Hirnschrittmacher und *Brain Machines* (Datenverkehr über beliebig viele Hirne!), Hirntransplantationen und neurochemische Erlebnisse hatten wir Interessantes im *Spiegel* gelesen. Hier in Urumqi – in einer sehr realen Kulisse – fallen uns die Visionen des Peter Weibel ein, dessen Ausstellung *Der anagrammatische Körper* (Kapitel 20!) wir in Karlsruhe so oft besucht hatten. »Der Mensch leidet im Gefängnis des Jetzt und Hier«, sagt er in einem Plädoyer für virtuelle Erlebnisse. Und: »... dass Telefonsex und Internetsex so großen Erfolg haben, zeigt, dass die Leute in Bildern und Tönen einen Ersatz für körperliche Gegenwart finden können.« (*Der Spiegel* 3/1999). Ein »frei im Cyberspace flottierendes Gehirn« wäre ihm lieber als ein gefangener Körper! Weibel, der Österreicher mit den provozierenden Gedanken, könnte den Plastinator kaum schocken, sollte er ihm einmal begegnen. Gunther von Hagens befasst sich häufig mit Fragen der Philosophie und der Kunst, seit die »Körperwelten« ihm so unterschiedliche Menschen zuführen. Ihn manchmal täglich in Debatten verwickeln, die es in dieser Fülle, mit diesen Kontrasten nicht gab, als er an der Uni ein Anatomen-Leben lebte.

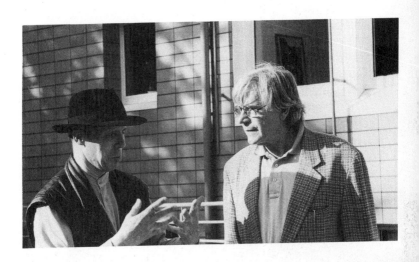

Am Tisch gebannt – »Bitte noch etwas Tee!« –, bleiben wir nachdenklich. »Ich habe nie gedacht, dass ich so was mal in Worte fasse. Wenn Bazon Brock (der Ästhetikprofessor aus Kapitel 3) redet, bin ich natürlich beschämt – ich kann nicht so formulieren. Ich wünsche mir einfach noch fünf Jahre außerhalb der Zeit, damit ich mich kundig machen könnte wie er«, sagt GvH hier in Zentralasien, sich selbst erklärend, damit wir unsere Recherche erfüllen. Wenn er über Beuys lese – den Künstler und Provokateur in Hut und Weste, mit dem man ihn so oft und manchmal nur wegen der Äußerlichkeiten vergleicht –, wenn er Beuys-Sätze lese, der versucht habe, die Menschen aufzurütteln, zur Selbststärke finden zu lassen, dann falle ihm ein, wie er in Tokio durch seine Ausstellung Japaner zu Tränen gerührt habe. »Warum soll ich dann, wie Professor Kriz mir vorschlägt, endlich das Limbische System im Detail zeigen? Das kann jeder Anatom!«

Von Hagens wird weitere Auseinandersetzungen mit menschheitswichtigen Gedanken und Visionen erleben. In dem Netzwerk, in dem er jetzt zu Hause ist, das ihn die Kontinente jeden Monat mehrfach überspringen lässt, verbindet er durch seine Person Extreme. Mit Professor Lötsch in Wien, dem charmanten Mann an der Spitze des Naturhistorischen Museums, macht er Fotoaufnahmen von Plastinaten in 3-D-Technik und kann mit diesem Beuys-Gegner genau so unverkrampft reden wie mit Bazon Brock, von dem kein abfälliges Wort über jenen Künstler zu hören ist, der mit seiner These »Jeder Mensch ist ein Künstler« viele vor den Kopf stieß, offenbar noch immer stösst.

Bernd Lötsch, der Tausendsassa, der Herrscher über 15 Millionen Schmetterlinge, der Österreicher, der mit der virtuellen Zukunft seines Landsmanns Peter Weibel nichts im Sinn hat, hält von Hagens für einen großen Könner. Beuys dagegen war für ihn ein Scharlatan. Die Welt des Professor Lötsch ist die reale, die sinnliche, deshalb per-

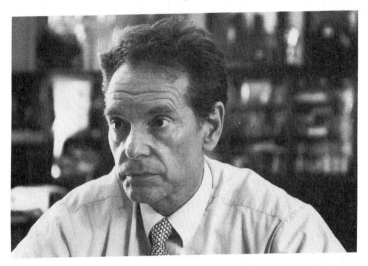

fektioniert er die Erlebniswelt des Museums. Er glaubt an die Kraft des Greifbaren. In Herzen des GvH ist für vieles Platz. Warum sollte ihm das Verständnis fehlen für die Geschichten des Wiener Museumschefs, dessen Wissenschaftler den Schädel Mozarts aus dem Massengrab identifizierten? Der von Paracelsus (Arzt und Naturphilosoph, 1493-1541) und seinem Skelett erzählt, auf dessen Zwitternatur man durch Untersuchungen in seinem Haus gestoßen sei. Und von dem Seeadler, »den der habsburgische Kronprinz Rudolf noch neun Tage vor seinem Selbstmord auf Mayerling geschossen hat«. Auch dieses Tier bergen seine Schatzkammern – und ein Plastinat soll im »Haus der Wunder« eben auch zu sehen sein.

Der Nachmittag ist fortgeschritten. Dr. Sui und der Fahrer drängen zum Aufbruch. Ins Hotel geht es noch einmal zurück, weil Erken Tursun dorthin kommen wird, um sich in aller Form zu verabschieden. Gunther von Hagens hat beide Tursun-Clan-Brüder eingeladen, nach Dalian zu kommen, seine Gäste zu sein, ein Besuch, der für die nächsten Monate verabredet wird. Urumqi ist seit dem vergangenen Abend eine neue Netzwerkstation – ebenso ungewöhnlich wie viele der anderen Plätze mit den unterschiedlichen Personen, die der »Weltbürger« um sich sammelt. Im Hotelshop entdeckt Dr. Sui ein Taschenbuch voller chinesischer Schriftzeichen und Fotos. Es geht um weltweit hervorstechende Fotografen. Darin mehrere Seiten über Gunther von Hagens. Fotos, die er selbst schießt, sind dabei, natürlich auch von Plastinaten. Sui nimmt das Paperback mit als Souvenir aus dem Land der Uiguren. Ein Exemplar kauft er für Erken Tursun, den Mann der Quarantäne – als Beweis für die Prominenz und Bedeutung des Professors.

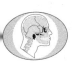 # Ein Totentanz in der dicksten Iljuschin

Die Wartezeit auf dem Airport von Urumqi ist kurz. Aber lang genug, dass die angetrunkene Version eines asiatischen Machos vorführen kann, wie man eine junge Verkäuferin malträtiert. Immer wieder verlässt er seinen Sitz in der Wartehalle, geht zur Verkaufstheke nach vorn, nimmt irgendeinen Gegenstand, bringt ihn zu seinen Freunden, die freudestrahlend auf ihren Plätzen warten. Dann zurück. Angeblicher Kauf! Aushändigen eines Betrags, der aber nicht dem genannten Kaufpreis entspricht. Die Verkäuferin muss dem Mann, der mit der Beute abrückt, nachlaufen. Diskussionen! Gemeinsame Rückkehr an die Theke. Auswahl eines anderen Souvenirs. Wiederholung des Geldspiels. Wiederholung der Gänge zwischen den Sitzen und den Souvenirvitrinen in der Theke. Schlechte Bedingungen, um nachzudenken. Die Lautstärke des Wichtigtuers verhindert eine Unterhaltung mit Gunther von Hagens.

Der nimmt seinen Freund, das Notebook. Versucht, sich anhand seiner Notizen in eine andere Welt zu begeben. Als der Töner gerade bei der Theke ist und wir ein Wort wechseln können, zitiert der Professor einen frühen Kollegen, weil wir sehr häufig schon darüber geredet haben, wie wichtig der Tod für den Anatomen sei. Ob der es eben nur mit Toten zu tun habe – oder ob der Tod selbst zwangsläufig eine große Rolle in seinen Gedanken spiele: »Der Anatom Felix Batter in Basel (1536 bis 1614) hat gesagt:

Ein jedweder Mensch, der uns begegnet, ist ein wandelndes Totengerippe und trägt von seinen Gebeinen ein Skeleton unter den Kleidern, um heimlich zu erinnern, dass wir alle sterben müssen.«

Als dieser Basler lebte, lag die fürchterliche Zeit der Pest in der Vergangenheit, aber zur Erinnerung an die Katastrophe war der große Totentanz an der Kirchhofmauer des Predigerklosters entstanden, fast 60 Meter lang, mit Figuren, die nahezu lebensgroß dastanden – schnell eine »europäische Sehenswürdigkeit«. 1524 erscheint das Totentanz-Alphabet von Hans Holbein. Nur antiquarisch gibt es das Taschenbuch *Der tanzende Tod* noch, in dem die Bilder des *Basler Totentanzes* gemeinsam mit den Texten vorgestellt werden. Herbeigeschafft hat es mit anderen vergriffenen Büchern der Antiquar Peter Petrej in der Sonneggstraße in Zürich, nicht weit vom Kantonsspital, oberhalb von Bellevue und See. Der Buchhändler sammelt seit Jahren Totentanz-Literatur und ist Mitglied der Schweizerischen Internationalen Vereinigung für Totentanz. Ein Vers aus dem *Baseler Totentanz,* den der Tod zu einem Arzt spricht, den er holt: »Herr Doktor beschaut an mir die Anatomie, ob sie auch richtig sei. Denn Du hast manchen hingerichtet, der aussieht jetzt wie ich.«

Eine Menge weiß Petrej über die Tradition der Schauer- und Todesromantik. Wir haben eine Züricherin mit zu ihm genommen, die sich nach der Baseler Ausstellung der »Körperwelten« (Ende 1999) spontan zur Körperspende entschlossen hat. Mit Rosmarie Parrat waren wir zu einem Interview verabredet und hatten ihr am Bahnhof Stadelhofen bei einem meisterhaft kochenden Italiener zugehört. Jetzt, da sie zwischen den Schätzen des Antiquars sitzt, überlegt sie, ob sie das Geld für ein älteres Totentanz-Buch anlegen will. Es gibt, zu relativ erschwinglichen Preisen, gute Faksimiles berühmter Totentänze.

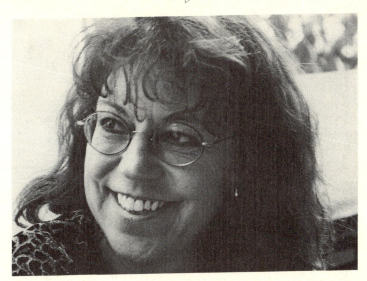
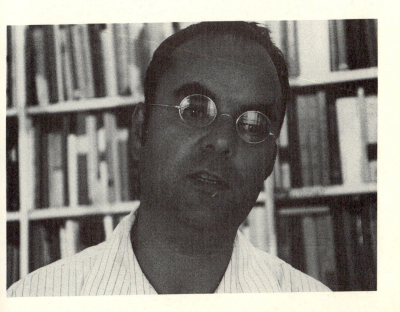

»Totentänze sind Bilder und Texte, die sich auf uralte Ängste zurückführen lassen«, steht in einem Nachwort zu einer *edition peter petrej* – ein moderner Totentanz mit Holzschnitten und Texten, der 1999 herauskam. Uli Wunderlich, der Nachwortschreiber über die historischen Tänze mit dem Tod: »Damals lockten die Todesgestalten die Menschen mit Flötentönen in eine andere Welt oder trieben sie mit Pauken- und Trompetenschall aus ihrer vertrauten Umgebung davon. Da nützte kein Sträuben, Bitten und Flehen: Kaiser und König, Abt und Edelmann, Fürstin und Bäuerin, Bettler und Kind – keiner kam in den mittelalterlichen Darstellungen davon.« Ein moderner Totentanz spielt nicht mit den gefühlvollen Bildern, auf denen der knöcherne Sensenmann den zum Tod Bestimmten abführt. Aber heute gilt wie damals: Die Menschen empfinden den Ankündiger ihres Weltaustritts als »respektlos und unberechenbar«.

Petrej hat die Plastinate Gunther von Hagens damals in Basel gesehen: »Durch die heutige Technlogie kann sich je-

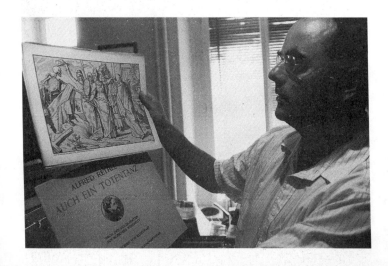

dermann als Pharao fühlen«, sagt er und dass der Plastinator »die proletarische Variante des Mumien- oder Pharaonenkultes« geschaffen hat. Er selbst werde kein Plastinat. Auch Organe will er nicht spenden! »Ich möchte ganz banal kremiert werden«, überlegt er, »und dann am liebsten auf den Wiener Zentralfriedhof, da ist wenigstens irgendwie noch 'ne Spannung da!« Sein Herzenswunsch, auf einen hohen Berg zum Sterben zu gehen, sich dort niederzulegen und nach dem Tod von Tieren gefressen zu werden, kann in der ordentlichen Schweiz kaum in Erfüllung gehen. Tanzend – am besten auch lachend – würde er gerne in die Grube fahren, nachdem er so viele und darunter zahlreiche heitere Totentanz-Bilder betrachtet hat.

Der Totentanz von GvH ist klar markiert – erst unter die Säge, dann Wiederauferstehung in Form von Silikonplatten zu jeweils 3,5 Millimeter. Rosmarie Parrat, die Körperspenderin, die hier bei Petrej im Laden stöbert, sieht sich eher »tanzend«. Ihr haben es die Ganzkörperpräparate angetan. Bei Penne, Gnocchi und Spaghetti hatten drei Leute ein aufklärendes Gespräch darüber geführt, wie die Motive der Frau aussehen: »Das hat bestimmt mit meinem Exhibitionismus zu tun. Ich setze mich gern in Szene, ich bin gern im Mittelpunkt – das kennen die Leute an mir!« Mit Leben und Tod habe sie sich nicht besonders viel beschäftigt. »Mir geht es um die Ästhetik, das Darstellerische.« Einen Brief hat sie an von Hagens gerichtet – er solle doch mal ein Liebespaar plastinieren!

Die Frau lebt allein und hat keine Kinder. In der Familie wisse ihre Schwester von dem Entschluss und fände es okay. Ihre achtzigjährigen Eltern will sie mit dem Ganzen nicht mehr behelligen. Rosmarie Parrat arbeitet seit einem Jahr in einem Heim für geistig behinderte Erwachsene, was ihr große Freude bereite. Eine Ausbildung als Kindergärtnerin hat sie. Sie spielt Theater, macht als Schlagzeugerin und mit der Trompete in zwei Bands mit. Sie hinterlässt tiefen

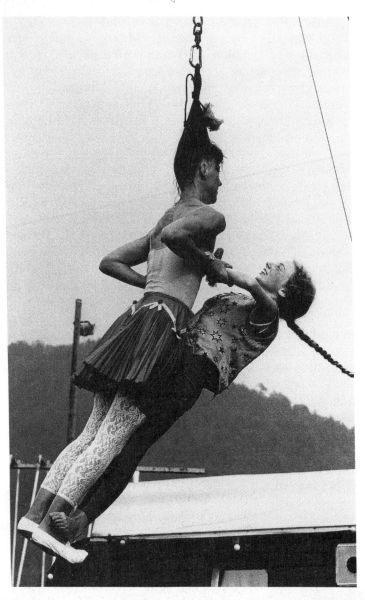

Eindruck mit der Schilderung ihrer Zeit beim *Circolino Pipistrello*. Sieben Jahre bei einem Kinder-Mitspiel-Zirkus, der durch die Schweiz zieht und Projektwochen auf der grünen Wiese in der Nähe von Schulhäusern anbietet – jedes Jahr zwischen Frühjahr und Herbst ausverkauft.

Die kleine und zierliche Schweizerin hat funkelnde Augen, während sie von ihrem ungewöhnlichen Leben berichtet. In Köln ist sie gewesen zum Körperspendertreffen und in Heidelberg zum Tag der offenen Tür. Von Hagens gefällt ihr: »Er ist zwar Professor, aber er wirkt wie ein Handwerker«, lobt sie ihn. Und dass er ein Ästhet sei. »Anatomen sind sonst fürchterliche Menschen. Er strahlt etwas Spielerisches aus, hat keinen tierischen Ernst – das ist wirklich schön!« Auf dem Weg durch Zürich kamen wir mit ihr an einer Plakatsäule vorbei. Ein »Plastinat« mit erhobenem Arm grüßt. Genaueres Hinschauen ... Robbie Williams macht in »Körperwelten«-Mode. Im Kölner Boulevardblatt *Express* war er auch schon so abgebildet – für seine neue Single nahm er, als Plastinat »verkleidet«, ein Video auf.

Was sich da in das Flugzeug nach Peking schiebt, hat nicht die tänzerischen Bewegungen aus den Totentanz-Reigen, nicht die glänzenden Farben von Plastinaten und ist in jeder Hinsicht langweiliger. Das endlich doch noch zahlungswillige fernöstliche Mannsbild bekommt einen Platz, der nicht direkt an unsere Sitze grenzt, und die Stewardessen besitzen ausreichend Autorität, um nicht angemacht zu werden. Gunther von Hagens hat sein chinesisches Selfmade-Lernprogramm auf dem Bildschirm. Dr. Sui sitzt freundlich schweigend in der größten Iljuschin, die es gibt, wie der Plastinator mitteilt. Ein bisschen Jumbo – zumindest hat sie zwei Etagen! Urumqi – Bejing ist gut gebucht. Die Klimaanlage dieser Maschine funktioniert schon vor dem Start, als weiterer Luxus werden heiße Frotteetücher verteilt.

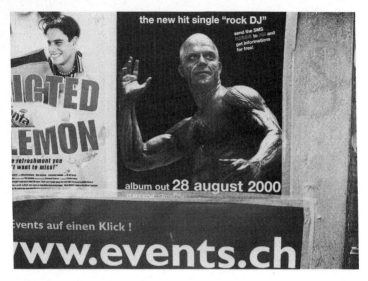

Man fängt an, die Menschen anders anzusehen, wenn man ein solches Thema bearbeitet. »Nichts ist mehr, wie es vorher war«, seit wir es mit der Anatomie zu tun bekamen. Den Merksatz über die eigene Verwandlung hatte zuerst Thomas gesagt, unser Tonmann und Kameraassistent beim Dreh für den Körperspender-Film. Michael, der Kameramann, überlegt zwar nicht, ob er Spender werden will, was Thomas beschäftigt – aber auch er war noch nie bei einem Thema dabei, das ihn so beeindruckt hat. Unser eigenes Beeindrucktsein hört seit Monaten nicht auf. Die Naturen der Körperspender führen zu den aufregendsten Porträts, die wir jemals machen konnten. Die Personen lassen uns sehr nahe an sich heran, ein Verhalten, das auch dem Plastinator zu bescheinigen ist, obwohl seine kühle Natur Distanz suggeriert.

Einige der Spender hat er kennen gelernt, als sie nach Heidelberg kamen, um beim Präparieren zuzuschauen.

Einen ganzen Tag nimmt er sich Zeit für die Menschen, die seine Arbeit dadurch ermöglichen, dass sie ihren toten Körper in seine Hände geben. Er führt sie herum, beantwortet jede Frage, öffnet jeden Bottich, lässt in jede Kiste schauen. Was nicht alle Menschenführer wissen – er hat es begriffen: Es ist klug und nicht etwa leichtsinnig, dem Anderen Urteilsvermögen zuzutrauen. An jenem offenen Tag im Jahr der Recherche sitzt Gunther von Hagens mit Körperspendern am Tisch und diskutiert. Rudolf Hladik aus Wien ist erst 24 Jahre alt, arbeitet als Koch im Hilton Hotel. GvH fragt ihn, ob er – so jung – schon ans Sterben denke: »Sterben ist nicht eine Sache von Altsein. Sterben kann ich zu jeder Zeit. Ich kann hier aus dem Haus gehen und vom Auto überfahren werden ...«

Zu Rudolf Hladik sind wir damals hingefahren nach Wien, haben ihn interviewt und mit der Kamera durch die Stadt verfolgt bis zum Arbeitsbeginn am sommerlichen Mittagsbuffet im Hilton, das ihn schon einmal als »Mitar-

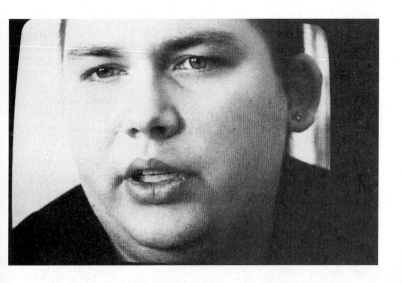

beiter des Jahres« feierte. Rudolf Hladik spricht das zähe, weiche Wienerisch: »Graberhaltungskosten? Ich persönlich hab dann vom Grab nichts mehr. I bin I – ich brauch keinen, der mir sagt, du musst dich beerdigen lassen. Das muss jeder selber entscheiden, ob er Körperspender werden will.« Der junge Mann hat in seinem Appartment Meerschweinchen, Ares und Hades heißen sie. Bücher, viel über die »letzten« Dinge, stehen im Regal. Er brauche keine Kneipen, keine Feste. Es reiche ihm, aufzustehen und zu sehen, dass die Sonne scheine. »Aber auch wenn es regnet ... das ist wieder ein Tag, an dem kann ich wieder etwas Neues anfangen!«

Gunther von Hagens hatte ihm in Heidelberg gesagt, wie sehr er sich freue, dass gerade junge Leute seiner Idee zustimmen, in die Ausstellung kommen und sich als Körperspender melden. Der junge Wiener wundert sich, dass vor allem in Deutschland davon die Rede ist, von Hagens »entweihe« die Toten: »Entweihung? – Nach 30 Jahren wird das Grab aufgelöst und jemand über mich drüber gelegt, den ich nicht kenn', der nach mir geboren ist. Das ist doch mehr Entweihung, als in der Ausstellung zu stehen, mich anschauen oder von Kindern anfassen zu lassen ... Seht, so schaut ein Mensch aus! Amerikaner, Afrikaner oder ein Asiat – die schauen alle gleich aus!«

Die dickste Iljuschin brummt durch den Abend. Wenn wir anfangen, über einen von jenen zu sprechen, die wir für den Film »gedreht« haben, tauchen auch andere aus der Reihe mit ihren Bildern auf. In Landau in der Pfalz waren wir länger als einen Tag mit Peter Orlob zusammen, dem Kulturamtsleiter im Ruhestand. Er ist jetzt über siebzig, federt jedoch mit dem Gang eines jungen Mannes vor uns über den Marktplatz, als er das ganze Team mitnimmt zur täglichen »Licht-Therapie« in den großen Park. Dort setzt sich Orlob auf die Betonstufen eines amphitheaterähnlichen Halbrunds am Rande einer Aschenbahn für

Sportereignisse, bleckt die Zähne und lässt die Sonne in seine Ober- und Unterkieferwerkzeuge strömen. »Das ist der direkte Weg der Sonnenenergie in den Körper«, sagt er uns – etwas, was wir noch nie gehört haben. Dass er vielleicht Recht hat, untermauert er mit der Vitalität und kraftvollen Aura seiner Person.

Peter Orlob könnte mit seinem Wissen und seiner Belesenheit selbst schnell ein Buch über den Tod füllen. »Der Tod geht uns nichts an«, zitiert er den griechischen Philosophen Epikur. »Solange wir da sind, ist der Tod nicht da. Wenn der Tod da ist, sind wir nicht mehr da!« Vesalius, der Renaissance-Arzt, tritt auf: »Hier ist der Ort, wo der Tod dem Leben hilft«, lautet der berühmteste Satz des Vorläufers moderner Anatomen: »Hic gaudet mors succurrere vitae« – wird Vesalius lateinisch im Heidelberger Anatomie-Gebäude nahe beim Büro von Professor Kriz zitiert, nicht weit von dem Labor, in dem der Plastinator die Plastiantion erfand. Erich Fromm, Jesus, die Stoiker, Meister Ekkehard – alle sind mit anwesend, wenn man mit Peter Orlob ins Plaudern kommt. Steif, geschraubt oder germanisch-tiefsinnig wird es dabei nie.

Als junger Mensch, der in Leipzig geboren wurde und im Thomaner-Chor sang, kam Orlob in den Westen. »Mit teuflischer Arroganz hatte man die Jugend in den Krieg geschickt. Wir wussten nicht, welche fundamentale Instanz der Tod ist!« 25 Jahre Kulturamtsleiter in Landau, ein Leben zwischen Bildern, Theater und Musik. Eine Lieblings-CD spielt er vor: Gustav Mahler, *Das Lied von der Erde*, und daraus den Teil, der »Abschied« heißt. Sich selbst und auch uns rührt er zu Tränen mit diesen Klängen – chinesische Flöte, original chinesische Gedichte und die ans Herz gehende Stimme von Janet Baker.

»Die geradezu tollpatschige Angstlosigkeit vor dem Tod«, die er in Filmen über die Kriegsgeneration (Bernhard Wicki, *Die Brücke*) gesehen hat, ist nicht mehr die Stim-

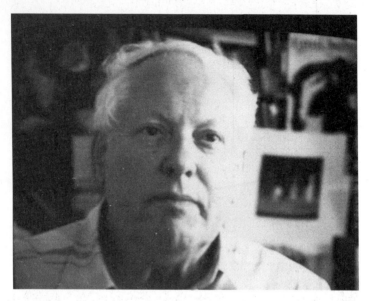

mungslage dieses Mannes, aber Furcht vor dem Ende sei auch nicht seine Sache. Im Körperspenderformular hat er angekreuzt: »Ich möchte einem guten Zweck dienen.« Auflagen, was er gern von sich plastiniert sähe, machte er nicht. »Ob er alles verwendet oder nur Knöchelchen oder mich überhaupt will – das ist alles ihm überlassen. Das Eigentliche kriegt er ja doch nicht. Das Eigentliche ist woanders!« Das Eigentliche hat er – der Plastinator – sowieso nicht im Sinn. Er braucht für das, was er zeigen will, nur die abgestorbene Hülle der einst lebendigen Wesen.

Das Flugzeug macht einen schläfrigen Eindruck. Im Gegensatz zu den Völkerwanderungen in der Maschine von Frankfurt nach Bishkek, in der es während der gesamten Zeit höchsten mal fünf un-nomadige Minuten gab, verführt die Ruhe hier zu träumerischen Ausflügen. Die Familie Wotzko in der Nähe von Nürtingen (Baden-

Württemberg) gehört zu den Körperspendern, zu denen der Kontakt nach den professionellen Begegnungen nicht abgerissen ist. Besondere Menschen, die einem ans Herz wachsen, sind das. Die den Lebensweg kreuzen und in wenigen Stunden etwas aufbauen, wozu viele Zeitgenossen weder Lust noch Kraft haben. Verabredet war bei den Filmaufnahmen, sich wiederzusehen, noch einmal ausführlich zu sprechen, speziell für das Buch. Wie viele der von Hagensschen Körperspender haben sie viel mitzuteilen, weil sie schon sehr lange über sehr viel nachdenken.

Spannende Biografien! Lilly Wotzko stammt aus dem ehemaligen Jugoslawien, aus der Wojwodina, hat deutsche Vorfahren und lebt seit 38 Jahren in der Bundesrepublik. Ihr Mann Hans-Jürgen wurde in Oberschlesien geboren, kam dann mit seiner Familie ins Ruhrgebiet, wo er bei den Chemischen Werken in Marl-Hüls eine Ausbildung als Chemotechniker begann. Später, nach Studien der Betriebs- und Arbeitswissenschaft, vertritt er als Spezialist für Elektrowerkzeuge eine Firma, die – vor allem auf internationalen Messen – Schneidemaschinen anbietet. »Vom U-Boot bis zum Flugzeug«, beschreibt er die Einsätze seiner Geräte, die jedoch nie komplett seinen Horizont besetzen. Seine Frau Lilly, mit der er seit 28 Jahren verheiratet ist ... »freiwillig« ... hat ihn begleitet bei den Reisen zu den Fachausstellungen, einige Semester Kunstgeschichte studiert und ihr ganzes Leben lang künstlerische Bildung autodidaktisch betrieben.

Die beiden Wotzkos hatten in Heidelberg am Tag der Körperspender mit Gunther von Hagens am Tisch gesessen und vor allem über Kunst gesprochen. Und warum sie sich entschlossen haben, ihren Körper zur Verfügung zu stellen. Frau Wotzko: »Wenn ich tot bin, möchte ich nicht, dass meine Tochter einen Stein beweint. Es ist besser, in der Erinnerung weiter da zu sein!« Lilly W. hat ihre Entscheidung notariell bestätigen lassen. GvH hat ihr an

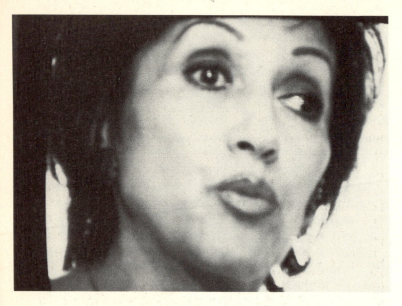
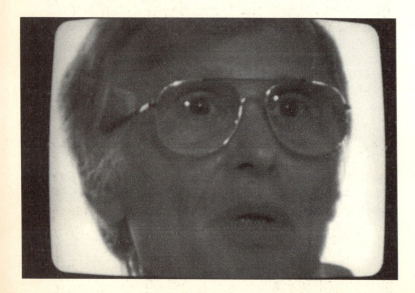

diesem Tag die Frage gestellt, ob er sie später als Plastinat auch auf ein Pferd setzen dürfe.

»Das ist mir völlig egal, was Sie mit dem Stück machen, das Sie bekommen, das ist Ihre Sache. Wenn ich gestorben bin, existiere ich nicht mehr. Jenes Objekt hat eine neue Funktion, das ist nicht mehr der Mensch«, sagt die Frau zum Professor.

In wenigen Minuten sollen wir in Peking landen. Wotzkos können vorerst aus Zeitgründen nicht zum zweiten Mal besucht werden – trotz der Gastfreundschaft, trotz der guten Zeiten mit zwei unkomplizierten, wachen Gesprächspartnern. Hans-Jürgen Wotzko ist Maler. Nicht etwa einer aus der Hobbyzunft, nur weil er sein Leben lang Elektrowerkzeuge in die ganze Welt verkauft hat. Er ist ein nachdenkender naiver Surrealist mit sehr eigener Bildsprache. Klassisches Malen mit handwerklichem Hintergrund – dafür gab es auch Zeit in seinem Leben. »Zum Querdenken verleiten« will er die Menschen mit seinen Bildern, »wir denken zu wenig!« In Heidelberg hat er Gunther von Hagens erzählt, dass er mit dem Plastinat der Schwangeren gesprochen hat: »Sie hört uns zu. Seht, so ist es. Ich bin nicht mehr, ihr seid noch da. Aber, ihr kommt zu mir!«

Wotzko »spricht« auch mit seinen Bildern. Vitrinen malt er gerade. Eine befindet sich unter Wasser, eine auf dem Mond, und die schwierigste, die 21., hat er in den Himmel platziert. Ich weiß nicht, was ist im Himmel? Gibt es da Rasenmäher? Gibt es z.B. Mode? Kann ein Bauer da oben Traktor fahren? Und was ist überhaupt oben? Alle diese Fragen bearbeitet Wotzko malend, Gegenstände, die sein Interesse finden und seine Gedanken fesseln, bannt er in die Bilder. Streng katholisches Elternhaus, zwei Onkel, die Jesuiten sind, eine lange Messdienerzeit in der Jugend, ein Schulfreund, dessen Vater ein Beerdigungsinstitut hat! Festgelegte Stilrichtungen haben für den Maler keine Bedeutung. Er ist ein »Querlebender« – als Querdenker bereits auf die Welt gekommen. In liebvoller Komplizenschaft mit seiner Frau gestaltetet er sein Dasein ebenso selbstbewusst wie der Plastinator, dessen eigenwillige Pläne er mit seiner Körperspende unterstützt.

Es zischt! Es zischt außergewöhnlich stark! Noch nie hat es in einem Flugzeug, in dem wir saßen, so beunruhigend gezischt. Wotzko hatte uns in seinem Haus inmitten seiner Bilder erzählt, wie er bei den vielen und langen Flugreisen immer wieder auch über das Ende nachgedacht habe … »Was ist, wenn der Vogel abschmiert? Hier über dem Meer oder in der Wüste? Die finden dich doch nie!« Die Wotzko-Bilder, die eigenwillig zwischen Himmel und Erde auf den Pfaden von Tausendundeiner Nacht unbekannte Geschichten erzählen …

Zischend hat es angefangen, und nebelqualmend geht es jetzt sichtbar und furchterregend weiter. Aus sämtlichen Belüftungslamellen quillt eine weiße Pampe, dabei zischt es weiterhin vernehmlich. Oben, in der Mitte und selbst ziemlich weit unten – weißes Zeug in feindlichen Wölkchen. Zeigt sich so ein ausbrechendes Feuer in einem Flugzeug? Sind das die Wasserdämpfe, die automatische Sprühköpfe verteilen, wenn hinter den Platten der Kunststoffverkleidung bereits die Flammen wüten?

Gesegnet sind die, die über wenig Fantasie verfügen! Wir gehören in die andere Abteilung. Eisig greift es nach dem Herzen. Warum schreit keiner? Die anderen sitzen mit gelangweilten Gesichtern in diesem Zischkonzert. Etwas müde blinzeln sie dem Nebelbeschuss zu: Außer uns regt sich kein Mensch auf! Nur wir sind offensichtlich bereit, zwar entsetzt, aber mit Fassung zu sterben.

Die dickste der Iljuschins ist auf dem Boden. Hochnäsig blicken wir den weißen Wölkchen nach, die sich wieder in ihre Löcher verkriechen. Ein Klimaanlagen-Phänomen! Zu schwüles Wetter! Gunther von Hagens ist höflich genug, unsere Panik nicht bemerkt zu haben.

Wohltuender normaler Betrieb mit dem üblichen Geschiebe. Erträglich, nach dem überlebten Totentanz ist jetzt sogar der breite Rücken des großkotzigen Herrn, der hilflose Verkäuferinnen springen lässt!

Märchen für Rurik – ausgekochte Schädel für Gunther

Über das Abenteuer, das nur in der Fantasie zum Absturz geführt hat, ist nie ein Wort verloren worden. Gleichmütig sitzen alle im Taxi, das zum Airport-Hotel fährt. Dr. Sui kennt das schon, dass Gunther von Hagens nie die nach chinesischem Kodex angemessenen Hotels auswählt. Er hat sich längst gefügt. Weil er weiß, wer sich durchsetzt. Außerdem hat der Professor als Älterer – chinesisch gesehen – sowieso Recht. Das Hotel ist, seinem Namen entsprechend, um die Ecke – das wird morgen früh ein Vorteil sein. Nicht nur der Klimaanlage an Bord der Iljuschin war es zu schwül und dampfig hier. Die leichte Kleidung der Reisenden trieft etwas – nicht leicht genug für einen Sommer in Beijing, die Stadt oft bis zu 37 Grad aufgeheizt, mit hoher Luftfeuchtigkeit.

Schwierig, Schlaf zu finden. Wir können uns allenfalls in Gedanken Märchen nacherzählen, die Gunther von Hagens für seine Kinder erfand, als die noch klein waren: »In Heidelberg habe ich unter der Erde ein Labyrinth angelegt, mit riesigen Kuppeln und Sälen. Der Eingang war immer im Zoo. In einem Tiergehege gab es so einen Gully – da konnten die Kinder rein!« Der Älteste, der Sohn Rurik, war am verrücktesten auf diese geistige Nahrung. »Immer frühmorgens haben die Zwerge getanzt, zwischen drei und sechs, wenn sie aus ihren Kuppelbauten herausgekommen sind. Rurik war der Mann aus der Oberwelt, der das Geheimnis kannte, dass die Welt da unten existiert. Die

Zwerge haben sich gefreut, wenn er runtergekommen ist«, erzählt GvH. »Hurrah, hurrah – unser Rurik ist wieder da!«

Von Hagens kennt die Comics des Brüsselers François Schuitens nicht, der eine komplette unterirdische Gegenwelt gezeichnet hat. *Les cités obscures* – die geheimnisvollen, die dunklen Städte – hat er die Orte genannt, von denen er erzählt, als wir ihn für einen Film über Brüssel besucht haben. Der Plastinator hat seine Unterwelt vielleicht sogar vor Schuitens erfunden, denn die Märchenzeit für Rurik liegt fast 15 Jahre zurück.

Seinen Namen bekam der Junge nach einem in Russland herrschenden Waräger-Fürsten aus einem Wikingerstamm, sein Kinderglück vielfach durch einen Vater, der bereit war »vor- und mitzuspinnen«. Die Zwerge, die manchmal auch an die Oberwelt kamen und ihre Tänze auf die Neckarwiesen verlegten, müssen ein tiefes Erlebnis gewesen sein. Der Professor: »Als Rurik viel größer war – mit acht Jahren vielleicht –, waren wir auf dem Neckar im Paddelboot. Da hat er mich inständig gebeten, doch mal dahin zu fahren,

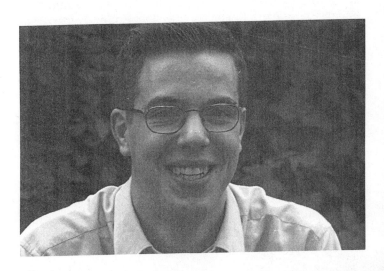

wo die Zwerge immer waren ... Ich habe dazu geschwiegen – ich wollte den Kinderglauben nicht zerstören.«

Rurik ist nicht in Heidelberg, als wir seine Mutter Cornelia von Hagens und seine Schwestern Bera und Tona nach der Rückkehr aus China besuchen. Er schickt uns ein Fax, telefoniert mit uns. »Bereits mit zwei Jahren soll ich meinem Vater im Labor ›geholfen‹ haben: Er nahm mich mit in sein Labor in der Uni Heidelberg. Damit er dort in Ruhe arbeiten konnte, stellte er mir zwei Kisten hin. Eine war mit vielen kleinen Fläschchen gefüllt, und diese sollte ich, so wie er es mir vormachte, in die anderer leere Kiste räumen«, steht in diesem Fax. »Er war ganz sicher vollkommen anders als andere Väter, und darauf war ich immer recht stolz.« Obwohl dauernd mit der Plastination beschäftigt, habe sich der Vater »stets rührend und vor allem einfallsreich« um ihn gekümmert.

Ob wir Sinn für schwarzen Humor hätten, fragt uns GvH auf dieser Reise. »Eher zuviel«, ist die Antwort. Von Hagens liest aus seinen Kurz-Poesien: »Hast du einen bösen Sohn, so stecke ihn ins Aceton. Kommt er aus dem Silikon, ist er ganz flexibel schon. Steht dann in der Ecke fein – und wird immer artig sein.« Rurik von Hagens, der in Bamberg gerade eine Bleibe gefunden hat, wo er demnächst mit dem Studium der Betriebswirtschaft beginnen will, sagt am Telefon, das sei nicht die neueste Kreation des Kreativen – er kenne sie schon!

Der Vater und der Sohn erinnern sich beide an den ersten Anatomieunterricht. »Das ist der »del – to – i – de – us«, trällert von Hagens gleich los, als er von den Muskelreimen erzählt, die er Rurik vorgesungen hat. Das Kind saß in der Badewanne, der Papa zeigte auf die Körperpartien und skandierte dabei die wunderbaren lateinischen Wörter. Den *Musculus deltoideus* identifizieren wir am Oberarm – Rurik wird nie vergessen, dass er dieses Stück besitzt!

Der Junge wusste genau, welche Arbeit sein Vater macht – »wusste selbstverständlich, dass es sich bei den Präparaten um menschliche Körper handelte. Für mich waren die Präparate nie eklig, gruselig oder gar beängstigend!« Schon in der Grundschulzeit arbeitet Rurik in den Ferien mit (zu einem entsprechenden Stundenlohn, wie er extra betont). Eine Woche lang schnitt er einmal Plastikschnüre exakt auf die Länge von 1,61 Meter.

Kinder nicht kindisch zu behandeln – das war bereits die Politik Gerhard Liebchens gegenüber seinem Sohn Gunther. Als wir am nächsten Morgen vom Airport-Hotel Peking zur Abflughalle Inland starten, knallt ein Wolkenbruch herunter, der sämtliche Nachrichten über Taifune ins Gedächtnis ruft und Anspielungen an Rurik-Märchen und »Deltoideusse« blödsinnig erscheinen lässt. Was wir zu dieser Zeit noch nicht wissen: Der Flieger aus Dalian, der morgens eine erste Tour nach Beijing macht, um dann mit vollem Bauch über das Bohai-Meer auf die Halbinsel gegenüber von Korea zurückzukehren, kann in der chinesischen Hauptstadt wegen Wind- und Wassermassen nicht landen, muss umkehren und in Dalian abwarten, bis ein neuer Versuch möglich ist. Hätten wir das geahnt, wären wir weniger ungeduldig gewesen, Gunther von Hagens in neue familiäre Gespräche zu verwickeln.

Noch nichts konnten wir ihm bisher berichten über das Gespräch mit seiner Schwester Siegrit vor noch nicht ganz zwei Wochen, das in Köln stattfand – wieder im Freien wie viele der Interviews, wieder auf der Terrasse eines Cafés. In der Buchhaltung des von-Hagens-Unternehmens arbeitet sie, nachdem sie dem jahrlangen Drängen des Bruders nachgegeben hatte, der sie schon gleich nach der Wende aus Ostdeutschland loseisen wollte. »Von allen meinen Geschwistern«, sagt GvH über die zwischen ihm und der ältesten Schwester Geborene, »ist Siegrit die Beständigste.« Sehr bescheiden und mit großem Durchblick sitzt sie uns

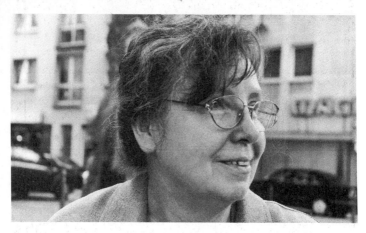

gegenüber. Später, als unsere Fragerei nach über zwei Stunden vorbei ist, geht sie an diesem Abend noch einmal ins Büro. Sie ist das, was in ihrer Familie »Durchreißer« genannt wird, ein Ausdruck, mit dem sie bei unserem Gespräch ihren Bruder Gunther, die bereits verstorbene Mutter und auch sich selbst beschreibt.

Durchreißer sind sie – die Liebchens! In Hinterpommern geboren – Gudrun, Siegrit und Gunther, der dann, nur wenige Tage alt, auf dem Pferdewagen die Flucht Richtung Westen mitmachen musste. Der jüngere Bruder Gero kam 1946 auf die Welt, bereits auf dem Gebiet der ehemaligen DDR. Erst 1956 die jüngste Schwester Sunhild. Siegrit – wie der Sieg und der Ritt«- erklärt sie die Schreibweise ihres Namens, wenn auch der »Rit« bei ihr nur ein »t« hat. Zehn Jahre Schule und dann zwei Jahre Maurer gelernt. Das hat ihr Spaß gemacht. Sie wurde auf eine Fachschule delegiert, begann 1962 ein Studium, gab nach drei Semestern wegen der Tücken der Festigkeitslehre auf. Die Ausbildungsplaner der DDR schlugen ein Abendstudium vor. Sie machte den Abschluss als Techniker – »so ein Mittelding zwischen Ingenieur und Meister« –, arbeitete dann im Tiefbauamt Cottbus.

»Unsere ganze Familie – alle sind solche Arbeitstiere! Auch Nachtarbeiter« (aha, dann ist das bei GvH genetisch!). Siegrit Liebchen erinnert sich an die Kindheit ihres Bruders, den sie als sehr kleinen Jungen nicht besonderes auffällig fand: »Es war vielleicht 1951, da wollte er Fastnacht unbedingt als Arzt angezogen sein, mit so einer kleinen Brille. Ich werde mal Arzt, hat er gesagt.« Er sei mit den Gedanken sehr oft woanders gewesen. Frau Liebchen spricht von den schönen Sommern an der Ostsee beim Großvater, der dort auf einem Bauernhof lebte ... ein Bollerwagen, in dem die kleineren Geschwister saßen ... Bad Doberan, Heiligendamm ... die Mutter, die mit vier oder fünf Bällen jonglieren konnte bei den Ausflügen an den Strand.

Gunther von Hagens erzählt ebenfalls von Sommererlebnissen. Die fanden aber später statt, als er etwa dreizehn Jahre alt war. Bei den Verwandten legte er Stromkabel, er habe die Technik immer geliebt. Der besagte Karnickelstall, der immer noch steht, hatte Platz für 40 Tiere!

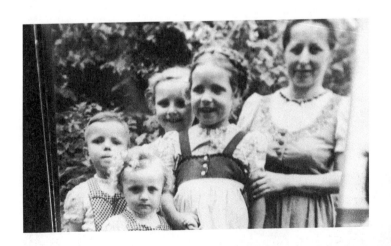

Nach seiner Erinnerung war seine größte Leidenschaft das Pilzesammeln. Ganze Tage war er unterwegs, verlief sich dabei, kam mit Kleidern voller Kletten und Brombeeren zurück und mit verfilzten Haaren, weil er im Wald Ameisenhaufen beobachtet hatte und sich durch das Unterholz den Weg in belebte Gegenden zurückerkämpfen musste.

Anzeichen von Genialität? Wenigstens von Hochbegabung? Als die Begegnung mit Siegrit Liebchen stattfindet, kramt sie im Gedächtnis. Ihr fallen Kissenschlachten ein und dass die Mutter öfter einen der fünf in ein separates Kämmerchen steckte, wenn im Mädel- oder im Jungszimmer überhaupt keine Ruhe eintrat. Lehrer habe der Bruder mit seiner Ruhe und einem gewissen angedeuteten Grinsen schon mal zur Weißglut gebracht ... Wenig, was auf die spätere rasante Entwicklung hindeutet! Früh hatte er ein Mikroskop, da Vater Liebchen, bei aller notwendigen Sparsamkeit, für Dinge, die zum Lernen taugten, immer Geld fand!

Dann kommt eine Geschichte, die vielleicht doch ein Licht auf die Bestimmung des Plastinators wirft. Die

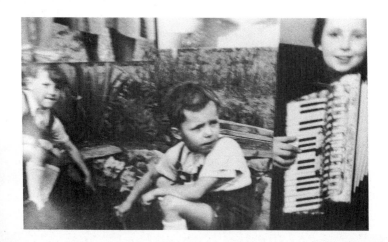

Hühner der Familie, die ohnehin auf Gunthers Forscherweg eine Rolle spielen, bekamen Futter aus Kartoffeln und Haferflocken, das in einem großen Topf gekocht wurde. Eines Tages nimmt die Mutter den Deckel ab und blickt auf einen schon ziemlich nackten Totenschädel. Gunther von Hagens hatte ihn mitnehmen können, als in der Nähe ein Friedhof aufgelöst wurde. Er wusste, dass Kochen ihn weiß machen konnte, und der Topf für das Hühnerfutter schien ihm geeigneter als die übrige Haushaltsausstattung. Das Kalbsherz, bei dem er Hinweise auf den Blutkreislauf finden wollte – das war nicht zu Hause in Thüringen. Die Geschichte spielte sich auf dem Bauernhof beim Großvater ab, denn da gab es eben jenes Kalb, das tot geboren wurde und an das er herankam.

Sommersonne und endlose Ferienwochen sind für den »Weltbürger chinesischer Präferenz« in blassen Pastellfarben noch in der Erinnerung, haben vielleicht den jungen Vater beeinflusst, wenn er mit seinem Sohn Rurik auf dem Neckar Paddeltouren unternahm. Jetzt, da er mit Strenge die Lebensminuten einteilt und jeden Kraftaufwand daran misst, ob er dem Lebensziel dient – der Perfektion der Plastination –, jetzt existiert für Gunther von Hagens längst eine Kluft zu den eigenen Anekdoten. Er selbst erzählt sie eher pflichtschuldig, weil er weiß, dass er jetzt sehr bekannt ist und man diese Storys von ihm erwartet.

Gäbe es keine Verspätungen, keine Widrigkeiten einer Reise – wie viel weniger hätte gesprochen werden können! Je globaler das Leben, desto wunderbarer die geschenkten Stunden technischer Pannen! Vielleicht gibt es längst ein geheimes Netzwerk von Saboteuren, die Flugpläne zusammenbrechen lassen, weil ihnen das ewige Funktionieren auf den Geist geht, die glatte Effizienz von Normtagen zu wenig Abwechslung bietet. Hat aber »der Chinese« überhaupt Zugang zum Anarchismus?

China. Nichts wissen wir über dieses Land! Und wenn wir abreisen, werden wir lediglich genauer wissen, dass wir nichts wissen. Wiederkommen und länger und genauer hingucken! Das Bild, das in Deutschland vermittelt wird, ist antiquiert, dumm und führt zu verqueren Urteilen. Die Hinrichtungen haben alle mitbekommen. Aber – warum spürt man nicht wenigstens ein klein bisschen Beklemmung hier? Warum wirkt die Polizei nicht so richtig brutal? Weshalb schleichen die Menschen nicht mit angelegten Ohren herum? Warum ist uns nicht so »unfrei« zu Mute wie in Moskau vor rund zehn Jahren? Ist das noch eine Volksrepublik, die das Volk wie Gefängnisinsassen hält? Wir sehen zu viel Kapitalismus und zu wenig Unterdrückung. Wiederkommen und genauer hingucken! Das Land rennt in die Zukunft – und wir kriegen davon zu wenig Genaues mit.

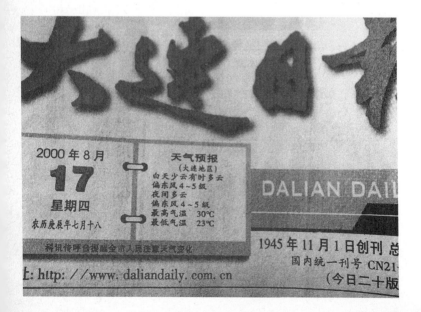

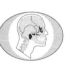 # Ausgeschlafen auf Granit

»Ist es Mittwoch- oder Donnerstagmorgen?« »Es ist Donnerstag« – der Professor ist wohlorientiert, als wir über Rolltreppen und Laufbänder aus silbrig strahlendem Metall hetzen und das Gate suchen. Alles ist funkelnagelneu! Der supermoderne Flughafen von Beijing (Peking) unterscheidet sich nur durch chinesische Schriftsymbole von anderen Großflughäfen der Welt. Ansonsten hat sich das Land den europäisch-amerikanischen Normen angepasst: Rollend passieren wir die Ladengeschäfte. Shops für Konfekt, Snacks, Presse und Zigaretten.

Dr. Sui verlässt die Rolling Group um GvH. Ein Spielwaren-Nonsens-Shop: Ein Plastiktier – kein Plastinat. Eine Schildkröte in Weiß. Dazu gibt es Farbstifte zum Bemalen. Und zum Wiederabwaschen. Von Hagens kauft. Wir auch. Weiter, vorbei an Laden und Lädchen. Die chinesischen Verkäuferinnen stehen zierlich, freundlich und gepflegt neben den Regalen. Um 9.20 Uhr soll uns der Flug mit der Nummer CJ 6134 zum Ziel der Reise bringen: Dalian, die Hafenstadt am Gelben Meer und an der Bohai-Bucht. Niemand, den wir kennen, kennt es.

In schwarzen Plastiksitzreihen am Gate 34 staunen wir über die Massen von grau-schwarzem Granit, der hier verbaut wurde. Nur bei den Fugen ist anscheinend das falsche Material verarbeitet worden, der Fugenfüller ist in die Granitplatten hineingelaufen. »Wenn die Japaner bis zum Schluss alles allein gemacht hätten, wäre das nicht pas-

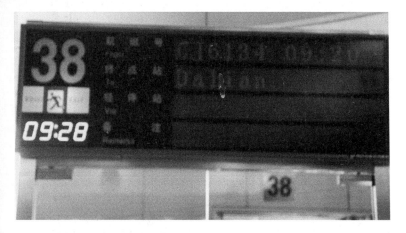

siert«, meint GvH lakonisch. Der Kunststoffspezialist weiß, woran es liegt.

Sein Manager in China, Dr. Sui, ist ausgeschwärmt. Es wird alles noch länger dauern: Das Flugfeld ist diesig und nebelig. Dr. Sui kommt zurück. Wir erzählen von Dalian und vom Meer. Der Professor erinnert sich an Cuxhaven. Als er aus dem Knast in die Bundesrepublik kam, fuhr er für drei Wochen nach Norddeutschland, mietete sich in einer kleinen Pension ein. »Da war es gemütlich und ruhig, dort bin ich erst mal wieder zu mir gekommen«. Viel nachgedacht hat er und natürlich gelernt. Medizinisches Englisch – als Vorbereitung für die USA.

»Heute nacht«, sagt Gunther von Hagens, »das war in Deutschland ja fast noch eine christliche Zeit (die mitteleuropäische Zeit liegt acht Stunden vor der chinesischen), musste ich mich noch um alles Mögliche kümmern.« Die Firma, die die Halle für »Körperwelten« gebaut hat, will auf einmal mehr Geld; jetzt wurde jemand bestellt, der alles prüft. Der sagt, dass – im Gegenteil – der Plastinator noch Geld zu bekommen hätte! »Das sind alles so Dinge, die bis in die letzten Einzelheiten geklärt werden müssen«, erläutert GvH die nächtlichen E-Mail-Stunden. Er ist allgegenwärtig: im Fernen Osten, in Deutschland, in Zentralasien – immer unter Berücksichtigung der Zeitverschiebungen und der Arbeitszeiten der Mitarbeiter.

Gestern in Urumqi hatte der Anatom bei dem Fahrer der Tursuns »ein besonders bemerkenswertes Ohr« gesehen, das ihn daran erinnerte, worüber er »einmal mit einem Geheimdienstmann irgendwo in der Welt geplaudert« hat. Der hatte ihm gesagt, er sei spezialisiert auf das Erkennen von Ohren. Die Leute könnten sich tarnen mit falschen Augenbrauen oder falschen Bärten, aber die Ohren nicht verändern ... »So sieht man«, fährt der Professor fort, »dass detailliertes Wissen ein ganz anderes Denken ermöglicht. Detailliertes Wissen macht kreatives Denken möglich.«

GvH will vor seinem geistigen Auge bei einem von uns, zu einem bestimmten Gesichtsausdruck, die Haut der linken Gesichtshälfte wegzaubern und dann die »Nervenaustritte« sehen. In den USA sind Forscher gerade dabei, das Mienenspiel der Menschen via Computer zu entschlüsseln. 24 Muskeln im Gesicht bringen Angst, Freude, Trauer, Wut und Ärger zum Ausdruck. Die meisten Muskeln um den Mund herum können viele bewusst steuern. »Einige Partien der oberen Gesichtshälfte jedoch entziehen sich hartnäckig der Kontrolle«, erfahren wir aus dem *Spiegel* (20/2000). Der Mimikforscher Paul Ekman, Psychologe an der Universität in San Francisco, kann nach langem Üben »die meisten dieser unwillkürlich zuckenden Muskeln mutwillig und einzeln bewegen«. Von Hagens blickt sowieso anders hinter die Fassaden – Vorsicht?

Die Stärke des Professors liegt in der dreidimensionalen Vorstellungskraft vom menschlichen Körper. »Das mir verfügbare gedankliche Potenzial für neuartige Präparate setzt sich zusammen aus etwa 50 000 erinnerbaren anatomischen Bildern der vergangenen vier Jahrhunderte und der sich beständig verbessernden Intuition für bisher nicht Gesehenes, den »weißen Stellen« der anatomischen Vorstellung, denen ich nachspüre«, schreibt von Hagens in seinem Aufsatz »Das innere Gesicht« im Katalog zu Bazon Brocks Ausstellung »Die Macht des Alters«.

So wie ein Künstler sein Werk gedanklich vorkomponiere, präpariere er geistig die verschiedenen Varianten durch. »Im optimalen Fall habe ich irgendwann das fertige Plastinat so konkret vor Augen wie der Bildhauer die herauszumeißelnde Statue«, beschreibt er die visionäre Konzeption der Ganzkörperpräparate. »Die Art und Qualität von Präparation und Plastination bestimmen, welchen Zugang wir zum ›inneren Gesicht‹ haben.« Es sei ein Unterschied, »ob wir des individuellen Körperinnern im Muskelpräparat eines Laufenden oder in einer Körperscheibe ansichtig werden. »

Jedem Menschen sei, so von Hagens in seinem Aufsatz, »zusätzlich zu dem mit seiner Personalität verbundenen äußeren Gesicht ein inneres Gesicht eigen«. Und weiter: »Kunstwerke sind vom Menschen geschaffene Artefakte,

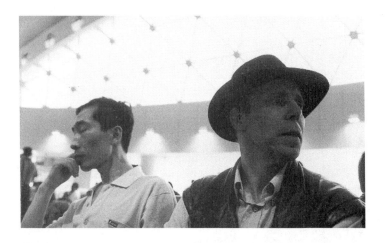

Anatomiekunstwerke sind bearbeitete Produkte der lebendigen Natur.« In einer anatomischen Ausstellung, in die Laien wie ins Museum zum Schauen kämen, »ist das direkte unmittelbare Begreifen ohne Worte wichtig«. Der Verstand des Betrachters forme aus den sinnlich erfassten Teilen des Ganzkörperplastinats wie Organen, Muskeln und Knochen sein Erkenntnisobjekt. »Diese Erkenntnisleistung ... ist komplexer und befriedigender, als wenn nur einzelne Organe oder Körperteile studiert werden können.«

Wir sitzen immer noch in der Abflughalle in Beijing und warten. Es geht weiter um »Das innere Gesicht«: »Die Natürlichkeit des menschlichen Körpers wird unterstrichen, die Kluft zum Lebenden wird verringert«, wenn das Plastinat in einer lebensnahen Umgebung stünde, heißt es im Text von GvH. »Für mich lebt das Gestaltplastinat«, führt er seine Gedanken aus: »Es bewegt sich weiter, ich animiere es laufend in meinem Kopf weiter. Insofern mischt es sich auch inniglich – inniglicher – mit den herumlaufenden Besuchern.«

Die Menschenmenge hat sich vergrößert. Kein Flieger geht – keiner kommt, immer mehr Flugwillige hängen in der Warteschleife. Der Plastinator beschließt, eine Weile zu schlafen. Er hangelt sich blitzschnell zwischen und unter zwei Sitzreihen, die hier, Rückenlehne gegen Rückenlehne, aufgestellt sind, schiebt seinen Hut zurück und beginnt in der »stabilen Seitenlage« fast augenblicklich an zu schlummern. Die chinesischen Fluggäste bemerken es wohl nicht. Auf jeden Fall herrscht fernöstliche Gelassenheit bei der Warterei. Schon seit langem gibt es keinen freien Sitzplatz mehr.

Zu Hause haben wir über die Kombination von traditioneller chinesischer Medizin (TCM) und modernen Heilmethoden gelesen. Zukunft der Medizin? Zentren dafür werden in Deutschland und im übrigen Europa eröffnet, TCM-Kurse gibt es jetzt in England und in Deutschland an zahlreichen Krankenhäusern und Unikliniken. China liegt

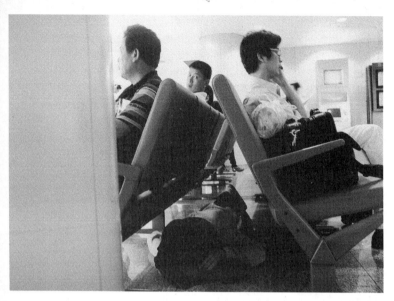

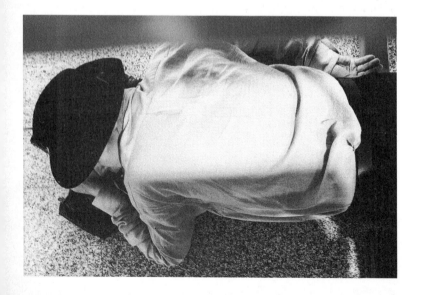

im Trend. Der Siemens-Konzern wirbt – in chinesischen Schriftzeichen – mit konfuzianischer Weisheit: *Geduld ist die Kraft, mit der wir das Beste erlangen.* Das hat auch auf diesem übervölkerten Flugplatz Gültigkeit. Wir suchen in unserem Gepäck nach neuem Lesestoff und finden etwas über den Unternehmer Li Ka-Shing. »Er gilt als einer der reichsten Männer der Welt und als wahrer Herrscher von Hongkong«, schreibt der *Spiegel.* Er sponsere der Volksrepublik Krankenhäuser, modernste Kliniken. Der Kapitalist im Schulterschluss mit den Kapitalisten? »Er ist der Stolz der Nation«, wird das offizielle Blatt der Kommunistischen Partei zitiert. Erlaubt der Kommunismus den Kapitalismus? Oder gestattet der Kapitalismus noch ein wenig Kommunismus?

Etwa eine Stunde ruht Gunther von Hagens auf hartem, kühlen Granit. Gelenkig kommt er hervorgekrochen. »Nach etwa zehn Minuten hat sich der Körper der Bodentemperatur angepasst«, dann könne man sich erholen. Wir erzählen ihm, dass eine Frau mit einem großen Besen da war, die überall unter den Sitzen gefegt hat. Nur um ihn habe sie einen Bogen gemacht, obwohl sie nie zu ihm hingesehen habe. »Dann war das meine Aura«, ist sein Kommentar. GvH sagt, auf dem Boden dieses Flughafens habe er schon einmal geschlafen – fraktionär! Plötzlich hörte er den letzten Aufruf seines Fluges, schoss hoch, war aber so schlaftrunken, dass er hinfiel und ihm drei Tage alle Knochen weh taten. Von denen er bestimmt jeden einzelnen namentlich aufzählen könnte!

Die Fegerin von vorhin dreht erneut ihre Runden. Jetzt fegt sie auch über des Plastinators Schlafstelle. Der Anatom beäugt sie: »Also, sie hat 'nen Fegeblick – gar keine Frage, das sieht man!«

Vermestes vulgaris und die dunklen Seiten der Plastination

»Aufgeweckt« wirkt er ja meistens – der Plastinator. Aber nach über einer Stunde Schlaf auf Granit sind die Augen noch mehr als sonst darauf aus, Neues zu entdecken, hat sich im Geist fast ein Stau entwickelt, der zur Entladung drängt. Dr. Sui macht Rundgänge, um so früh wie möglich Neuigkeiten über den Start nach Dalian zu erfahren. Damit niemand aus der Gruppe unauffindbar ist, wenn es plötzlich endlich losgeht.

»Meine Tochter Tona«, fängt Gunther von Hagens an, die musste zum Psychologen – sie hatte Schwierigkeiten in der Schule. »Dann haben sie herausgefunden, dass sie zu schlau ist, dass sie sich einfach langweilte. Sie hat dann eine Klasse übersprungen. Jetzt hat sie zwar noch immer einen Notendurchschnitt von 1,3 – ist aber normal geworden.« Der Psychologe sprach mit Tonas Mutter, GvHs ehemaliger Frau. »Sie hat mir gesagt, dass Tona auf die Routinefrage des Psychologen nach ihren Hobbys ›Körperwelten‹ geantwortet habe.«

»Das hat mich auf eine Idee gebracht.« Der Plastinator entwickelt hier auf dem Pekinger Airport den Plan, eine »Körperwelten«-Ausstellung »in klein« machen zu lassen, sozusagen als *cultural product*. Wie schrumpft man die Plastinate klein? »Wenn ich das bildhauerisch mache, ist das eine Wahnsinnsarbeit. Aber mit den neuen digitalen Kameras lässt sich das computermäßig erfassen und umsetzen …«

Keine Lautsprecherstimme in zwitscherndem Chinesisch, keine merkwürdige englische Übersetzung, die ahnen ließe, es gehe bald los. Stunden vergehen! GvH lernt keine Vokabeln, hat offensichtlich alle E-Mails in seinem Notebook bearbeitet. Volle Aufmerksamkeit für die Recherchen! Wir erzählen ihm, dass ein englischer Künstler gerade verknackt wurde, weil er ein anatomisches Kinderspielzeug seines Sohns Connor nachgebildet hat – ein Spielzeug, ein »Anatomie-Set für den jungen Wissenschaftler«, das es für 35 DM im Laden zu kaufen gibt. Damien Hirst vergrößerte das Plastikmodell (Torso mit freigelegten Organen, Muskeln und Sehnen) zu einer sechs Meter hohen Bronzeskulptur und verkaufte sie für drei Millionen Mark, so steht es in einer kleinen Notiz im *Spiegel* mit zwei vergleichenden Fotos dabei.

Ein Anatom und ein Geschäftsmann in Amerika haben angeblich vor, Leichen zu plastinieren, die sie an jeden interessierten Kunden verhökern wollen. Sie sollen bereits von riesigen Plastinationsfabriken träumen, in denen sich Reiche in Schaustücke verwandeln lassen können. Gunther von Hagens bleibt angesichts dieser »Konkurrenz« gelassen. Zu oft hat er so etwas schon gehört. Er glaubt vor allem nicht an die Qualität der »Produkte« aus solchen Geschäftsversuchen. Der plastinierten Großmutter in der Sofaecke des Eigenheims gibt er keine Chance.

Zum Thema Amerika und Leichen fällt ihm eine Geschichte ein, die er an der Grenze nach Mexiko erlebt hat. Eigentlich komme er in den USA gut zurecht, die Präparate reisen als *medical specimen* (Exemplar, Muster, Probe) genauso wie lebende Präparate, Herzen oder Nieren also. Da das Personal an den Flughäfen häufig denkt, es handele sich um Organspenden, seien seine *specimen* oft schneller vor Ort, als er selbst. Einmal, vor Jahren, als er Geld sparen musste und einen billigen Flug nach New York erwischt hatte, nahm er mit seinen

Präparatekoffern für den Kongress in Mexico City den Greyhoundbus.

Die Rückreise! »An der mexikanisch-amerikanischen Grenze sind sie immer etwas kritisch. Auch der große Koffer musste geöffnet werden: ›I must see it, I must check it!‹. Ich habe meine Einladung vorgelegt – ›I must check it, I must see it‹. Dann habe ich das erste Händchen rausgeholt, das erste Beinchen. Dem Zöllner wurde zusehendst ungemütlich. ›What is in there?‹, fragte er und zeigte auf einen Behälter. Ich habe ihn gewarnt, denn ich hatte einen Kopf in Scheiben geschnitten und wieder zusammengesetzt. Zwischen die Scheiben hatte ich Moosgummiplatten gelegt, und das sah dann natürlich ganz irre aus. ›I must see it, get it out! You are ready?‹« Von Hagens lacht noch heute, als er die Szene schildert. Der Zöllner drehte sich nämlich schnell um, als die Kiste aufging und guckte in eine andere Richtung: »Take it out! – You took it out?« – »Yes!« – »Okay, put it in again!« Die Kiste wurde geschlossen, *medical specimen* durfte passieren.

Dr. Sui ist von einem seiner Kontrollgänge ohne Hoffnungsschimmer zurück. Der Taifun, von dem wir ein paar Tage später im deutschen Fernsehen Bilder sehen, ist noch nicht da. Dennoch reichen die Unwetter hier aus, dass ein neuer Anflug der Dalian-Maschine in Peking nicht möglich ist. Also: Warten! Geschichten erzählen. Gratis-Unterhaltung bei »Travelling with Gunther«, der in früheren Jahren das Gewerkschafts-Publikm der DDR als Hypnotiseur und Zauberer zum Applaudieren brachte und der hier am Flughafen alles tut, damit seine Reisegesellschaft nicht unleidlich wird.

Mit Sui – halb auf Deutsch, halb auf Englisch – entrollt er die Story von den *Vermestes vulgaris,* jenen gefräßigen Käfern, die er nach China geschmuggelt hatte, um sie im Dienst der perfekten Korrosion menschliches Gewebe wegfressen zu lassen – eine frühe Variation der ökologischen

Korrosion ohne Chemikalien, die schon erwähnte gottgeschaffene Methode der Natur! »Sui hat den Raum aufgeheizt, so wie ich damals in Heidelberg das Büro der Kollegin für meine Niere. Die Käfer haben aber nicht gut gefressen!«, erzählt der Plastinator, der Sui dann aufgefordert habe, große Töpfe mit kochendem Wasser aufzustellen, um die Luft zu befeuchten. Die Sauna war komplett – *Vermestes vulgaris* vermehrte sich prächtig.

Beetle trying nennen die beiden Anatomen ihr gescheitertes Experiment: Die Käfer fraßen schließlich – nur nicht so, wie sie sollten. Sie putzten nicht nur das Fleisch weg, sie knabberten auch an den *vessels* – den Gefäßen, die eigentlich frei stehen bleiben sollten. Sie schluckten alles! Der rote Kunststoff, der in die Gefäße (Venen z.B.) injiziert worden war, schreckte sie nicht. »Sie liebten unsere *polymeres* so sehr, dass sie ein bisschen rot wurden«, erinnern sich die beiden. Sui fügt noch hinzu, dass sie viel Geld ausgegeben hätten, damit es den *Beetles* gut ging.

»Wir mussten sehr vorsichtig sein, dass die Käfer nicht ausbrachen. Eine zweite Tür musste her!« – Gunther von Hagens kann das Feixen nicht unterdrücken. Dann wieder ernster: »Wir fanden das Problem. Der Raum zwischen den Gefäßen ist zu klein für die Arbeit dieser großen Käfer! So zerstörten sie die Gefäße – *they destroyed the vessels*«, folgt die englische Version für Dr. Sui, damit er mitbekommt, an welchem Punkt der Geschichte wir sind. Einen ganzen Tag könnte er von »den dunklen Seiten der Plastination« reden, meint Gunther von Hagens und grinst.

Bevor alle Geheimnisse ausgepackt sind, kommt der Aufruf, zum Gate zu gehen, was ein ziemliches Geknubbel hervorruft, denn alle sind etwa vier Stunden zu spät dran. In der Maschine ist zum ersten Mal auf dieser Reise mehr Platz, als für die Passagiere nötig ist – die Beine können sich strecken, die Arme recht angenehme anatomische Positionen einnehmen. *Vermestes vulgaris* werden wir nach der Rückkehr im Lexikon suchen! Gunther v. H. wendet sich nach den erfolgreichen Auftritten als Alleinunterhalter – sich endlich allein auch bestens unterhaltend – dem Notebook und der chinesischen Sprache zu.

Wir lassen die Gedanken zurückgleiten. Wie viel Spaß haben wir bei dem eigentlich ernsten Thema schon gehabt! Komik und Tragik nach dem Kneippschen Prinzip der heiss-kalten Wechselbäder sind uns wie auf einer Bühne präsentiert worden. Von dem Moment an, da wir uns der Anatomie und ihren gegenwärtigen Auswirkungen in der Gesellschaft zugewandt haben ...

Bei den Begegnungen mit den Körperspendern fing es an. Zu diesem Zeitpunkt vor etlichen Monaten war der Kontakt zum Plastinator lockerer, seine »schrägen« Seiten hatte er noch nicht enthüllt. Die Spender, diese Individualisten mit ihren spannenden Geschichten, waren ausnahmslos ohne größere Anstrengung sofort zugänglich. Hoch über der Bohai-See zwischen der chinesischen Landmasse und der schmalen Zunge, auf der des Professors Zielort Dalian liegt, fällt uns der Name Manfred Waffender ein, 68 Jahre alt, ehemaliger Kripomann und von den Menschen, die in dem Fernsehfilm porträtiert werden, derjenige mit den bizarresten Schilderungen vor der Kamera.

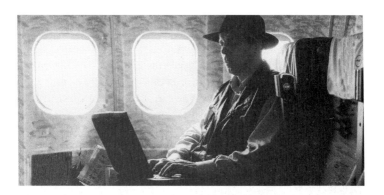

Rheinisch ist sein Tonfall, und rheinländisch sind seine ungeschminkten Weltbetrachtungen. Er wohnt in Kerpen, nicht weit von Köln, dort, wo die Familie Schumacher mit ihrer Cartbahn dafür sorgt, dass der Rennsport immer schön in Mode bleibt.

Manfred Waffender, der bei der Kripo mit Gewaltverbrechen zu tun hatte, zeigt uns Dias von einer so genannten Verwaltungssektion auf einem Lichtkasten. Eine Leiche mit zwei tiefen Kerben von Beilhieben im Schädel liegt auf dem Tisch. »Das war ein Mord! Wenn Sie keines natürlichen Todes sterben – egal ob Verkehrsunfall oder Mord –, landen Sie automatisch in der Luxemburger Straße«, klärt Waffender auf. Das ist die Adresse der Gerichtsmedizin in Köln.

Die größte Sorge des zukünftigen Körperspenders – dass auf seinem Totenschein nicht »Herzinfarkt« oder »Schlaganfall« stehen könnte. Er hat den Professor bei der Spenderversammlung im Kölner Gürzenich gefragt, ob er ihn auch noch nach einer Sektion nähme. Ein klares Nein. »Jetzt muss ich gucken, dass ich keines unnatürlichen Todes sterbe. Ich muss ganz bleiben, dann klappt das schon!«, lässt uns der Mann an seinen Gedanken teilnehmen. Er hält uns vor Augen, was passiert, wenn er vom Plastinator den Stempel bekäme »Annahme verweigert«. Der ehemalige Beamte der Kriminalpolizei, der nicht will, dass sein Sohn mit der Grabpflege belastet wird, findet einen überraschenden rheinischen Schlenker für den Fall, dass er für die Plastination nicht mehr infrage käme: »Der Bestatter hätte mich dann am Hals ... also, verbrennen und ab in die Eieruhr ... dann kann man nach dem Tod noch was arbeiten ...«

Uns fallen die vielen Gelehrten ein, deren zahlreiche Aufsätze über die Würde von Toten wir gelesen habe. Manchen bekäme eine Begegnung mit den Lebenden nicht schlecht, ihr Urteil würde sich dann wahrscheinlich relativieren. Manfred Waffender, der uns nach dem langen

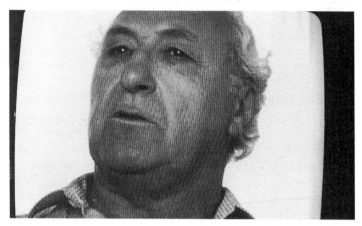

Gespräch am ersten Abend am nächsten Vormittag mit nach Köln in die Uni-Klinik nimmt, ist ein lehrreicher Fall. »Ich markiere da den Strahlemann«, beschreibt er die Therapie gegen den Prostatakrebs, der ihn befallen hat und der glücklicherweise nicht sehr schnell wächst. Denn operieren lasse er sich nicht – »da geht die Potenz flöten, egal was die Ärzte sagen!«

Tapferkeit und Humor sind hier zu lernen, in dem Wohnzimmer in Kerpen, ein paar Tage vor dem Ausspruch unseres Tonmannes Thomas, der das Mikro für Waffender in Position hält: »Nach diesem Film ist nichts mehr, wie es vorher war.« Waffender öffnet uns bei dem Vorgespräch sein Herz, spricht – nachdem er die Gerichtssektionen erwähnt hat – plötzlich von einem fürchterlichen Erlebnis, das in sein Leben eingebrochen ist. Er, der bei der Kripo so oft mit dem gewaltsamen Tod von Menschen zu tun hatte, musste seine ermordete Tochter identifizieren: »Im Februar vorigen Jahres: Der Karnevalsmörder in Bonn – das war meine Tochter!« Das ist das einzige Mal, dass wir fürchten, Manfred Waffender verliere die Fassung. Wir wissen nicht, ob er erwartet, dass wir fragen. Wir lassen ihn selbst entscheiden, ob er weitersprechen möchte. Er beendet das Thema so abrupt, wie er es begonnen hat. Mit dem Hinweis, dass man als Angehöriger einen Toten, der in der Verwaltungssektion war, besser nicht mehr anschauen sollte.

An Manfred Waffender denken wir, wie an die anderen Spender, die uns ihre Motive für die Plastination anvertraut haben, mit Rührung. Ihre Gedanken möchten wir weitergeben, an Menschen, denen sie für die eigene Auseinandersetzung mit der Instanz des »Todes« eine Hilfe sein können.

Eine neue Landung – eine neue Reisestation – neue Begegnungen. »My new hometown«, hatte Gunther von Hagens noch in der Luft gesagt, als wir Dalian zwischen Bohai-See auf der einen und dem Gelben Meer auf der anderen Seite zum ersten Mal erblickten. Dr. Sui hörte das sehr gern, er hatte schon in Urumqi davon gesprochen, dass Gunther längst ein halber Chinese sei und er selbst in seiner Heimat schon den Spitznamen »kleiner Hagens« bekommen habe.

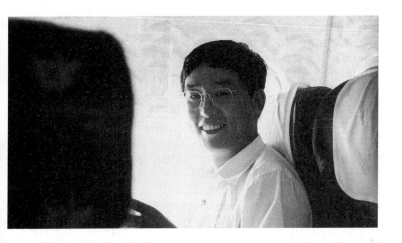

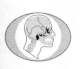

Vom Glück der Dauer zwischen Bohai-See und Gelbem Meer

So schön hatte er es nie beschrieben. Bewusst verschwiegen – offensichtlich –, dass Dalian überwältigend ist. Ist das Monte Carlo? Heißt die Stadt San Francisco? Soll der Staat, dem der Ort angehört, die arme Volkrepublik China sein? Gunther von Hagens weidet sich bestimmt öfter an der Verwirrung seiner Besucher, die nicht vorbereitet sind, in eine fernöstliche Traumstadt zu kommen. Die hier beschriebenen Impressionen sind oberflächlich. Sie geben lediglich das Bild wieder, dass ein Reisender in zwei Tagen aufnimmt. Aber, dass diese Wahrnehmung authentisch ist, dafür verbürgen wir uns. Wer wissen will, wohin die Post geht – wer sehen möchte, ob es außerhalb Europas mehr boomt als daheim –, wer sich schließlich interessiert, wohin das Riesenvolk der Chinesen strebt, der sollte vorbeischauen in dieser Weltecke.

Superlative haben etwas Abgeschmacktes. Hier ist es schwierig, sie zu umgehen. Von Hagens' Leute sind im Kleinbus am Flughafen, Hände greifen das Gepäck, drücken die der Ankömmlinge. Chinesische Gesichter lächeln. »Ni chao, ni chao!« Immer noch nicht geklärt, ob dieser Satz »Du gut« mit Fragezeichen gemeint ist – »Du gut?«. Oder ob es sich um einen Befehlssatz mit Ausrufezeichen handelt: »Du gut!« Gut sind sie jedenfalls, die da mit den Deutschen durch die Wolkenkratzer kurven, stolz auf ihre Metropole, die gelobt wird, deren üppiges Grün die Augen labt. Ein blanker, vielfarbiger, futuristischer Ort mit 5,5 Millionen

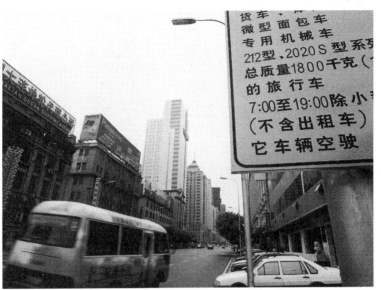

Einwohnern – wie geleckt, ganz verführerisch in der Sonne, mit seiner Skyline protzend.

Die »Perle Nordostchinas« hat die rasanteste wirtschaftliche Entwicklung aller Städte des chinesischen »Stammlandes« vorzuweisen, was wir so verstehen, dass Hongkong bei dieser Bewertung ausgeklammert wurde. Der Bürgermeister, ein sehr gut aussehender Herr, nennt Dalian in den Hochglanzprospekten »Fashion City«, spricht von der Reputation als bester Seehafen, als Gebiet mit den süßesten Äpfeln und frischesten Abalones (= Seafood) und Fundort der feinsten Diamanten. »We love this promising and sacred land«, verneigt er sich vor dem verheißungsvollen, geheiligten Boden im Süden der Halbinsel Liaodong.

Jener Bürgermeister Bo Xilai war es, der Dalian nicht nur zur Hightech-Queen machte. Er verpasste der Stadt mit eiserner Faust und Unmassen ständig versprühter Bewässerung in kaum drei Jahren die tropisch wuchernde Kulisse. Kein einziges welkes Hälmchen an diesem Tag mit über dreißig Grad Celsius und kleiderklebender Schwüle!

Von Hagens' Leute bringen uns zu einem schicken Neubau, in dem wir eine Wohnung mit Dachterrasse beziehen, Blick auf das Gelbe Meer. Der Professor drängt, dass es sofort weitergeht. Wegen des halben Tages, den wir auf dem Flughafen in Peking verloren haben, ist die Zeit sehr knapp geworden. Wir sind hier, um sein chinesisches Leben kennen zu lernen. Es stimmt, dass jede Beschreibung des Gunther von Hagens albern und stümperhaft bleibt, wenn man ihn nicht in China erlebt hat. Flughäfen seien seine Heimat, hatte er nach dem Schlaf auf dem Granitboden der Abflughalle Inland gesagt. Dalian ist es aber auch.

Das Institut für Plastination, das GvH hier ebenso wie in Kirgistan gegründet hat, ist in einer Etage von 800

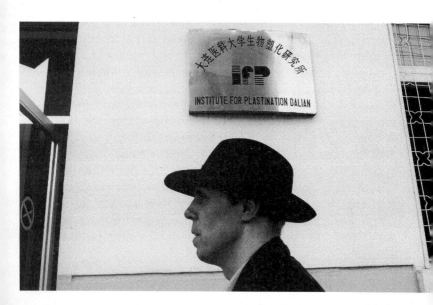

Quadratmetern untergebracht, das Parterre eines Gebäudes, das zu der Medizinischen Universität von Dalian gehört. Die Wirbelwind-Technik des Platinators sorgt dafür, dass in wenigen Minuten die meisten der schätzungsweise zwölf Räume angeschaut sind: »Das ist mein Privatraum« (Schlafbüro – notieren wir im Kopf). »Der Aufenthaltsraum, und da unsere Cleaning-Lady! Im nächsten Container kommt eine Reinigungsmaschine für 8 000 Mark mit, dann braucht man die großen Flächen nur noch abzufahren. Da hinten wird das Mittagessen warm gehalten. Das ist mein Diaschrank aus Heidelberg, 8 bis 9 000 Dias, 20 Jahre Arbeit, alles niedergelegt! Das wird verwaltet von diesem Herrn«, er versucht, uns Professor Chang Bao-Lin vorzustellen. Der ist aber heute nicht gut drauf und möchte nicht reden. Während der Kulturrevolution war er zehn Jahre im Arbeitslager: »Er hat sich jetzt bei uns ganz langsam wieder erholt.«

Weiter! »Mister Mang, *group-leader of our desection*. Er ist *master of corrosion*, war schon in Bishkek, hat dort die Korrosion eingerichtet. – Hier findet die Präparation statt«, eine neue Tür war geöffnet worden. Kurzer Blick der sausenden Besichtiger. »Das Finanzbüro!« Handeschütteln mit den Damen an den Computern: »Du gut! – Du gut!?« – »Geldschränke, alles da, alles gesichert!«, verwehen die Worte des schon wieder vorausstürmenden Professors. Der Positionierungsraum. »Gute Präparation ist nichts anderes als gekonnte Bindegewebsentnahme am richtigen Ort.« Er zeigt auf einen Körper, der etwas hilflos im Raum herumhängt. »Da müsste ich noch ein bisschen *spirit* erzeugen! Am Anfang sah der ganz fürchterlich aus, jetzt hat er schon etwas Statur gefunden« – von Hagens zupft an dem Plastinat herum – »Ich darf die Leute hier aber nicht zu Arbeitssklaven erziehen!«

Gunther von Hagens ist Gastprofessor an der Universität Dalian, hält Vorlesungen, bildet Studenten aus.

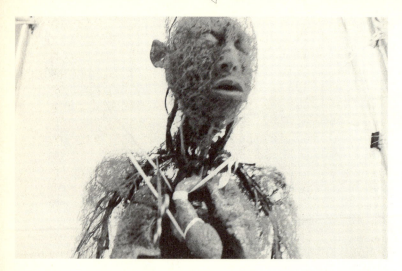

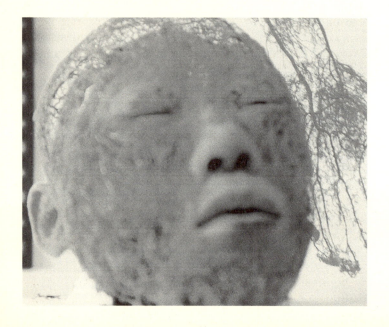

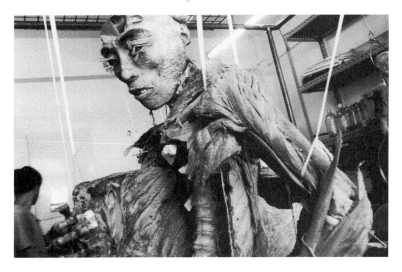

»Gunther hat hier eine deutsche *company*, aber der Generalmanager ist ein Chinese!«, lobt Dr. Sui das Geschick des Mannes, der ihm zu dem Posten verholfen hat. »Am letzten Tag des Jahres 1996 unterzeichneten die Uni und der Professor das Abkommen; 1997 weitere Kontrakte und Festlegung der Aufgaben; 1998 Gründung des Instituts.« Seitdem wird die Sache größer und größer. Der Plastinator kommt öfter und länger. Dass er in Dalian ein neues Institut baut, hatte von Hagens in Deutschland erzählt. Aber kein Wort darüber, dass es sich um eine so große Sache handelt! Am ersten Spätnachmittag in Dalian sollen wir besichtigen, was GvH in der Hightechzone der Stadt bauen lässt. Die Behörden räumen dem Investor die Steine aus dem Weg. Vor einem Jahr erhielt er von den örtlichen Politikern zusammen mit anderen ausgewählten Ausländern einen Freundschafts-Reward.

Dauerhaft werden die Spuren sein, die von Hagens in diesem Teil Chinas hinterlässt. Dauerhaftigkeit – eines der

Schlüsselwörter aller seiner Taten. »Auf Dauer stellen« – den Ausdruck hat er von dem Fachmann für Ästhetik, Bazon Brock aus Wuppertal. Der Professor der Bergischen Gesamthochschule hat das »Glück der Dauer« in einem Aufsatz formuliert, der 1998 zuerst in einem Ausstellungskatalog unter dem Titel *Bildende Wissenschaft* erscheint. Zu diesem Zeitpunkt zeigt Brock in Berlin eine Kunstausstellung mit dem Thema *Die Macht des Alters* und hat sich erlaubt, dabei auch vier Ganzkörperplastinate Gunther von Hagens zu präsentieren. Wegen »Verwendung von Leichen für die Herstellung von Kunstobjekten« hat eine Diplom-Psychologin und Grafikerin Strafanzeige gegen den Plastinator erstattet.

Das Ziel, das Dasein auf Dauer zu stellen, würden sowohl »radikale Materialisten wie gläubige Christen« verfolgen, verteidigt Bazon Brock seit Jahren die Hagenssche Arbeit. Er hält vor Augen, wie »die dauernde Anwesenheit der Toten und ihrer Vergangenheiten in der Gegenwart der Lebenden« stattfinde. »Friedhöfe und Museen, Bibiotheken und Archive, Monumente und Memoriale [...] verkörpern und repräsentieren solche Dauer [...]« In diesem Sinn hat Brock den protestierenden Kritikern vielfach klarzumachen versucht, wie er das »Phänomen des Gunther von Hagens« einordnet: »Folgen wir dem Angebot von Hagens, dürfte sich unser Vertrauen auf das kulturell versprochene Glück auf Dauer erheblich stärken [...] Mit den Substraten der Plastination wird die zentrale Bedeutung, die das Auf-Dauer-Stellen für alle Kulturen hat, in gegenwärtig auffälligster Weise wieder ins Bewusstsein der Zeitgenossen gerückt.«

Deshalb stehen die Besucher so andächtig vor den Exponaten! »Man kann den eigenen Herzschlag als das kosmische Pulsieren wahrnehmen, erfährt eine Steigerung der Lebensfreude, beginnt, dem eigenen Körper zu vertrauen. Der Bauch ist nicht länger solch ein Gewühle von mit Sch... gefüllten Därmen«, sagte Bazon Brock, als wir ihn mit Gunther von Hagens in Wuppertal besucht haben. Der Ausstellungsbesucher sei ergriffen: »Jetzt sehe ich mich so, wie ich früher vor Heiligenbildern stand, vor Königspalästen, vor Pharaonengräbern. – Der Betrachter ist selber der Pharao geworden!«

Der Ästhetikprofessor mit den gemeißelten Aussagen nennt von Hagens einen überragenden »Künstler/Wissenschaftler«; die Plastinate »Reliquien der wissenschaftlichen Anatomie«. Für ihn »sind von Hagens' Methoden und Konzepte der Plastination die weitestgehenden und gelungensten Versuche der Kunst- und Wissenschaftsgeschichte, tote Körper wie lebende, also authentisch, wahrnehmen zu können.«

Als GvH und BB (Bazon Brock) damals in Wuppertal einen schönen Nachmittag verplauderten, landeten sie irgendwann bei Joseph Beuys, der fast in jedem Zeitungsartikel über von Hagens herangezogen wird, dessen Nachahmer mit Hut und Weste er angeblich sei. Als »Reinkarnation dieser Mythologisierungsform von Beuys« trete er in Erscheinung, zumal noch die Ähnlichkeit mit den hohen Wangenknochen und der Schädelform da sei, meint Brock. Von Hagens bezieht sich nicht auf Beuys, obwohl wir Verwandtes zu dem toten Nonkonformisten sehen, der seine Stelle als Hochschullehrer verlor, als er zu seiner Überzeugung stand.

Bazon Brock registriert bei beiden Männern ausgeprägte Authentizität: »Wenn Beuys nicht 20 Jahre lang tagtäglich unter die Leute gegangen wäre – er hätte sich mit seiner Kunst niemals durchsetzen können!« Auch der Mann, um den sich dieses Buch dreht, versagt kein einziges Mal, wenn Menschen sich in persönlichen Gesprächen davon überzeugen wollen, ob er authentisch ist, ob er Vertrauen verdient. Die größten Schreier fallen dann regelmäßig um, wechseln radikal den Standpunkt. Ein solches Phänomen haben wir in dieser Deutlichkeit vorher noch nie erlebt.

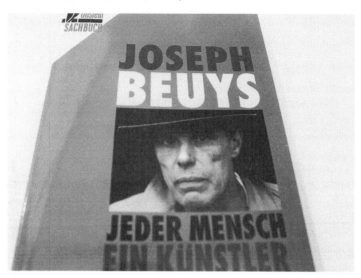

Die Mythologisierung von Joseph Beuys – sein Stuka-Absturz über der Krim im 2. Weltkrieg, von Steppenbewohnern mit Eselsmilch, Fett und Filz vor dem Tod gerettet – wiederholt sich bei von Hagens. Der Junge aus dem dogmatischen Regime, der 21 Monate im Knast saß – Bazon Brock meint, diese Tatsachen hätten die Mythologisierung bereits in Gang gesetzt. Er hält es sogar für die Pflicht besonderer Menschen, die eigene Mythologisierung zu fördern. »Das macht authentisch, wenn jemand für eine Überzeugung ins Gefängnis geht!«

Gunther von Hagens spricht an üblichen Arbeitstagen nicht über solche Reflexionen. An üblichen Arbeitstagen arbeitet er. Diese Stunden in seinem Institut für Plastination an der Medizinischen Universität von Dalian gehören nicht zu einem üblichen Arbeitstag, der zudem halb vorbei war, bevor er hätte beginnen können. Aber: Das übliche Tempo schafft GvH auch an unüblichen Tagen.

Große Tiere in »Plästinäischn«-City

Der Jin-Bei-Kleinbus (Jin-Bei = »Goldener Becher«) pustet mit ganzer Kraft Luft aus der Klimaanlage. Wir verlassen das Gelände der Uni von Dalian und düsen in Richtung Hightechzone. Kurz ist der Weg, schon geht es von der breiten vierspurigen Stadtautobahn in die großzügig begrünte Industriemeile. »Als ich das erste Mal hierher gekommen bin, war hier gar nichts!« Wir biegen um die Ecke, Gunther von Hagens erzählt weiter: »Vor 14 Monaten war hier links und rechts noch nichts gebaut. Das war alles reine Steppe.«

Die Architektur, die wir zu sehen bekommen, die es erst seit so kurzer Zeit gibt, beeindruckt. Dem Plastinator passt vor allem das Tempo. Hier ist er richtig, hier haben die Leute den Biss und die Energie, Dinge durchzusetzen. Gebäude hochzuziehen, die in kürzester Zeit den Investoren zur Verfügung stehen. Wie Gunther von Hagens. »Ich habe gesagt, ganz hinten – oben am Berg! Da ist es ein bisschen geschützt. Da ist 'ne schöne Aussicht, da kann man das Meer sehen.« Das Gelbe Meer.

Weil es schwül und diesig ist, wird der Blick auf das Gelbe Meer etwas getrübt »Insgesamt ist das Gelände 50 000 Quadratmeter groß. Ich habe gesagt, wenn es möglich ist, kaufe ich das, und wir bauen hier *Plastination City*. 30 000 Quadratmeter habe ich schließlich gekauft, weil wir nicht genug Geld hatten. Auf das Gelände davor habe ich eine Option, sie halten es mir zwei Jahre frei.«

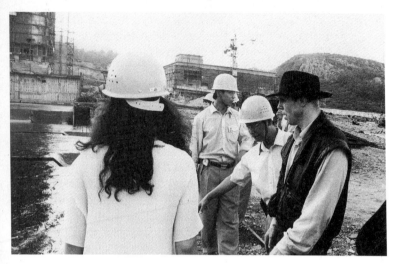

Offiziell heißt die Firma *Von Hagens Plastination Company limited*.

Dr. Sui zeigt seine Visitenkarte, auf der schon alles sauber gedruckt steht. GvH, nicht ohne Stolz: »Ich habe auch so eine Karte!« Wir laufen über den braun-gelben Sand und kommen zum Baustellenbüro. Das große Blumenbeet davor ist schon fertig. Der Plastinator hat die Bepflanzungs- und Begrünungsmasche der Stadtoberen von Boom-Town Dalian voll übernommen und zäumt das Pferd von hinten auf: Blüten vor dem Bauabschluss. »Ich habe angeordnet, da schon Blumen hinzusetzen. Ein guter Anfang.« Abgesehen von der stimulierenden Wirkung auf die Bauarbeiter hat es etwas Surreales – eine rot-rosige Blütenoase, leuchtend im Dreck einer Baustelle.

»Hier haben wir die Baubude«, GvH geht voran. Was bisher schwüle Hitze war, herrscht drinnen an klirrender Kälte. Wir suchen – um die Lungenentzündung zu verhindern – eine Nische, die vor der vollen Leistung der Klimaanlage Schutz bietet. »Das ist der Schlafraum, den ich abgeben musste, weil die Konstruktionsingenieure jetzt so viel arbeiten, dass die hier schlafen müssen.« Das Beispiel des Gunther von Hagens, an der Arbeitsstelle zu schlafen, hat funktioniert. Der Plastinator zeigt Kisten voller Puzzles, die in China gefertigt und dann in den »Körperwelten«-Ausstellungen verkauft werden.

Freudig wird GvH von einem jungen Mann begrüßt, die chinesische Variante eines Mittelmeeranrainers, temperamentvoll, quirlig. Chang Hong heißt er, das bedeute »Rain Bow – Regenbogen«. GvH überlegt: »Er ist der Bauherr.« – Wir: »Aber der Bauherr sind doch Sie!« GvH: »Dann ist er der Architekt. Also, er ist zum Teil Baustellenleiter, zum Teil Architekt. Er hält die Verbindung zum Designerbüro in Peking, ich werde bei allen wichtigen Fragen konsultiert. Da geht es um Fenster und um Toiletten, darum, ob die Wände 24 Zentimeter dick werden oder nur 18 Zentimeter.«

Auszug aus dem Konstruktionsbüro und Schlafhaus in die Dalianer Augustschwüle. Gelbe Baustellenhelme wer-

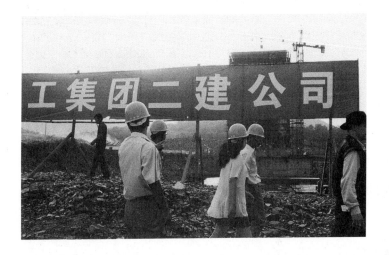

den verteilt und sogar aufgesetzt. GvH bleibt beim Hut. Die Baubegehungsgruppe setzt sich in Marsch. Von Hagens erzählt, erklärt, erläutert:

»Ständig sind 100 bis 150 Leute an der Baustelle. Hier, das sind die Vorbereitungen für das *Basement* – das Untergeschoss. Das sind die *Steelworker* für die Betonarmierung.« Die Gruppe, vorbei an Baustahl in allen Stärken und Biegungen, erfährt hohe Aufmerksamkeit, Respekt wie für eine Delegation der Brüsseler Kommission. »Wenn ich wieder ein paar Tage hier bin, dann gucken sie mich nicht mehr so an wie ein exotisches Tier.« Der Professor ist aufgeregt. Wir auch. Wir haben, da die bisher gesehenen Plastinationsinstitute von Heidelberg, Bishkek und auch das an der Universität von Dalian sich eher bescheiden ausnehmen, niemals ein so gigantisches Werk erwartet.

Ein Kran fährt Beton nach oben – das Mitarbeiterhaus wird gerade gebaut. »Sieben Stockwerke wird es haben, und das oberste Stockwerk ist dann für Gäste«, so der Professor. »Das wird eine richtige Sache! *This is the manager of the construction company*«, stellt er uns einen Weißbehelmten vor. »Hier müssen wieder alle begrüßt werden, wenn man sich eine Zeit lang nicht gesehen hat. Der Chef der Überwachungsfirma – ni chao, hallo.« »Plästinäischn«-City umfasst insgesamt 12 Gebäude – drei Bunker zur Lagerung von Chemikalien und zur Korrosion, drei Verwaltungsgebäude, drei Produktionsgebäude für die Plastination, Wohngebäude.

»In den nächsten acht bis zehn Jahren werden hier wohl 500 bis 800 Menschen arbeiten, in den ersten Jahren sollen sie vor allem forschen.« Dann würden Präparate für Institute hergestellt, zunächst für China, dann auch für das Ausland, erklärt Gunther von Hagens. »Die nächsten drei bis fünf Jahre dienen der Perfektionierung der Plastinationstechnik«, das bedeute: Qualität statt Quantität. Die Mitarbeiter sollen von jetzt 50 auf 150 bis 200 innerhalb

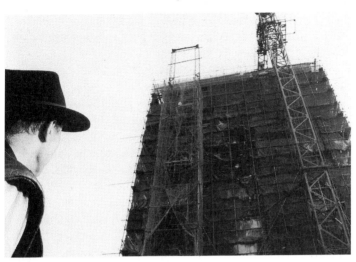

der nächsten eineinhalb bis zwei Jahre aufgestockt werden. Alles noch für die Forschung. »Wenn wir 20 Präparate im Jahr machen, bin ich absolut zufrieden.« Danach will der Professor die Forschung herunterfahren, »auch aus finanziellen Gründen«, und die Herstellung »hochfahren«.

Die Gruppe der Gelbbehelmten erklimmt einen aufgeschütteten Hügel – der Erdaushub von den Korrosions- und Chemikalienbunkern. Unter Führung von Gunther soll auch die benachbarte Anhöhe genommen werden. Aus perspektivischen Gründen! Wir erklären dem Professor, dass wir uns das als Filmemacher auch von unten vorstellen können und verweigern ihm bei tropischer Schwüle die Gefolgschaft.

Tatsächlich kehren wir um, und GvH zeigt einen bassinartigen Kellerraum, den so genannten Bunker. Er plane übrigens *large animal plastination*, für Pferde, Kamele. Große Tiere! »Seit der Zeit, als ich das erste Stückchen schwarze plastinierte Niere in der Hand hatte, bin ich immer als größenwahnsinnig beschrieben worden«, sagt er, als wir ihn auf die beabsichtigte Umfangssteigerung ansprechen.

»Man muss ein Ziel haben! Das Unmögliche anvisieren«, diese Parole gab Gerhard Liebchen, der Vater von Gunther, vor unserem Reiseantritt. »Das Unmögliche verlangen, um das Mögliche zu erreichen.« Unter Druck sollte man stehen, um etwas zu schaffen: »Druck von außen oder von innen.« Vater Liebchen kommt auf die schlechten alten Zeiten zurück, als die Familie kurz nach Kriegsende auf Strohsäcken nächtigen musste. Für Pfennige habe er geschuftet. »Wir hatten kein eigenes Bett unterm Arsch! Was habe ich als »Erstes gekauft?«, fragt uns der 84-Jährige. »Ein Klavier!« Und andächtig fügt er hinzu: »Damit die Kinder was lernen konnten.«

Der Klavierkauf, der die Familie beim Hausbesitzer in Ungnade fallen lässt, ist typisch für die Liebchen-Sippe. »Man muss alles packen, was sich bietet. Man kann auf die Schnauze fallen, man darf nur nicht liegen bleiben!« Wir sind in Heidelberg mit dem Vater des Professors in den üppigen Garten gegangen. Für die Enkelkinder ist er der »Gemüseopa«. Er erinnert sich, dass er den Sohn »zerstreuter Professor« genannt hat: »Immer neue Ideen hat er gehabt, andere weggeschmissen. Vieles hat er angefangen, und wenn er perfekt war, hat er aufgehört.«

Schach hat er gespielt bis zur Meisterschaft, Tanzturniere gewonnen, sich Hypnose beigebracht und zum Schluss Medizin studiert. Beim Gartengang zeigt Gerhard Liebchen nach unten: »Da drunter soll ein Labor entstehen.« Darüber schon fest eingeplant: Das große Gewächshaus für den Vater des Plastinators, der mit 84 Jahren 96 Kilo Brombeeren eingeweckt hat.

In Dalian läuft alles nach Plan. GvH zeigt den Raum, wo die Scheibenplastination Einzug halten wird, weist auf die Fundamente hin. Klimaanlagen werden nicht einge-

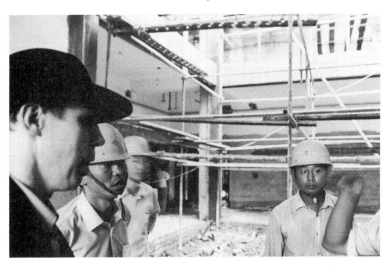

baut, von Hagens ändert im heißen Sommer die Arbeitszeiten! Dr. Sui, sein Manager, ist erstaunt, dass die gelben Klinker schon aufgemauert wurden.

Es wird gehämmert, gesägt und geschweißt. In einem Monat soll das Gebäude fertig sein. Sonst droht eine Konventionalstrafe. Hier sei es so wie in ganz China, erklärt der Professor: »Die Arbeiter arbeiten, solange der Kontrakt geht, sechs bis sieben Monate, zwölf bis vierzehn Stunden am Tag. Sie bekommen zehnmal so viel, wie sie in ihrem Dorf verdienen könnten.« Gunther von Hagens findet an solchen Arbeitszeiten nichts Außergewöhnliches. Seine Tage sind länger.

Wir verlassen *Plastination City* mit dem Jin-Bei-Bus. Zurück ins Zentrum. GvH hat anschließend eine dreistündige Sitzung mit den Managern der Baufirmen. »Für eine deutsche Investition ist es schon außerordentlich«, sagt er über sein Werk. Der »Körperwelten«-Erfolg hat es ermöglicht. Er habe abgewartet, da jahrelang nur Joint Ventures mit chinesischen Partnern gestattet wurden. Viele dieser Joint Ventures seien aber geplatzt. »Jetzt hat sich die Politik geändert, und ich habe gesagt, ich mach es!« Aus der Tradition meines Vaters weiß ich, wenn ich etwas mache, dann muss ich der einzige Entscheider sein.« So hat er autoritär den Platz für *Plastination City* bestimmt – gegen vielfaches Abraten: Erhöht, mit Blickrichtung auf das Gelbe Meer – »als ich ihn sah, sagte ich sofort und endgültig: Das ist er!«

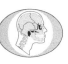 # Er ist mein Boss, er ist mein Lehrer, er ist mein Freund

Für einen »Herrenabend« wurden die wichtigsten männlichen Mitarbeiter eingeladen. Gunther von Hagens kommt es wie gerufen, dass er sich bei der Seelenpflege durch uns vertreten lassen kann, dass er nach dem Besuch der Baustelle in sein Schlafbüro gehen kann – Aussicht auf nächtliche Erledigung der Korrespondenz und spärlich beleuchtete Tête-à-têtes mit der Plastination. Im Dachgeschoss eines Turmes liegt ein Restaurant mit einem respektablen Büffet, das in europäischen Großstädten nicht viel anders ausfallen würde. Lachs, Krevetten und andere Seeungeheuer, alle Fleischarten in allen Verarbeitungsformen, Saucen, Mayonnaisen, diverse Suppen, Berge von Melonen und vielfarbigem Obst – also, im Hilton in Wien sieht es fast genau so aus.

Ladies' Night für die weiblichen *VIPs* wird morgen Abend sein. Gunther hat klargemacht, dass es keine bessere Gelegenheit gibt, die für uns offensichtlich notwendige Nahrungsaufnahme mit Interviews zu verbinden, die wir für sein Porträt mit möglichst vielen Mitarbeitern führen möchten. Der Tisch des Herrenabends im Drehrestaurant macht seine Runden gemächlich durch den Himmel von Dalian. Ab und zu liegt der Platz zu unseren Füßen, auf dem das Auto geparkt wurde. Eine Freilichtbühne ist aufgebaut – Karaoke oder so. Die Chinesen drumherum bieten das Bild eines wimmelnden Ameisenhaufens.

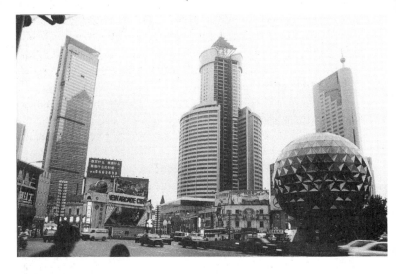

Vor dem Turmessen stand ein Abstecher in einen Supermarkt, nein, in einen Hypermarkt, auf dem Programm. Ein amerikanischer Konzern hat ihn mit einer gigantischen Glaskuppel als Konsumtempel auf einen Platz mitten in der Stadt gesetzt und die Einkaufsmöglichkeiten bis in die dritte Etage unter der Erde vertieft. Die Grenzen zu anderen Geldabgabeplätzen verwischen sich: *Wal-Mart* in Dalian ist nicht zu unterscheiden von *Auchan* in Luxembourg oder von *Cora* in Six-Fours an der Côte d'Azur.

»Tachi-fan-le ma?« – Essen essen? –, fragen begrüßende Chinesen noch heute manchmal, anstatt »Guten Tag« zu sagen. Im *Kauderwelsch-Band* Nr. 14 des Verlages Peter Rump wird erklärt, dass diese Redewendung aus der Zeit sehr großer Armut im Land stammt, als eine Mahlzeit eben keine Selbstverständlichkeit war. Dass es inzwischen eine Höflichkeitsformel sei, ist nicht ganz überzeugend, denn auch ohne Hunger zu leiden, dreht sich für viele Chinesen das Leben um das Essen! Der Asket Gunther kann seine Verweigerung von regelmäßigen Mahlzeiten und seinen Boykott netter kleiner Gelage nur dadurch ausgleichen, dass er seiner Crew auf anderen Gebieten eine Menge zu bieten hat.

Sie lieben ihn offensichtlich alle! Jahrzehntelang schon haben wir Menschen interviewt und denken, dass wir sensible Ohren haben. An diesem Abend im Drehrestaurant, als von allen Seiten versichert wird, wir seien im »Hongkong des Nordens«, erzählen die Tischnachbarn so überschwänglich von den Qualitäten des Plastinators, dass wir die Sinnesorgane bewusst noch etwas feiner justieren, um etwaige falsche Töne zu erfassen. Sie kommen nicht! Alle lieben den Professor. Der Magier hat sie verzaubert. Und dass es so gekommen ist, erzählen sie mit strahlenden Gesichtern.

Gunther von Hagens sieht auch Gefahren in der rückhaltlosen Zuneigung. Um Personenkult zu vermeiden, hat er verboten, dass im Institutsflur Fotos oder Poster von ihm an den Wänden hängen. Noch an diesem Nachmittag hat er die neueste Dekoration in dieser Richtung, die nach wenigen Wochen Abwesenheit doch wieder klebte, abnehmen lassen. »Irgendwann kriegen die Leute sonst noch rote Flecken im Gesicht, wenn sie mit mir reden«, sagt er zur Erklärung.

Der Vertreter des General Managers Dr. Sui, der Mann, der in »Plästinäischn«-City den Beton und die Betonarbeiter in Schach hält, hat den klugen Blick und den drahtigen Körper eines Terriers. Chang Hong arbeitet seit eineinhalb Jahren für Gunther von Hagens: »Er ist ein ganz besonderer Mensch, ganz anders als die anderen Ausländer. Seine Persönlichkeit ist sehr attraktiv. Er arbeitet so hart und führt ein so einfaches Leben! Bei der Arbeit kann er schrecklich streng sein, aber im Leben ist er gar nicht streng.«

Liu, der Chef der Korrosionsabteilung, hatte, bevor er den Plastinator vor zwei Jahren kennen lernte, den Videofilm über ihn und die Arbeit im Heidelberger Institut für Plastination gesehen. »Ich hielt ihn fast für einen Gott!«, sagt er. »Leider ist er niemals hungrig. Ich drehe manchmal regelrecht durch vor Hunger, weil es einfach nie etwas zu essen gibt.« Die herzhaft essende Truppe albert herum – alle kennen die Abstinenzen des Gunther von Hagens.

Liu Da Jing ist zuständig für das Equipment, für sämtliche Ausrüstungsgegenstände. »Der ist gar kein Geschäftsmann! Der ist ein *scholar* und ein Anführer«, steigert er sich, und wir rekapitulieren schnell, dass *scholar* der Ausdruck für »Gelehrter« ist. Sein ganzes Leben möchte er für Gunther und die *company* arbeiten. »Wir haben den Eindruck, dass er überhaupt nie isst!« Allerdings nehme er oft Früchte mit ...

Lai Zhao Kun, unter der Bezeichnung »Lady-Präparatorin« vorgestellt, die als einzige Frau aus der Crew heute abend schon teilnimmt, weil sie morgen etwas anderes vorhat, lobt den niemals essenden Gunther, den sie ebenfalls als »streng« klassifiziert wie die Kollegen. »Er kauft Lernmaterial, Computerbücher. Er sagt zu uns – ›wenn etwas nützlich für dich ist, kannst du es kaufen, no problem!‹ Für sich selbst stellt er keine Ansprüche.«

Dr. Sui, der sehr oft die Musik der »Leichten Kavallerie« aus seinem Handy hört, wenn er als General abendliche Geschäftspräsenz zeigt, hebt hervor, dass man als Mitarbeiter von GvH Fehler machen darf. »Oft sagt er – ›*You can try*‹ –, und wenn es schief geht, analysiert er den Fehler und findet, dass er durch den Fehler auf eine neue Idee gekommen ist.« Mister Chang Hong, der »Terrier«, dem auch wir Geschäfte vertrauensvoll in die Hände legen würden, steigt noch einmal ein: »Gunther ist ein ganz anderer Boss als die anderen. Er ist mein Lehrer, mein

Freund! Er ist ein Freund der Chinesen!« Und aus der Runde am Tisch kommt es gerührt aus allen Ecken: »Yes ... yes.« Dann überholt Dr. Sui den ganzen Fanclub schwungvoll: »Er ist mein Lehrer, er ist mein Freund – er ist mein Bruder!«

So muss es zwischen Winnetou und Old Shatterhand gewesen sein ... aber nach Lästern und mokanten Bemerkungen ist uns eigentlich nicht zu Mute. Auch bei kühlem Nachdenken ist zu bestätigen, dass der »Rattenfänger von Hagens«, dem alle nachlaufen, die Herzen gewinnt. Weil er mit ganzer Kraft einer großen Idee Leben verleiht und weil er Menschen, die er trifft, großzü-gig in sein Netzwerk aufnimmt. So bekam er die Rolle der Lichtgestalt durch Veranlagung und Schicksal, und so wird er sie ausfüllen müssen, solange die Kraft reicht.

Am nächsten Morgen schimmert das Gelbe Meer durch die schwüle Luft herauf zu dem Appartment, das Ausgangspunkt aller Exkursionen in Dalian ist. Im Institut wird der von seinen Mitarbeitern so heftig Verehrte wie gewöhnlich nicht abheben, sondern im Positionierungsraum zeigen, wie Plastinate die Arme halten sollen, oder eine Aufstellung darüber verlangen, wie viele Stunden am Tag die Computer wirklich im Einsatz sind. Gunther von Hagens steht mit beiden Beinen fest auf der Erde.

Die Expedition der Besuchergruppe leitet an diesem Tag Dr. Sui. Zunächst geht es in das Kooperationsbüro der Stadt Dalian in der »Hi-Tech-Zone«, wie das hier heißt. Durch ein prächtiges Treppenhaus aus Marmor in das Büro des Vizedirektors, der wie sein junger Kollege ausgezeichnet Englisch spricht. Beide waren in Deutschland, schwärmen von der weltberühmten *»Church of Cologne«*. An diesem Vormittag lernen wir unseren künftigen Lieblingstee kennen – »Long Jin«, den Drachenbrunnentee. Selbstbewusst und charmant treten die beiden »internationalen Kooperateure« auf, verteilen gut gemachte Promotionshefte und Bücher zum Getränk vom Drachenbrunnen. Kein Unterschied zu einer Besprechung ähnlicher Art mit Mailänder oder Londoner Geschäftsleuten.

Der agile Bürgermeister hat außer für das üppige Pflanzenkleid der Stadt auch für Hightech gesorgt. Investoren werden mit Samthandschuhen angefasst. Die beiden sagen: »Es gibt nur eine vergleichbare Stadt – das ist San Francisco. Auch der Bürgermeister sagt das!« Bo Xilai wird nach ihrer Ansicht irgendwann Regierungschef oder Generalsekretär der Provinz. Das Zeug hätte er auch zum Premierminister von ganz China … Na ja, immerhin macht der gegenwärtige Staatspräsident des Riesenreiches Urlaub in Dalian … Später, am Nachmittag, sehen wir die mit einer Schranke abgeriegelte, von Soldaten bewachte Enklave der Spitzenpolitiker, als wir mit Sui die Küstenstraße nach Norden fahren.

Keine Ahnung hat man in Deutschland von dem, was hier passiert. Es lässt sich in wenigen Stunden auch nicht annähernd gewissenhaft ergründen. Nur ein paar Zahlen verlassen mit uns das Kooperationsbüro: 7 500 fremde Unternehmen haben sich in Dalian niedergelassen und für 15,9 Milliarden US-Dollar investiert. Pfizer-Pharma, Canon, Toshiba, Sanyo, Seiko, Samsung und Daewoo. 1 500 ausländische Agenturen und über 30 Banken aus aller Welt.

Außer der Hightechzone, in der Gunther von Hagens mit seinem Areal einer der Größten sein wird, gibt es, weiter von der Stadt entfernt, die *Development Zone,* mindestens zehn Mal so groß wie die Hi-Tech-Anlage. Durch die kleinere Entwicklungszone werden wir zum Abschied gefahren, um die Riesenkästen mit aufregend verwegener Architektur zu bestaunen, die hier vor allem Japaner und Amerikaner hingesetzt haben. Ein bisschen lähmend, diese geschniegelte Welt wirtschaftlicher Potenz – das Türkis, das Blau und das grelle Weiß der Verwaltungsgebäude und

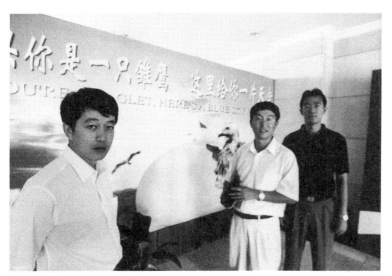

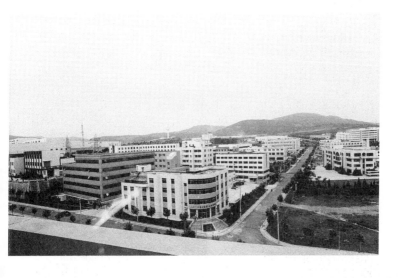

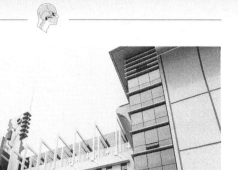

der Fertigungshallen. Ein bisschen beschämend auch: Wegen der eigenen Ahnungslosigkeit und der im Augenblick nicht möglichen Untersuchung, wie diese Phänomene einzuordnen und zu bewerten sind.

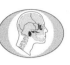 # Überleben mit Früchten, Gürkchen, Haferflocken

Long Jin, der Drachenbrunnen-Trank, eine stabile chinesische Schreibkladde und reichlich Nachschub an Tonkassetten stehen auf dem Merkzettel, als Dr. Sui eine mehrstöckige Einkaufspassage ansteuert. An das Fehlen der Klischees einer Volksrepublik haben wir uns fast gewöhnt – wir stellen uns eine zukünftige Welt vor, der irgendwann alle exotischen Eigenarten verloren gegangen sein werden. Für fast 30 Mark wandern zwei kostbare Teesorten in die Tasche – das Luxus-Gefühl steigert sich durch das hohe Preisniveau noch einmal. Allerdings werden diese grünen Tees drei- bis viermal aufgegossen werden, was die Investition vernünftiger macht.

Dr. Sui und Liu Da-Jing unterscheiden sich mit ihren eifrig eingesetzten Handys nicht von den zahlreichen Landsleuten, die, ebenfalls so bestückt, durch die Warenwelten rollen. Der Generalmanager des Plastinators und der Chef des Equipments sind beide »Eingeborene« dieser jungen Stadt. Dalian gibt es erst seit 100 Jahren. Sui erzählte, dass man von zwei großen Einwanderungswellen spricht: Vor etwa 300 Jahren, als auch seine Familie vom Festland kam, wollten die chinesischen Kaiser die Halbinsel kolonisieren. Vor 70 Jahren, als Dalian japanischen Kolonie war, siedelten sich Wirtschaftsflüchtlinge an, da der Lebensstandard hier hoch war.

Noch Suis Großvater hat nie eine Schule besucht: »Er erinnert mich an Gunthers Vater. Er brachte sich das

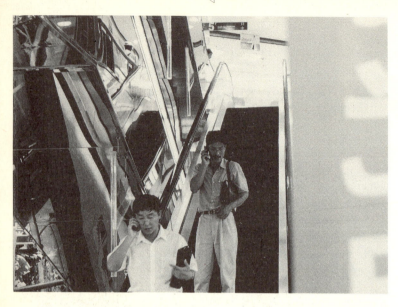

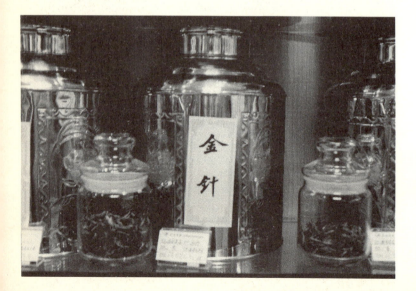

Schreiben selbst bei, ich sah ihn oft in das Wörterbuch gucken. Man hat ihn nie ohne Beschäftigung gesehen.« Suis Großvater war zunächst Bauer, dann ein kleiner Vorarbeiter in einer Fabrik. die nächste Generation brachte es schon weiter – Suis Vater wurde Ingenieur. Der Statthalter Gunther von Hagens akzeptiert die offiziellen Spieregeln, hat nur eine Tochter, was der amtlich verordneten chinesischen Bevölkerungspolitik entspricht. Dr. Sui ist kein Revoluzzer, obwohl er wie Gunther aus einer Kolonistenfamilie stammt. Wie viele Chinesen macht er den Eindruck, ohne Protest und offene Auflehnung mit zäher Stabilität genau auf das Ziel hinzusteuern, das er im Kopf hat.

Diese Beharrlichkeit führt dazu, dass wir nach dem Abstecher in die Einkaufspassage, die wir gern länger beobachten würden, auf der herrlichen Küstenstraße bergauf fahren, die wir gar nicht unbedingt sehen wollten. Doch es ist zu schwül für Kraftakte. Außerdem hat die Entscheidung, sich treiben zu lassen, schon oft zu ungewöhnlichen Begegnungen und Erlebnissen geführt. Also fügen wir uns nach der Lebensrichtlinie »Wer weiß, wofür es gut ist« in das Programm »Hingabe an die Schönheiten der Naturgewalten«.

Zumal Dr. Sui die außergewöhnliche Lieblichkeit der Halbinsel zu Recht als Paradies vorführen will – und der Plastinator, der jetzt seit Tagen bei jedem Sätzchen ein Diktiergerät vor der Nase hat, gesagt haben wird: »Zeig ihnen die Insel.« Denn er ist mindestens ebenso stolz wie Sui auf diese Prachtecke der Welt, in der er sich niedergelassen hat.

In einem Fax, das er bei einem viertägigen Heidelberg-Aufenthalt – von Bishkek via Istanbul flüchtig »heimkehrend« – zur Beantwortung von Zusatzfragen auf die kroatische Insel schickt, die unser Schreibort ist, in dieser nachträglichen Reiseinfo also verwendet Gunther von Hagens die Formulierung: »China, meine neue Heimat«! Er

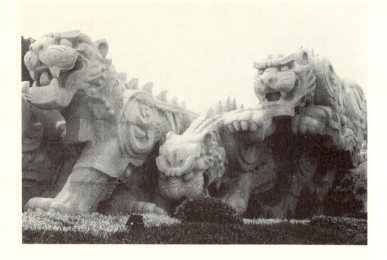

hat uns eine Aufstellung über Einnahmen und Ausgaben gemacht, über die Mittelverwendung etc. Darin steht etwas, was wir bis dahin nicht wussten: »Ich entschloss mich, *Plastination City* in Dalian aufzubauen, weil mir zum einen die dortige Universität und die öffentlichen Verwaltungen diese Möglichkeit angeboten haben, und zum anderen, weil es mir nicht gelungen ist, die rechtlichen Voraussetzungen zur Errichtung einer entsprechenden Einrichtung in Baden-Württemberg bei den zuständigen Behörden zu erhalten.«

Auf unserer Sightseeingtour stellen wir fest, dass sich nur die perfekt gepflegten Straßenrand-Arrangements von der europäischen Mittelmeer-Landschaft unterscheiden. Amerikaner, Japaner und bestimmt viele Deutsche werden Bürgermeister Bo Xilai dafür anhimmeln! Solche herausgeputzten, preußisch geschniegelten Straßenrandstreifen mit saftigstem Gras, allergrünsten Büschen, stämmigsten Bäumchen und strotzendsten Blumen haben wir noch nie zuvor gesehen. Wohl schon in Parkanlagen, aber nicht über Meilen rechts und links einer Straße.

Die neue Heimat des Plastinators spürt seine Liebe ganz konkret. Millionen investiert von Hagens in der aufstrebenden östlichen Welt. In einer Prognose der OECD (Organisation für wirtschaftliche Zusammenarbeit und Entwicklung) wird vorausgesagt, dass China im Jahr 2025 wirtschaftlich mit Amerika gleichgezogen haben wird! Als Unternehmer, der Ideen produziert, als Erfinder, der mit seinem Geist das nötige Geld erzielt, kann GvH sich freuen, dass Baden-Württemberg ihn offensichtlich nicht für so bedeutend ansieht, um ihm massiv zu helfen. Als Folge davon durfte er seine Nase in den chinesischen (Auf-)Wind halten ...

»Wer weiß, wofür es gut ist« – diese ebenso einfache wie vielfach anwendbare Formel ist immer im Spiel, wenn in Dalian entschieden wird. Nach Drachen und Disney-ähnlichen Vergnügungsparks an der Seaside, für die wir Sui mehr Aufmerksamkeit bei einem späteren und weniger schwülen Besuch versprechen, fährt Liu uns in seinem »Equipment« vor das Institutsgebäude an der Medizinischen Universität, wo Gunther von Hagens im Schlafbüro in die Betrachtung von Glaskugeln versunken ist. Es gibt größere und kleinere. Dr. Sui präsentiert sie mit strahlenden Augen.

Chinesische Maler haben perfekte Abbilder von Plastinaten in die gläsernen Kugeln gemalt – den Fechter, den Lassowerfer. Wir können uns schon die Kritik in Deutschland vorstellen, dass der Plastinator jetzt auch noch Kaufhauszeug vermarktet ... doch Gunther von Hagens braucht Geld! In fünf bis acht Jahren wird er mit dem Menschen-Museum beginnen. Die jüngsten Kostenschätzungen gehen von 60 bis 120 Millionen Mark aus. Er will das mit eigenem Geld schaffen – niemand soll ihm bei der Sache reinreden.

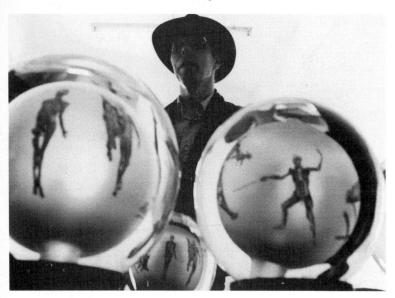

Zwischen 100 und 300 Mark werden die Glaskugeln später kosten – allein schon für die Eroberung der USA, wenn die Ausstellung hinübergeht, sind sie hervorragend geeignet. Der Plastinator hat wenig Zeit, sein Entzücken auszuleben. Vor dem Haus sind alle Mitarbeiter versammelt, die im Augenblick in den Institutsräumen zu tun haben. Eine Ansprache, nachdem zahlreiche Gruppenfotos geschossen wurden: Es geht um einen Termin für ein Teamgespräch in den nächsten Tagen: »Ich hoffe auf eine Menge Fragen – die allerunfreundlichsten, die euch einfallen, das gehört zur deutschen Kultur! Was ist mit dem *body-donation-program?* Ich will eure Meinung hören. Was sagen Freunde und Verwandte dazu?« – Chié-chié – Danke! Damit ist die Ansprache beendet.

Im Sauseschritt mit Dr. Sui zurück ins Büro. Die noch zu besprechenden Themen liest GvH aus dem Compu-

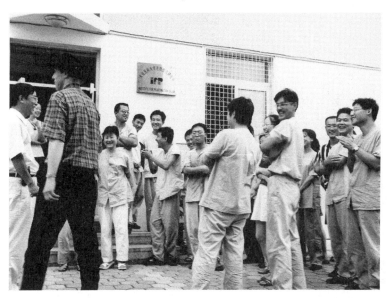

ter, wo er sie alle gespeichert hat. Um sechs Uhr beginnt für die »Biografen« und Sui das Abendessen mit den kirgisischen Ladys. Telegrammstil! – »Wenn Angelina herkommt, gehe ich in die Wohnung. Sonst wohne ich im Institut. Wir brauchen hier ein Klappbett und neue Regale, damit der Raum mulitfunktional genutzt werden kann.« Die kleine Küche nennt er »Früchtegemach«: »Das muss leer geräumt werden, die Kataloge und der ganze Kram müssen raus. » Gunther von Hagens legt Wert auf einen Platz für Früchte, Gürkchen, Haferflocken – »damit kann ich jederzeit fünf Tage überleben!«

Nächster Punkt: Die so genannten iBooks. »Wir haben acht Stück. Ich brauche Nachrichten, ob das jetzt läuft. Ich bekomme aber keine. Wenn die Dinger nur drei Tage in der Woche benutzt werden, bringt das nichts!« Die Rede ist von den Notebooks, mit denen die Grafiken hergestellt werden, die für die optische Präsentation von Plastinaten wichtig sind. Von Hagens will die »Kunst« vervollkommnen lassen. Sui erhebt Einspruch. »Viele wollen aber lieber in der Sektion, in der Präparation arbeiten.« Oder sie hätten gern ein iBook bei sich zu Hause, weil sie dann nachts daran probieren könnten. Der Plastinator wird energisch: »Wenn ich das in Heidelberg so machen würde, bräuchte ich nicht 60, sondern 160 iBooks!«

Eines von diesen Dingern kostet in dieser Ausstattung 12 000 Mark. Aber GvH braucht die Computergrafiken – die dreidimensonalen Simulationen! Drei Frauen aus Kirgistan waren gerade zu einer Art Seminar in Dalian, um sich mit den Rechnern vertraut zu machen. Gulsara, eine von ihnen, wird einen der Computer mit nach Bishkek nehmen, wenn sie übermorgen zurückfliegt. Dr. Sui passt die Verminderung seines Geräteparks nicht, aber er hat keine Argumente, da seine Leute in Dalian nicht genug Zeit vor den iBooks verbringen.

Nächster Punkt: das Gestalten der Plastinate – das heiß umstrittene *Positioning*. Von Hagens ist entsetzt, dass sich offensichtlich alle drängen, die Präparate in Szene zu setzen: »Für die Ausstellung reicht die Qualität nicht. Davon kann ich auch kein einziges Exponat verkaufen! Es ist kein Gefühl für Ästhetik da!« Der Plastinator wird sehr deutlich: »Wenn ich mit Eduard hier bin (Professor Borsiak aus der Heidelberger Crew), machen wir in zwei Tagen mehr, als jetzt in zwei Wochen geschieht. Wir müssen den gegenwärtigen Zustand ändern!« GvH redet von »Geld-Zerstreuung«, die im Augenblick stattfinde. Und dass es viel wichtiger sei, die Korrosion voranzutreiben, als bei der Positionierung herumzuspielen.

Sein Generalmanager wehrt sich. Sui weiß, wie sauer seine Leute sind, wenn er ihnen das Positionieren nimmt. Das halten sie für die Krone des Metiers ... Aber, es wird geschehen, wie der Plastinator will. Es geschieht immer so, wie er will. Deshalb hat er schon einige Weggenossen verloren, deshalb spricht sein Anatomen-Kollege und früherer Labornachbar in Heidelberg Dr. Thiedemann heute nicht ohne Bitterkeit über ihn. Dr. Sui hat glücklicherweise eine chinesische Erziehung! Der Ältere hat sowieso Recht. Und er lebte bereits acht Monate bei Gunther von Hagens in Heidelberg, als die Kooperation der Medizinischen Universität Dalian mit dem Plastinator verabredet wurde.

Jeden Tag haben sie damals ein bis zwei Stunden miteinander gesprochen – Sui berichtete von chinesischen Empfindungen und Verhaltensweisen, Gunther hat die deutschen Reaktionen und Ansichten erklärt. Heute bescheinigt Sui Gunther von Hagens chinesisches Denken und Fühlen. Der wiederum findet seinen Sui so sehr europäisiert, dass er mit ihm hemmungslos Tacheles reden kann.

Also – es hat gut geklappt mit der neuen Heimat! Manchmal kann man sich in der Rolle eines Fremden in einem fremden Land besser und schneller zu Hause fühlen als zu Hause – geht es uns durch den Kopf, während der Kleinbus durch das abendliche Dalian schnurrt, die kirgisichen Damen bereits an Bord, die schnell noch ein Erinnerungsfoto mit der Skyline von Dalian wollen.

Weniger europäisch als das Buffet vom Vorabend ist das Abendessen in einem traditionellen Haus mit erstklassigen chinesischen Speisen. Gulsara Dosambetova – das ist die Kirgisin, die den Computer nach Bishkek mitnehmen soll – war zwei Monate in Dalian. Sie ist Lehrerin für topographische Anatomie, erweitert die berufliche Qualifikation gerade durch spezielle Kenntnisse der Computergrafik. Shairkul Kasmambetova hat nach dem Abschluss an der Medizinischen Akademie Bishkek u.a. in Moskau in der Histologie gearbeitet. Ihr hat von Hagens einen Monat Dalian ermöglicht. Sie ist glücklich, an den neuen Wegen, die sich für Wissenschaftler hier auftun, beteiligt zu sein.

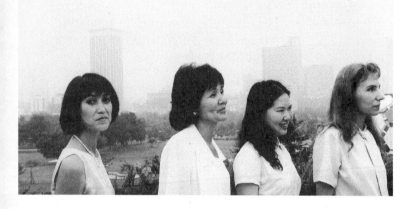

»Dankbar und glücklich« – so beschreibt Elmira Raimova die Seelenlage nach vier Wochen China. Tartarin ist sie, aber in Bishkek geboren. Den drei Frauen aus Kirgistan ist bewusst, dass sie mit der Plastination einen beruflichen Weg einschlagen, der für einen armen UdSSR-Nachfolgestaat Zukunftschancen darstellt. Mit am Tisch bei der *Ladies' Night* – Feng Shu-Yu, Assistentin von Dr. Sui und Gunther von Hagens. Mehr als die Plastination fasziniere sie der Geist des Professors, seine Kreativität: »Er macht etwas, was sonst niemand jemals berührt hat. Niemand kann ihn zu etwas zwingen, was er nicht mag!«

Nachtschwärmer sind sie alle nicht. Keiner versucht, den Abend besonders auszudehnen, und so endet das Treffen zu manierlicher Zeit. Es wird ein wenig mehr Schlaf geben als bisher bei »travelling with Gunther«. Morgen früh startet die Maschine gegen sieben Uhr nach Beijing. Dort haben Designer das komplette Modell von *Plastination City* in Verwahrung. GvH, der mit nach Peking fliegt, wird mit Liu und Sui vor sechs Uhr an der Haustür stehen.

Wie der Plastinator Angelina verzauberte

Wartezeiten auf Flugplätzen sind an sich nur blöd. Selbst wenn der Flieger pünktlich kommt, ist niemand in der Lage, sich klarzumachen, dass Herumsitzen mit Modernität, Mobilität und Komfort zu tun haben könnte. Bei dieser Reise sind aber gerade die Wartezeiten ein Geschenk des Himmels. Immer wieder füllen sich die Tonkassetten. »Zài-jiàn« (in Lautschrift »dsai-djiän«) gilt ein letzter Gruß (für dieses Mal) dem bis zum Sicherheitscheck mitlaufenden und hilfreichen Dr. Sui. Im Kauderwelsch-Wörterbuch heißt das in der wörtlichen Übersetzung »noch mal sehen«, der gebräuchliche Terminus für »Tschüs, Ciao, Auf Wiedersehen!«

Von Hagens, diszipliniert und »allseits orientiert« (wie ein beliebter medizinischer Begriff das beschreibt, wenn der Patient klar im Kopf ist), nimmt die Arbeit der vergangenen Tage auf. Von der Kindheit sind noch Dinge übrig geblieben, die etwas ausführlicher geschildert werden sollen. Von seiner bisweilen diebischen Freude an Kritik war die Rede. Eine »Blutungsneigung mittelschwerer Ausprägung« wurde bei dem Kind Gunther diagnostiziert – das heißt, der Verlust eines Zahns führte zu roten Sturzbächen, die nur schwer wieder zu stoppen waren. Deshalb durfte GvH außer Schwimmen keinen Sport treiben. Hinzu kam, dass die besorgte Mutter ihn häufig Blumen in die Schule mitnehmen ließ, damit die Lehrerin besonders gut auf ihn achtete.

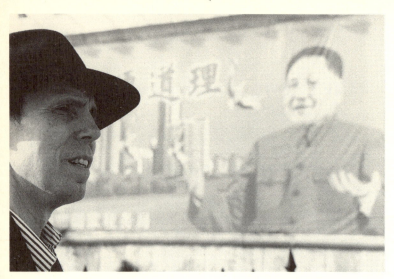

»Zwei oder drei Jahre hatte ich die ganze Klasse gegen mich«, sagt von Hagens. Jetzt verdreschen wir den Gunther, hieß der Schlachtruf. »Nun war ich ja auch nicht blöd. Ich bin um die Ecke gerannt, habe mich in eine Haustür gesetzt und mich gefreut, wenn die ganze Meute vorbei war«, erinnert sich der Plastinator, wobei Mund und Augen lachen. »Dann hab ich ihnen den Vogel gezeigt und bin über die Friedhofsmauer abgehauen. Also – schnell war er schon zu dieser Zeit. Auch frech schon und kein bisschen depressiv in der Rolle des Einzelgängers. »Zum Verdreschen ist es nie gekommen!« Alles, was er da aus seiner Kindheit erzählt, lässt sich direkt auf heute übertragen. Noch immer ist der Provokateur schnell, frech und voller Witz, den er gelegentlich so lange versteckt, bis das Gegenüber ihn sich verdient hat.

»Wenn ich richtig in die Pfanne gehauen werde, fühle ich mich wohl!« – das hatte Gunther von Hagens schon vor Tagen einmal geäußert. Als Super-Schachspieler und großartigen Tänzer werden ihn elegante Pirouetten ein Leben lang entzücken, die den Angreifer irgendwann ermattet in die Knie gehen lassen. Klar ist Egozentrik im Spiel, die Freude am Herausplastinieren der eigenen Potenziale. Jeder Künstler hat diese Seite, jeder große Denker. Die Egozentrik ist geradezu der Akku, um die Wahnsinns-Taten zu vollbringen, das hat jeder schon einmal beobachtet. Der Spaß an sich selbst führt bei GvH aber durchaus zu menschenfreundlichem Verhalten, das sich nicht nur auf seine diversen Fanclubs beschränkt. Gegner bekommen vielleicht mal eins auf die Nase, wenn sich das beim Vorbeigaloppieren nebenbei erledigen lässt, sollen nach seiner Philosophie jedoch nicht zerstört werden.

Witz, Geist, Mut und sogar Anmut sind zu attestieren! Als er noch in der DDR studiert, geht die Liebe zur Anatomie schon so weit, dass er Gehirne in seinem winzigen Zimmerchen auf einem großen Zeichenbrett in Scheiben schneidet. Am nächsten Wochenende serviert er auf diesem Brett der Freundin den Frühstückskaffee und erzählt ihr begeistert von der Multifunktionalität des Teils: »Ernste Beziehungskrise!«

Die Lehren Bazon Brocks haben Folgen. Gunther von Hagens »strickt« an seiner Mythologisierung: »Beim Ernteeinsatz in Wismar in der Nähe der Grenze – militärisches Sperrgebiet –, bekamen wir nach dem Kartoffelsammeln für ein paar Pfennige einen guten Anteil«. Weil ihm nicht perfekt genug war, was er auf Anordnung in seine Säcke füllen durfte, ist er nachts rausgeschlichen und hat zwei Doppelzentner der größten und schönsten Erdfrüchte eingepackt, denn seit der Kindheit und der Bekanntschaft mit den Hühnerkartoffeln verehrt GvH das Nachtschattengewächs. Mit zwei Doppelzentnern Kartoffeln lag GvH dann bis zum Morgengrauen in einer Ackerkuhle! Sowjetische Panzer waren dann überraschend in seinen

Rückzug geplatzt, zu einem Manöver vorbeigerumpelt. Er konnte sich ausmalen, was passieren würde, wenn er als »Spion« im militärischen Sperrgebiet angetroffen worden wäre.

Hier in Dalian, auf den Aufruf für Peking wartend, beendet die Kontrolle der Bordkarten den Plausch mit dem erinnerungswilligen Plastinator. Alle drei haben wir keine Probleme mehr mit dem Ein- und Ausschalten der kleinen Abhörmaschine. Vier Wochen müssten wir mit dem Mann reisen, um die Informationspakete in konventioneller Weise (ständig schreibend) zu erfassen. Wobei das Gehirn dann allerdings allein wegen des irrsinnigen Tempos der von Hagensschen Gedankensprünge weitgehend blockiert wäre.

Seine Frau Angelina, die unter ihrem eigenen Namen Dr. Whalley das Heidelberger Institut für Plastination leitet, die Finanzen im Griff halten muss und die Ausstellungen konzipiert, ist eine der bestgebauten Frauen, die uns begegnet sind, anatomisch ein kleines Wunder an Ebenmaß. Das »innere Gesicht«, über das ihr Mann Aufsätze schreibt, scheint der äußeren Harmonie zu entsprechen. Nicht-Chaos und entschlossene Logik stecken hinter ihren Formulierungen. Und dennoch: Gewonnen hat GvH ihr Herz offensichtlich durch Eigenschaften, die das Kontrastprogramm zu ihrer eigenen Mentalität darstellen. Dr. Angelina Whalley geriet an der Universität mitten in einen Gunther-Fanclub.

14 Jahre kennen sich die beiden. Damals hatte die junge Anatomin u.a. die Aufgabe, Studenten zu unterrichten und befand sich deshalb bald in einem der noch heute berühmten Vorpräparandenkurse des Gunther von Hagens. »Ich war sehr schnell begeistert von ihm – und er dann Gott sei Dank auch von mir«, sagt sie über diese Zeit. Von Hagens schrieb damals seine amüsanten Anleitungen für die Senior-Studenten, nachdem er sich einen

frühen Anatomen, »den alten Hyrtl« und dessen 1860 formulierte Ermahnung zu Herzen genommen hatte: »Präparieranleitungen stiften viel Nutzen. Sie steuern dem Unheil einer tat- und resultatlosen Leichenverwüstung entgegen.«

Sehr häufig reist Dr. Whalley nicht mit dem Professor durch die Welt. Zu viel zu tun in Deutschland – und außerdem sei sie nicht so nomadig wie er, hören wir aus Gunther von Hagens' Worten. Er freut sich in Dalian, dass sie vesprochen hat, im nächsten Monat mit nach China zu kommen, stellt sich vor, dass sie die grüne Pracht der Stadt, die sich so rasant ausgebreitet hat, wird kaum fassen können, da es für ein solches Verwandlungstempo einfach keine Beispiele gibt. Zunächst wird er jetzt, wenn er zurückfliegt, mit ihr Amerika besuchen, um künftiges Terrain für die »Körperwelten« gründlich zu untersuchen.

Über seinen Hut haben wir in einer ruhigen Minute noch einmal sprechen können. Seit zehn Jahren trägt er ihn – vielleicht »aus einer Art lustigem Trotz. Es gibt Frauen, die verlassen nicht ungeschminkt das Haus!« Die Unterhaltung im Flieger geht nicht glatt weiter, weil wir voneinander entfernt sitzen und wir uns allmählich selber verdächtigen, dass wir nur noch von Hagens' Originalton hören möchten, wenn wir ihn auch auf Kassette aufnehmen können. Zwei routinierte Gedächtnisse reichen nicht, alle kleinen Splitter aufzuheben, die zum Beschreiben dieser Person nötig sind. Manchmal lohnen sich auch winzige Fetzen, die vorbeischießen.

Neben dem Plastinator sitzen zwei Chinesen, die ihm schon eine Weile zusehen, wie er mit seinem Notebook und mit Vokabelkärtchen dabei ist, ihrer Muttersprache zu Leibe zu rücken. Beim Start in Dalian war GvH sofort eingeschlafen – deshalb hat er jetzt wieder Power, als er seinen Nachbarn das Selbstlernprogramm erklärt: »Mein Lehrer ist der Computer. Die Sätze lerne ich auswendig wie Ohrwürmer, wie Melodien.« Die Herren sind platt.

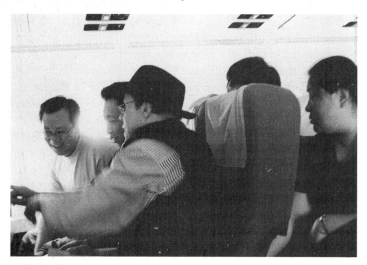

1 500 Zeichen könne er schon? Seine Aussprache sei gut! Wir sehen, wie sie ihn die chinesische Beschriftung des Klapptisches vor ihm lesen lassen und zufrieden nicken. Aus Deutschland komme er? Sein Beruf sei das Leiberaufschneiden? Sie lachen sich schräg ... vielleicht glauben sie es nicht.

Gunther von Hagens, der lockere Sprüchemacher – der er sein kann aber überhaupt nicht zwanghaft ist –, lacht nicht über den Tod. Bei der Reise in den fernen Osten, als er langsam mehr erzählt aus seiner Vergangenheit, kommen wir zu seiner Zeit als Hilfskrankenpfleger. »Den ersten Toten habe ich mit sechzehn gesehen. Ich hatte keine Scheu vor den Sterbenskranken. Wenn die Leute sterben wollten, haben sie sich immer zur Wand gedreht. Mir hat es Leid getan, wenn sie ins Sterbezimmer abgeschoben wurden.«

Der Plastinator, dem so häufig vorgeworfen wird, er missachte die Würde der Toten, baute emotionale Beziehungen zu Sterbenden auf, während er als ganz junger Mann im Krankenhaus Dienst machte. »Der eine war ganz gelb, der andere hatte keine Hoden mehr – da lagen nur so vertrocknete Eier. Der wollte mir seinen ganzen Besitz schenken ...« Von Hagens erzählt das ohne Eitelkeit, ohne Effekthascherei und ohne Rührseligkeit. Wie jemand eben, der das Leben und den Tod oft gesehen hat.

Häufig sei er allein in die Leichenhalle gegangen – durch den knirschenden Schnee. Er hat die Toten dorthin gebracht, wovor die Kollegen sich gern drückten, hat Menschen wiedergetroffen, die er vorher als Leidende kennen gelernt hatte. »Dort habe ich begriffen, was der Tod ist, dass mit ihm alles zu Ende ist.« Er hat die Tücher zurückgeklappt und die Toten noch einmal betrachtet, an sie gedacht und die Tücher wieder über ihre Gesichter gezogen. Wer weiß von diesen Erlebnissen des Gunther von Hagens? Welche Hintergründe besorgen sich die vielen »Berichterstatter« eigentlich, wenn sie den »Herrn des Gruselkabinetts« mit Genuss durch die Mangel drehen?

Der Plastinator, der sich ohne Wimpernzucken in die Pfanne hauen lässt, sorgt an richtigen und wichtigen Stellen für Gegengewichte. Der Philosophieprofessor Franz Josef Wetz, der an der Pädagogischen Hochschule Schwäbisch Gmünd lehrt, tritt Gunther von Hagens mit guten Argumenten zur Seite, schreibt Kluges im Katalog und ist in der Lage, philosophische Gedanken in zahlreichen Artikeln so zu veröffentlichen, dass Menschen mit Alltagssprache ihm folgen können. In dem Buch *Schöne neue Körperwelten,* das bei Klett-Cotta entsteht, ist er mit dem Beitrag »Totenruhe, Leichenwürde und die Macht des Blicks« einer der Autoren. Pro und Contra sind in diesem Band enthalten, dessen Basis ein Symposium in Köln war, als die »Körperwelten« auf dem Heumarkt insgesamt eine Million Menschen in ihren Bann zogen.

Professor Wetz bewegt sich denkend durch die aufgewühlte Diskussion der zahlreichen Denker, die plastinationsbetroffenen plötzlich zum Thema »Würde der Toten« alle auf die Bühne drängen. Nach diesem »Würdebegriff« fahndet er, umsichtig und rational. Folgerichtig stellt er heraus, das schon der Begriff des Toten »keineswegs klar, sondern zutiefst zweideutig« ist. In der Zeitschrift *Der blaue Reiter* schreibt Wetz: »Einmal versteht man unter einem Toten einen Leichnam, das heißt, den verweslichen Rückstand eines Menschen […]. Dann bezieht sich der Begriff des Toten aber auch auf den Verstorbenen […]. Ein Leichnam wird bestattet, eines Verstorbenen wird gedacht […]. Daher muss bezüglich der Frage nach der Würde des Toten streng unterschieden werden zwischen der Würde eines Verstorbenen und der Würde eines Leichnams.«

Tatsächlich gibt es die anscheinend niemals abbrechende Debatte über die Moral des Plastinators nur bei deutschen Kulturkreis-Anliegern. Gunther von Hagens entschließt sich, während dieses Porträt-Biografiebuch entsteht, endgültig zu einer zweiten und dritten »Körperwelten«-Ausstattung – das heißt, demnächst werden drei Ausstellungen durch die Welt gehen, eine in Europa, eine in den USA und Kanada, eine in Asien und Australien. Die Anfragen aus 65 Ländern wurden so massiv, dass keine andere Wahl blieb. Der Diskurs, ob von Hagens die Würde der Toten missachtet, geht damit aus der Enge der Bundesrepublik endgültig hinaus. Die Erfahrungen von Tokio, Wien und Basel zeigten ohnehin, dass nirgendwo so heftig philosophiert wird wie bei den Dichtern und Denkern.

Nachdenklichen Gemütern sei es unverständlich, dass Körperspenden für die konventionelle Anatomie, dass die Verwendung in der Transplanationschirurgie, dass ein Ende in der Verbrennungsanlage oder bei den Würmern und Maden in der Erde die Würde von Toten angeblich achte! Dass aber die Würde empfindlich verletzt sei, wenn

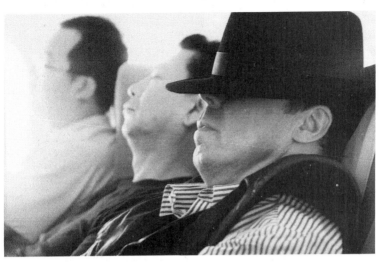

der Leichnam der Plastination übergeben wird! Der Professor aus Schwäbisch Gmünd: »[...] die Moraltherapeuten unserer Zeit sollten aufhören, die Bürger durch fürsorgliche Entmündigung zu kulturpolitischen Pflegefällen machen zu wollen.«

Wie immer auf dieser Reise zur Wahrheit bestimmen Technik, Flugpläne und Ortswechsel die Zeit, die für geistige Ausflüge zur Verfügung steht. Die säuselnde Stimme der chinesischen Nachtigall, die trotz der scheppernden Lautsprecher ihre therapeutische Wirkung nicht einbüßt, ermahnt gütig zum »Fasten seat belts«, dem unten schon sichtbaren Beijing zuliebe, das »mit Sicherheit« in wenigen Minuten und unter liebenswürdigen Abschiedsgrüßen auch im Namen des »Kapitäns« ... die Reisenden aufnehmen wird. Ein weiterer Tag ganz ohne »Moralin«, die Heimatdroge, die hier keine Rolle spielt.

Gunther von Hagens verabschiedet sich von den chinesischen Sitznachbarn, die sein Chinesisch nicht nur schön, sondern auch verständlich fanden. In dem Sammelband, für den Professor Wetz seinen jüngsten Plastinationsaufsatz schrieb, veröffentlicht auch GvH ein Papier: »Von der Gruselleiche zum Gestaltplastinat«. Darin verweist er auf die Tatsache, dass täglich etwa fünf Menschen nach dem Besuch der »Körperwelten« die Spenderformulare unterschreiben: »Dagegen habe ich es in meiner zwanzigjährigen Zeit als Universitätsanatom nicht ein Mal erlebt, dass ein Student oder ein Kollege zum Körperspender für die Anatomie wurde.« Vom »Horror anatomicum« in der Anatomie spricht der Plastinator in seinem Aufsatz. Und das werden ihm die Anatomen, deren ganzes Berufsleben sich um die Gruselleiche dreht, schon wieder nicht verzeihen!

»Sterben war das schönste Erlebnis meines Lebens«

Bei der zweiten Begegnung mit dem Flughafen Peking ist es bereits so weit: Weil er in seiner blitzenden, zeitgemäßen Aufmachung so sehr anderen bekannten Großflughäfen gleicht, wird er schnell zu einer der modernen Heimaten, die Vielflieger von Hagens in den Supermärkten der Herumreiserei sieht. Auf den Fliessbändern, die den Kunden durch die endlosen Hallen tragen, ergeben sich kontemplative Ruhephasen. Wenn man einmal begriffen hat, sich an solchen Schauplätzen etwas schneller wegzuträumen, weil sie nur Minuten verfügbar sind, geht es. Jenseitserlebnisse von Menschen, die einen Herzstillstand überlebten; dass auch Hunde bis zu drei Kilogramm in die Ausstellungen dürfen; die Körperspende von Rurik, dem Sohn von Hagens' – das alles befindet sich ungeordnet auf der letzten Tonkassette in dichter Nachbarschaft, aufgenommen während des Gesprächs auf dem Flugplatz von Dalian beim Warten auf die Beijing-Maschine.

Rurik hat als 18-Jähriger sein Körperspenderformular beim Vater abgegeben. »Ich habe ihn gefragt – hast du dir das gut überlegt? – Ja, Papa, ich weiß, wenn ich erst einmal tot bin, ist gar nichts mehr, dann kann der Körper ruhig verwendet werden«, schildert Gunther von Hagens die Szene. GvH dachte in diesem Augenblick an seine Gefühle als 16-Jähriger – damals als Hilfskrankenpfleger in der DDR. Wenn er allein in der Leichenhalle stand bei »seinen« Toten: »Still, bewegungslos, gedankenlos ... einfach unendliche

Leere«, das sind seine Assoziationen zu den Minuten der Zwiesprache mit den Gestorbenen. Die er häufig getröstet hatte, die er nie belog, wenn sie ihn gefragt hatten, ob es zu Ende gehe mit ihnen.

Bei dieser Reise wird keine Gelegenheit sein, über alle noch anstehenden Themen ausführlich zu sprechen. Rurik, den wir per Fax und Telefon interviewen, sagt zu seiner Motivation: »Am meisten faszinieren mich die oftmals überschwänglichen Besucherreaktionen. Ich bin daher auch selbstverständlich Körperspender.« Gunthers Sohn, der für sein Studium der Betriebswirtschaft ein Quartier in Bamberg gefunden hat, arbeitete, wie das übrige Personal, in verschiedenen Positionen: beim Kartenabriss, an der Garderobe und vor allem als »Schlangenbändiger« (Wartezeiten von sechs Stunden und mehr!). Oft ist er von morgens acht, neun Uhr bis in die späte Nacht dabei. Er stellt sich vor, nach dem Studium für die »Körperwelten« und für das Institut tätig zu sein. Stolz ist er auf seinen

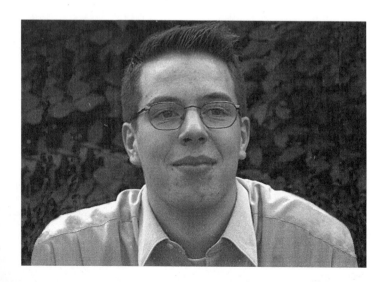

Vater! Vorbild sei er ihm – »was seinen Einfallsreichtum, Führungsstil und seine Toleranz angeht«.

Die sausende Gruppe durchquert die merkwürdig schnell erscheinende neue »Heimat«, in immer neuen Grossräumen bestaunend, was mit Geld machbar ist, dabei fleißig die mitgebrachten Klischees von der »hinrichtenden Volksrepublik« aus dem Gehirn werfend. Heute Nachmittag, den Vorsatz jonglieren wir uns im Gänsemarsch auf dem dritten Fließband zu, erzählen wir dem Plastinator von einer Körperspenderin, die uns beauftragt hat, Gunther von Hagens mitzuteilen, dass sie ihn unbedingt kennen lernen muss. Der Professor weiß bis jetzt nur, dass sie sich hat eintragen lassen. Wir waren vor Kirgistan und China einen halben Tag in München mit der Frau zusammen. »Nachkriegsdiva« und »Deutschlands einziger Amateur-Superstar« hat man sie genannt. Cleo Kretschmer machte in den siebziger Jahren unter der Regie von Klaus Lemke acht Filme – fast jeder davon »Kult«.

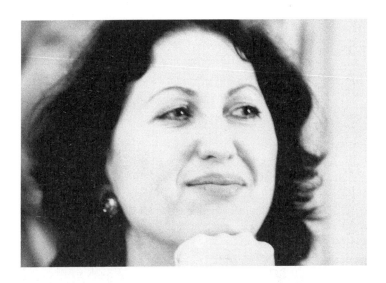

Cleo ist schon im »Bayerischen Hof«, dem noblen Hotel mit dem biederen Charme, als wir ankommen. Durch eine Hölle von Wolkenbrüchen und Überschwemmungen (in München ist Katastrophenalarm) landen wir bei einem Amuse-Gueule aus Lachs, Zander und Karpfen, nachdem noch eine Freundin von Cleo, die Malerin Renée Rauch-alles dazugekommen ist. Cleopatra sagt gleich am Anfang, dass ihr bürgerlicher Name Ingeborg Maria sei – aber nach stundenlangen Gesprächen kommt man nicht auf die Idee, sie anders als mit »Cleo« anzusprechen und auch so im Gedächtnis zu speichern. Schon am Telefon gab sie den Satz von sich: »Sterben ist das schönste Erlebnis meines Lebens!«

Nur, wer jemals geglaubt hat, diese Frau sei pure Exzentrik, kann annehmen, das sage sie nur so. Um sich interessant zu machen. Hat sie nicht nötig – sie ist interessant: »Gerne wäre ich gestorben geblieben!«

Cleo Kretschmer hat lange keinen Film gemacht. In dem Sommer, als wir sie kennen lernen, soll versucht werden, wieder einen ersten Drehtag hinzubekommen. Noch muss sie sich sehr schonen. Denn – das nimmt sie zumindest an – sie war bereits tot. Vor zwei Jahren platzte in ihrem Gehirn ein Aneurysma – »eine durch Gefäßverengung bedingte Erweiterung einer Arterie«. Entweder sei man dann tot – und zwar nicht nur vorübergehend – oder für den Rest des Lebens schwerstbehindert, hätten die Ärzte ihr später erklärt. Cleo sitzt strahlend am Tisch, knabbert an einem Matjeshering und macht weder den einen noch den anderen Eindruck. Die Malerin hat sie mitgebracht, weil sie Bilder male, die mit dem Tod zu tun haben. Nach dem Essen ist eine Fahrt ins Atelier geplant.

Gunther von Hagens beschäftigt sich immer, wenn er die Gelegenheit hat, mit den Erfahrungen, Motiven und Wünschen der Körperspender. Cleo, die das Aneurysma seit zwei Jahren überlebt hat, gelegentlich von einem epi-

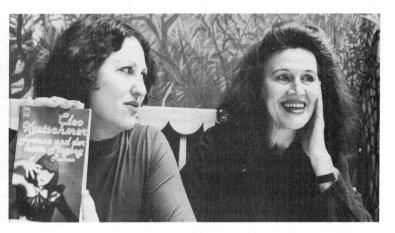

leptischen Anfall überfallen werden kann und Störungen des Kurzzeitgedächtnisses registriert, würde dem Plastinator gefallen. Wie sie in den früheren Filmen das Publikum bestrickt hat, so bezaubert sie auch heute ohne Mühe. Ihre Filme: *Idole, Amore, Arabische Nächte* zeigen mehr ein Naturereignis als nur eine Schauspielerin. Cleo spielte in erster Linie sich selber. Die Drehbücher gingen zum Teil auf ihr Konto, zum Teil wurden sie von ihr beim Drehen geändert, beeinflusst oder auch ganz neu erfunden.

Sie stammt aus dem Bayerischen Wald, hält sich selbst für eine emanzipierte Hinterwälderin. Nach der Filmerei, die sie auf dem Höhepunkt der Karriere hingeworfen hat, schrieb sie Romane – ebenfalls erfolgreich. Sie glaube an Gott und sei eine politische Utopistin. Sie ist lieb, naiv, frech, intelligent und witzig. Eigentlich müsste sie auf Hawaii leben, wo sie unter dem Namen »Lailani« ohnehin schon einmal existent gewesen sei! Schnell geht es zu in diesem vom Aneurysma vorübergehend lebensgefährlich bedrohten Kopf. Eine Freude mitzuerleben, dass Cleo wieder sprüht, leuchtet und schillert.

Spätestens beim nächsten Treffen der Körperspender in Heidelberg wird Cleo Kretschmer mit Gunther von Hagens reden können. Ihr Motiv, den Körper zur Plastination anzumelden, ist Dankbarkeit: »Mithilfe der Körperspende können mehr Ärzte so werden wie der Dr. Späth. Das ist der Chirurg, der mich operiert hat.« Und sie erzählt von ihrem »Todeserlebnis«, das wunderschön gewesen sei. Dass sie in einem Land voller Liebe gewesen sei – in Gegenwart eines hohen Wesens, von dem sie zunächst eingeatmet und später wieder ausgeatmet worden sei. Und immer, seit sie auf die Erde zurückgekehrt sei, wie sie es nennt, habe ein weißer Schutzengel an ihrem Bett gestanden, den sie erst nach einiger Zeit als Arzt identifizieren konnte.

Wenige Körperspender sind durch so dramatische Ereignisse zu ihrem Entschluss gekommen wie Cleo. Eine verrückte Person ist sie geblieben. Kurz vor unserem Treffen tourte sie mit ihrem gegenwärtigen Freund, der unbedingt ein Popstar werden will, in voller Kleopatra-Verkleidung und -Bemalung durch München. Von jenem entscheidenden 10. Oktober vor zwei Jahren spricht sie ohne Exzentrik: »Das war so, als ob man beim Computer den Stecker rauszieht. Das Bild ist zusammengefallen. Ich wusste, es ist der Tod.« Sie ist bei einem Geschäftstermin in einem neu eröffnenden Restaurant nach vorn mit dem Kopf auf den Tisch gefallen. Eine Rettungscrew, ein Hubschrauber, die Intensivstation!

Gunther von Hagens, dem wir Cleos Geschichte in groben Zügen skizzieren, hat über Nah-Todes-Erlebnisse gelesen. In seiner Bibliothek gibt es eine stattliche Buchreihe über Theorien des Bewusstseins: »Jenseits-Erlebnisse basieren immer auf dem kulturellen Hintergrund der betreffenden Person!« Inder haben ganz andere Erlebnisse als Europäer. »Im Zustand höchster Erregung«, sagt er, und es ist herauszuhören, dass er damit den Tod genauso meint wie die Nah-Todes-Erfahrung, »in diesem Zustand werden

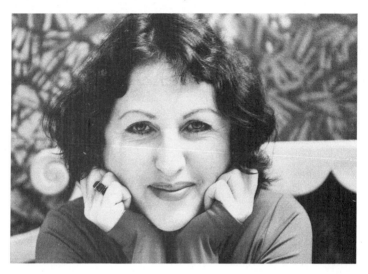

in ganz extremem Maße Morphine freigesetzt.« Das hält er für ausschlaggebend: »Ich habe selber mal die Wirkung von Morphium gespürt, als ich eine Verletzung hatte und willentlich durch das Zimmer geflogen bin.«

Als naturwissenschaftlich orientierter Mensch hat GvH trotz seines Sinns für überhöhte Realität keine Verbindung zum Esoterischen. Wir hören keine Verurteilung aus seinem Mund – aber sein Interesse bleibt gering. Renée Rauchalles, die mit Cleo an dem Münchener Wolkenbruchtag am Gespräch teilnahm, ist keine Körperspenderin. Meisterschule für Grafik in München mit Diplom. Buch- und Zeitschriftenillustrationen, Kunst- und Filmplakate, Werbegrafik, Layout. Mehrere Jahre Gesangs- und Schauspielausbildung. Die Themen ihrer Bilder: Gewalt, Gleichgültigkeit, Lieblosigkeit. Frau Rauchalles gründete mit anderen 1995 das Phantastische Zentrum, Ehrenmitglied ist (u.a.) der Maler Ernst Fuchs.

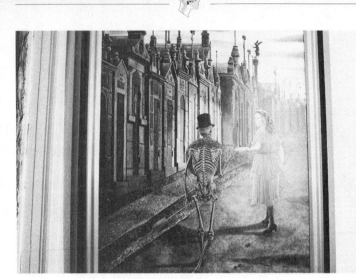

Die Malerin hatte Cleo die Todesnähe aus einem Horoskop vorausgesagt, wie die beiden erzählen. Bei dem Interview ist sie die ruhige Kraft, während Cleo in großen Sätzen, quasi im Weitsprung, jedes Thema einbaut, das ihr in den Sinn kommt. Seit ihrer Kindheit hat Renée Rauchalles sich mit dem Tod beschäftigt. Da das Thema häufig in Bildern von ihr erscheint, ist sie jetzt an einem Buch beteiligt, zu dem Professor Bernhard Sill die Texte verfasst – *Die Kunst des Sterbens*. Renée Rauchalles grenzt sich gegen zu weit gehende Spekulationen ab. Sie will keine »letzten Wahrheiten« verkünden – für sie gibt es »Dinge, die wir nicht erklären können, die wir nicht ermessen können und die ich deshalb nicht in Worten festhalten will«.

Der Plastinator hat bei allen Terminen in Deutschland, an denen wir teilgenommen haben, Fragen zu beantworten, die über seine Absichten und das Verständnis der eigenen Rolle hinausgehen. Er hält spekulative Ausschweifungen auf Distanz, freundlich und kühl, nimmt sie jedoch mit wachen Augen und Ohren wahr. Er sammelt offensichtlich. Auch extreme Reaktionen lösen keine vorschnelle Abwehr aus. Beobachtend schaut er hin, und gelegentlich schildert er eine Szene, die für ihn Bedeutung hatte. Ohne die Interpretation sofort hinterher zu schieben.

Während der Ausstellung in Köln war eine Gruppe von Ordensschwestern da. Gunther von Hagens wurde von ihnen eingeladen, einen Besuch im Kloster zu machen, um auch den Schwestern, die nicht mitkommen konnten, zu erzählen. Eine der Nonnen, die im »bürgerlichen« Leben als Assistentin im Medizinbetrieb gearbeitet habe, sei vor dem Abschied zu ihm gekommen: »Wenn ich Ihnen die Hand gebe, dann ist es so, als ob ich sie meinem Verlobten gäbe«, sagte sie zu dem Professor. GvH weiß genug über die katholische Glaubenswelt, um den Verlobten einer Ordensschwester benennen zu können.

Berührt hat ihn dieser Vergleich mit Jesus. Näheres dazu, die genaue anatomische Analyse, erspart er sich vor unseren Ohren. Es gibt offenbar Feinsektionen, von denen die Öffentlichkeit ausgeschlossen ist. Gunther von Hagens ist kein Seelenzerleger. Wenn er sich erlaubt, über Ungeklärtes nachzudenken, dann in abstrakter Form, alle eindeutigen Fakten, die zu einer Klatsch- und Tratschgeschichte taugen würden, übergehend.

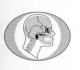

Der Ausbruch der Dreierbande

Peking vor dem Prachtflughafen: Sehr schwül! Die »*Travelling-with-Gunther*«-Group wird abgeholt: Der Chefingenieur und Architekt des Designerbüros Chen Bai, eine Übersetzerin und ein Fahrer, höfliche fremde Hände für die papierschwere Arbeitstasche. Das ist neben GvHs Rucksack mit Notebook und der Fototasche das einzige Gepäck. Die Koffer, darunter einer des Plastinators, der am nächsten Morgen mit nach Frankfurt gehen soll, deponieren wir am Flugplatz. Das Wichtigste für diesen Tag: Von Hagens will einen Blick auf das Modell von *Plastination City* werfen, und natürlich sollen auch wir es sehen und fotografieren. Am Vorabend haben wir in Dalian bei Dr. Sui von einer Pekingente herumgeschwärmt, die wir in Brüssel vernascht haben. Sui hat die Designer-Company mobilisiert, den drei westlichen Gästen eine echte *Beijing Duck* zu verabreichen und ihnen, weil sich das so gehört, die diversen Sehenswürdigkeiten, vor allem Kaiserpaläste etc., mit einzuverleiben. Der Tag kann mindestens genauso anstrengend werden wie die vorherigen.

Im kalten Bus, der so groß ist, dass jeder der Dreiergruppe eine Sitzreihe für sich hat, rasen wir auf Peking zu. Aus diversen Reiseführern die Einwohnerzahlen: Zwischen 9,5 und 12 Millionen. Wer bietet mehr? Die Dolmetscherin – wir dürfen gern »Miss Lance« zu ihr sagen – entscheidet sich für 11 Millionen. GvH lobt ihre »sanfte« Aussprache des Englischen: »A very soft pronounciation!«

Rasend und sinnlos hupend schafft sich der Fahrer vorbei an Betonkästen und beigebraunen Hochhäusern in den ersten Stau. Die Verkehrsschilder sind zwei»schriftig«; neben der chinesischen werden die Informationen in der lateinischen Lautumschrift Han Yu Pin Yin angezeigt. Die neue Standardumschrift wird heutzutage in den Schulen parallel zu den chinesischen Schriftzeichen gelehrt. Wie lange wird es dauern, bis die Chinesen von ihrer Schrift abkommen? Im fünfspurigen Stau: Beijing ist eine der zehn smogintensivsten Städte der Welt. Wir gestehen dem Plastinator, dass wir Dalian tausendfach schöner finden. »Das wird auch so bleiben«, ist die Replik. Die Finanzstraße, von Miss Lance vorgestellt: City Industrial Bank, Bank of Communications, China Bank, China Construction Bank, Industrial- and Commercial Bank, Bank of China. Alles in guter, lesbarer Westlerschrift, Investorschrift.

Der Bus biegt unter heftigem Hupen von einer breiten Straße in eine Ansammlung von Hinter- und Wohnhöfen. Hier sei das Modell! Wir steigen in die Unterwelt, viel

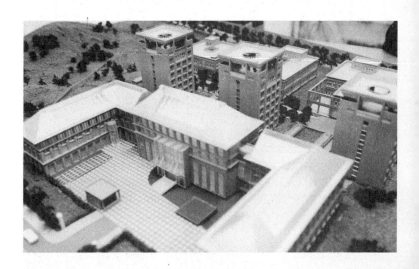

schwüler noch als draußen. Blaue Fliesen – das ist nicht das Designerbüro sondern eine Modellwerkstatt. Viele Menschen arbeiten in Kunststoff- und Lackausdünstungen unter niedrigen Kellerdecken ... Endlich: *Plastination City!* Den Raum finden aber alle nicht attraktiv genug für die Besucher.

Plastination City wird von drei Mitarbeitern durch den tropisch-feuchten Flur in einen größeren, kaum attraktiveren Raum gebracht. *Plastination City* ist positioniert. Der Investor-Plastinator erklärt an dem ein Meter fünfzig mal ein Meter großen Modell, was wir zwei Tage zuvor bei eher noch höherer Luftfeuchtigkeit in Dalian gesehen haben: »Wir schauen hier auf die Hauptstraße, wo später die Straßenbahn fahren wird.«

»Bisher haben wir das Produktionsgebäude und das Labor Nummer eins gebaut – mit dem zentralen Lichthof, voller Pflanzen und Blumen, mit Fahrstuhl.« Das sei der erste Bauabschnitt. Das Wohngebäude, für etwa 80 Mitarbeiter und Studenten, soll 2001 fertig sein. Die Mittel, etwa 8 bis 10 Millionen Mark, stammen aus den Ausstellungen, ist »Körperwelten«-Geld. Die nächsten Bauabschnitte sind für die Jahre 2003 bis 2004 geplant. Im Endausbau werden 300 bis 400 Mitarbeiter hier arbeiten, forschen und wohnen. Die Forschungs- und Entwicklungsstätte, die in Verbindung mit der Dalian Medical University entsteht, so Gunther von Hagens, sei vergleichbar mit einem deutschen Technologiepark.

Inzwischen ist jemand unter den Tisch gekrabbelt und hat das Beleuchtungssystem des Modells in Gang gebracht. Erinnerungen an die Modelleisenbahn. GvH erzählt vom »Unterland«, von Tunnelsystemen, durch die man in das zentrale Verwaltungsgebäude käme – und schildert das »Oberland«. »Hier entsteht ein See, über eine Brücke kommt man ins Hauptgebäude ... Software-Abteilung, Speiseraum, Verhandlungsraum.« Es wird eine

»richtige Sache!« – wie Gunther von Hagens in Dalian angekündigt hat. Der Eindruck bleibt: Goldgräberstimmung!

Das Sightseeing soll anlaufen! Also, der Kaiserpalast! In engen Gassen quälen sich Gastgeber und Dreiergruppe zur nächsten Verstopfung. Soll darauf die Pekingente folgen, kann nichts weiter auf eigene Faust unternommen werden. Keine Buchhandlung, keine Gespräche!

Der Professor holt nach Beratung zum Rundumschlag aus. Mit Engelszungen redet er auf die Einladenden ein. Er sei ein sehr eigenwilliger Professor. Wir seien bekannt als besonders extravagante Bücher-Schreiber. Wir wollten merkwürdigerweise das Leben auf den Pekinger Straßen sehen. Mit der Trommelwirbeltaktik und kilodicker Höflichkeit hat er nach einiger Zeit Erfolg. In allen Ehren werden wir entlassen, wenn auch die Augen der Gastgeber etwas verstört blicken. Die abgehobene Argumentation des Plastinators hat irgendwie überzeugt. Sichtbar beleidigt sind die Gastgeber nicht.

Mit dem Professor wird die schwere Reisetasche mit sämtlichen Arbeitsunterlagen durch die Megastadt ge-

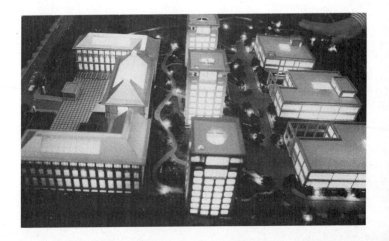

schleppt, jeweils ein Henkel für eine Person. Weichspülregen – sehr entspanntes Wasser – setzt ein. Ignorieren! Gefühle wie bei Schülern, die sich vom Klassenausflug abgesetzt haben. Magisch zieht das Rot und Gelb eines McDonald's-Restaurants die Drei in den Untergrund. Hungrig und nassgeregnet – »Heimaten« finden sich bei Bedarf in einem zum Platzen vollgestopften Basement zwischen Hamburgergeruch und Pommes-frites-Dämpfen.

Neben der USA-Sättigungskette – ein japanisches Fast-Food-Pendant: Im Gewimmel wird ein Zwergentischchen frei. Trotz allgemeinem Selfservice kommt eine engelgleiche Bedienerin. Freizeit! Aus der Umklammerung fernöstlicher Gastfreundschaft ausgebrochen! Siegreicher Putsch der Dreierbande! Statt *Beijing Duck* – Fischsuppe, Hühnchen mit Reis, Kaffee.

Durch den Pekinger Regen zum Mega-Buchladen. Die Gepäckstücke endlich in einem Einkaufswagen, erträgliche Gänge durch diverse Etagen. Myriaden von Menschen – wie groß sind Myriaden? – rollen die Treppen herunter und herauf. Trotzdem kommt es nicht zu Rempeleien. In der zweiten Etage legt der Plastinator los. Er kauft ein: CD-ROMs – Sprachprogramme, Englisch-Chinesisch in vielfacher Ausführung – Lernmaterial für die Mitarbeiter am Dalianer Institut. Dazu CDs und DVDs. Für sich selbst, aber auch für uns als Souvenirs.

Plötzlich: ein kleiner Sprachcomputer, der alles kann. Der Professor braucht ihn! Hingerissen übt er mit den Verkäuferinnen die Funktionen des Teufelsgerätchens: Eintippen auf Englisch: Chinesische Lautschrift. Chinesische Schriftzeichen. Und reden kann das Ding auch noch. GvH sieht aus wie ein Kind, lange hat er den perfekten Sprachzauberkasten gesucht.

In den Geschossen: Bücher! Bücher und wieder Bücher. Die Lesefreude der Chinesen: Zwischen den Stapeln auf dem Boden hockend, an die Wände gelehnt, fressen die

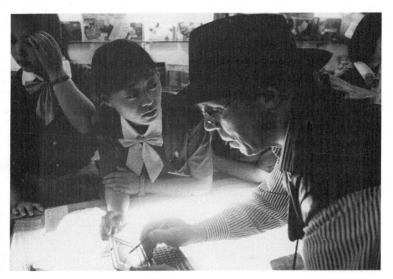

Kaufhausbesucher die Seiten. Der Professor in der Kunstbandabteilung. Nur am Hut ist zu orten, wo er sich aufhält, wofür er sich gerade interessiert. Den Informationskauf hat er weitgehend absolviert. GvH wiederholt, dass die Mitarbeiter kaufen dürfen, was sie brauchen, jedes Buch, alles, was zum Lernen gut ist. Nach den Computer-Nutzkäufen kommt es in der ausgedehnten Kunstabteilung zu einer spannenden Szene. Ein Band zeigt sehr schöne Zeichnungen von weiblichen Akten. Auf dem Einband der Name – des Künstlers oder der Künstlerin? Das genau ist die Frage.

»Mei-Lin« steht auf dem Umschlag. Gunther, des Chinesischen kundig, wendet sich an Leute in dem Buch-Supermarkt, zeigt auf das Buchcover und fragt: »Ist das ein Mann oder eine Frau?« Befremden bis Amüsement statt einer Antwort. GvH verstärkt die Bemühungen – »Mann oder Frau?« – sein Finger weist auf die Schrift »Mei-Lin«.

Spricht er die Sprache plötzlich so schlecht? Der intellektuelle Herr, den er zum Schluss aussucht, schaut dem Plastinator sehr verunsichert ins Gesicht, sagt aber nichts. Die Recherche wird abgebrochen.

Kurz darauf dämmert es uns: »Lateinisch geschrieben war der Name ›Mei-Lin‹ auf dem Buch. Das können die meisten ja gar nicht lesen! Die haben gedacht, ich zeige auf den weiblichen Akt und frage sie, ob das ein Mann oder eine Frau ist …«

Die Volksbefragung war den Chinesen nicht angenehm gewesen, vielleicht hielten sie die Untersuchung für eine westliche Abart der Kontaktsuche? GvH hatte erzählt, dass die Liberalisierung erst allmählich zu einer L»ie«beralisierung wurde: Entkleidete weibliche Körper waren nicht jedem Auge zugänglich. Auch jetzt noch finden wir einen ganzen Stand mit zugebundenen Büchern. Nackte Menschen sind durch kreuzweise Verschnürung diskret vor

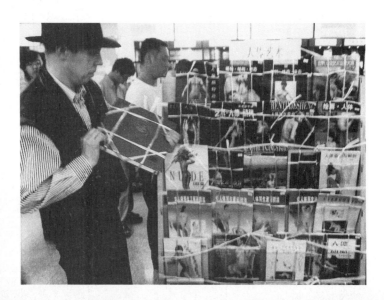

jedermans Blick geschützt. Immerhin lassen die Packen sich aufnesteln. Nur: Der Voyeur muss wissen, was er tut. Die Entschnürung lässt sich praktisch nicht unbemerkt ausführen.

In demselben Laden wartet ein weiteres Erlebnis, das bis heute nicht richtig ins gesellschaftliche Verständnis eingeordnet werden konnte. Es gibt ein WC für Frauen und eines für Männer in einer Ecke der Etage. Eine Schlange von etwa sieben Kundinnnen wartet in der Damenabteilung. Als die Frauen vorrücken, wird eine Reihe von drei Kabinen auf jeder Seite des Raumes sichtbar. Die haben aber weder Türen noch Vorhänge! Auch keine Toiletten mit Sitz – der Abfluss befindet sich in einer quadratischen Schale auf dem Boden. Diese Form des Abtritts ist aus früheren Frankreichjahren, vor allem im Süden, nicht vergessen, auch die Türkei und der Balkan überraschen den Rumtreiber, der die Touristen-Pisten verlässt, mit der eigentlich nicht unhygienischen Einfach-Ausstattung. Die brutale Umsetzung des Begriffs »Öffentliche Toiletten« in der chinesischen Variante war eine echte Welturaufführung.

Der Regen hat aufgehört. Die beige-grauen Riesengebäude wirken im Sonnenlicht freundlicher, als das Taxi zu einem Hotel fährt. Das Grand Skylight Hotel hat nur drei Sterne. Fünf hätten wir verdient, wenn es nach den abgeschüttelten Gastgebern und chinesischer Hierachie ginge. Der Putsch zahlt sich aus: Hundert gesparte Dollar pro Zimmer kann jener Reisende anderswo ausgeben, der lesen kann, was in den »Sternen« steht.

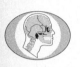
Gunther Liebchen und die Plätze des Himmlischen Friedens

Noch immer eine lange Liste mit Themen, die übrig geblieben sind. Heute ist der letzte Tag, um sie zu bearbeiten. Morgen früh fliegen wir nach Frankfurt zurück. Gunther von Hagens hat wegen des Buchprojekts weniger in Peking erledigt, als er vorhatte, geht dennoch schon morgen Vormittag wieder nach Dalian, wo er noch drei Tage für Vorlesungen an der Medical University und Arbeiten im Institut für Plastination vorgesehen hat. Nach einer Pause wegen der buchladenmüden Füße hat der Professor einen Pflichtbesuch auf dem Platz des Himmlischen Friedens verordnet, mit der Androhung, die »Verbotene Stadt« samt Kaiserpalast ebenfalls nicht total auszusparen.

Vorläufig hocken alle drei in GvHs Zimmer. Mitgebracht ist das Diktiergerät, dazu die Teetassen mit wohlriechenden Beutelchen aus unserem Raum, da im Einzelzimmer des Professors zwar genug heißes Wasser in einem Thermosbömbchen vorhanden ist aber kein Gästegeschirr. Wie war das eigentlich, dass er seinen Vatersnamen »Liebchen« verlor? – »Geheiratet haben wir auf den Namen ›Liebchen‹, ein Wahlrecht gab es noch nicht«, sagt er. Seine damalige Frau Cornelia, eine geborene von Hagens, hieß zwei Jahre lang Liebchen wie ihr Ehemann.

Ausschlaggebend für einen Wechsel waren dumme Witze, die mit Frau Cornelia – ebenfalls Ärztin und im Krankenhaus tätig – bis zum Überdruss getrieben wurden. »Ach, da kommt's Liebchen«, flötete man der ehemaligen von Hagens auf den Fluren und in den Krankenzimmern entgegen. Wie von einer Endlostonschleife, kaum von Pausen unterbrochen, denn jeder nahm selbstverständlich von sich an, er habe den Witz gerade erfunden.

»Dann kam das Gesetz mit der freien Namenswahl für Ehepartner«, erinnert sich GvH. »Erst wollten wir den Namen einfach umschreiben lassen – auf von Hagens, den Geburtsnamen von Cornelia.« Umständlich und teuer sah die Prozedur aus. Gunther, der Erfindungsreiche, kam auf – Scheidung! Die »unkonventionelle« Lösung (»Sie kennen mich!«) sah so aus: Drei Wochen nach der Scheidung – Wiederheirat, dieses Mal auf den Namen von Hagens. Der Plastinator schmunzelt in der Erinnerung an die Glanzleistung: »Wenn man von Kindheit an daran gewöhnt ist … ach, das Liebchen und so weiter … dann lacht man darüber. Bei den Ausländern ist man eben ›Darling‹ …« GvH hatte Verständnis für den Ärger seiner ehemaligen Frau, die aus einer sehr bürgerlichen Familie stamme.

Da wir schon vorher der Meinung waren, dass für ein Hagens-Porträt Interviews mit Cornelia von Hagens und den Kindern unerlässlich seien, hatte der Professor ihnen zu diesem Zeitpunkt bereits angekündigt, wir würden gerne am Tag des Rückflugs vom Frankfurter Flughafen aus nach Heidelberg zum Gespräch kommen. Das war akzeptiert worden. Unsere Gefühle blieben etwas gemischt, da wir schlecht abschätzen konnten, ob bei der Scheidung Ressentiments entstanden waren. Gunther von Hagens spricht freundlich über seine Familie, mit Wärme und Sympathie. Wie aber würde die Begegnung mit der Frau verlaufen, die jetzt sieht, welche Erfolge der Exmann feiert, dessen schwierige Anfangsjahre als Plastinator sie geteilt hatte?

Als wir nach dreizehn und einer halben Stunde (wir mussten die Umweg-Route Peking-Schanghai-Frankfurt wählen) in Deutschland landen und nach dem Drum und

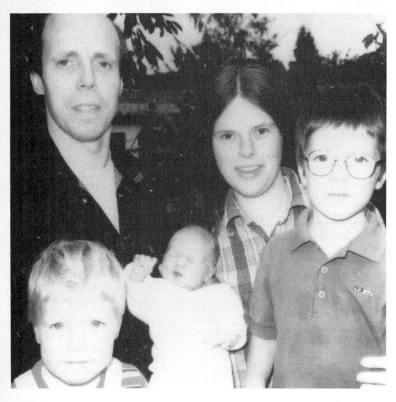

Dran der Abfertigung über zwei Stunden später mit Cornelia, Bera und Tona von Hagens in Heidelberg auf einem luftigen Balkon sitzen, sind wir ziemlich durchgedreht und glücklich, dass die Atmosphäre nicht eine Sekunde lang gespannt ist. Sinnlose Befürchtungen! Das Gespräch ist so positiv, dass wir an diesem verrückten Tag erst nach über zwei Stunden den Absprung schaffen und bei der endlich stattfindenden Heimfahrt – eineinhalb Stunden über die Autobahn – aufpassen müssen, keinen optischen und akustischen Müdigkeitshalluzinationen zu erliegen.

Von Müdigkeit war auch in Heidelberg die Rede gewesen. Ihr früherer Ehemann Gunther habe so viel gearbeitet, dass er an roten Ampeln hinter dem Steuer eingeschlafen sei, schildert Cornelia von Hagens die Vergangenheit. »Alles stand unter dem Stern der Plastination! Die Welt wird eingeteilt – in Leute, die für und in Leute, die gegen die Plastination sind. Ich denke, mit solchen Menschen ist es schwer, zusammen zu leben!« Vorwürfe macht sie nicht, zermürbt wirkt sie auch nicht. Cornelia von Hagens scheint zu sehen, dass ihr Leben ein anderes ist als das des Plastinators – sie wirkt souverän und zufrieden, erspart sich und uns jede Bitterkeit.

Streckenweise wird die Forschung nach Gunthers Mentalität sehr lustig. Auch wenn es darum geht, dass alles Geld in die Plastination gesteckt wurde, weshalb es dann für familiäre Bedürfnisse fehlte. Ständig waren Studenten im Haus, aßen mit, was nicht gerade im Übermaß vorhan-

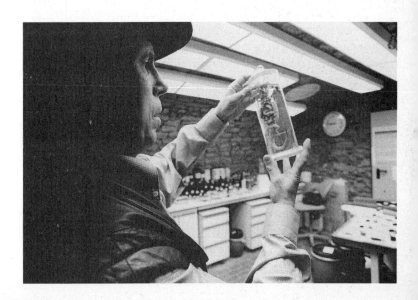

den war. Es gab vor allem Kartoffeln! Die 18-jährige Tochter Bera erinnert sich an wunderbare Kartoffelwochen. Fünf Tage schon hatte es welche gegeben! Ihr Papa Gunther sei jeden Tag vergnügt erschienen. »Das war echt der Knaller!«, sagt sie. »Hm, lecker, gut ... was habt ihr nur wieder Gutes gekocht? ... Hm, Kartoffeln ... lecker!«

Für jede Idee, die mit der Plastination zusammenhing, gab der Plastinator Geld aus. So ist er geblieben – nur ist dieses Geld heute vorhanden. Frau von Hagens hatte sich extra ins Kaufmännische eingearbeitet, Buchhaltung erlernt, um nach der Erfindung der Plastination mitzuhelfen, die Kunststoffe zu vermarkten, die Patente zu verwalten. Nur war das eigentlich nie ihr Lebenstraum! »Ich bin Dr. med., Frauenärztin – also, ich habe mehr mit dem Leben als mit dem Tod zu tun!«, sagt sie. »Ich habe das Studium immer so gesehen – wenn ich fertig bin, kann ich endlich an die Patienten ran und klinische Arbeit machen.« Die Rechnung ging nicht auf in der Ehe mit einem Besessenen. Der will die Welt aus den Angeln heben und führt das tatsächlich auch aus. Dr. Cornelia von Hagens muss quasi auf das Auseinanderbrechen der Partnerbeziehung warten, ehe sie als Ärztin der Tagesarbeit nachgehen kann, die ihr wesentlich ist.

»Ein klassischer Vater war er nicht. Wir haben drei gemeinsame sehr liebe Kinder, und ich bin froh, dass ich die drei Kinder habe! Die wären ja auch nicht so, wie sie sind, wenn sie nicht diesen Vater dazu hätten.« Nach der Trennung hat sich Gunthers Vater, Gerhard Liebchen, sehr um die Kinder gekümmert, damit die Schwiegertochter Cornelia ihre Facharztausbildung vollenden konnte. Der Abend auf dem Balkon in Heidelberg wird immer dunkler. Die Mutter und ihre beiden Töchter geben sich alle Mühe, uns ihr Bild von Gunther zu vermitteln.

Kein böses Wort fällt, nicht über Gunther, nicht über die jetzige Ehefrau Dr. Angelina Whalley. Die hatte bei einem schon ein paar Tage zurückliegenden Interview ebenfalls vermieden, zwei Journalisten, Filmemachern und Bücherschreibern unpassende Seeleneinblicke zu gewähren. Der Mann, der an diesem Abend in China sitzt, denkt, e-mailt, plastiniert oder positioniert, hat das Glück, seinen Weg ohne Schlammschlachten gehen zu können.

Die drei Kinder sind Gunther von Hagens stärkste Lobby. Tona, die gerade fünfzehn wurde, urteilt knapp: »Beeindruckend – vor allem, weil er seinen eigenen Weg geht. Faszinierend, kreativ.« Ist ihr Vater genial? Vor dem Ausdruck schreckt sie etwas zurück, weil das ein schwieriges Urteil sei, wenn man jemand so gut kennt. Plastinieren hält Tona für normal: »Ich bin ja damit aufgewachsen.« Sie war in China und hat angefangen, Chinesisch zu lernen. Für sie und ihre Schwester Bera hat Gunther von Hagens schnell ein paar große stabile Poster in den Hartschalenkoffer gepackt, den wir für ihn mitgenommen

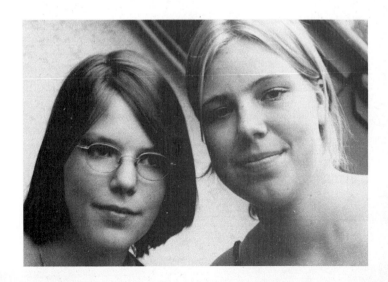

haben nach Heidelberg. Auf Hochglanzkunststoff aufgemalt sind Gegenstände wie Autos, Früchte oder Insekten, jeweils mit dem chinesischen Schriftzeichen und der Lautschrift dazu. Die Mädchen lächeln: »Er lässt sich immer was einfallen!«

Bera: »Er hat die Fähigkeit, jemanden zu begeistern. Er ist ganz spontan. Wenn wir immer unsere Fahrten ins Blaue gemacht haben ... das war der Hammer. Kein Geschirr mitgenommen – alles eingekauft in fünf Minuten. Er lässt sich immer Sachen einfallen. Bei den Fahrten ins Blaue hat er einmal einen Duschkopf eingekauft – der war gerade so billig, daran können wir nicht vorbeigehen.« Der Duschkopf wurde unterwegs an einem Baum festgemacht, ein Schlauch und ein voller Wasserkanister waren auch da. »Und dann haben wir geduscht, und die Sache war natürlich, dass wir dann kein Trinkwasser hatten! – Er ist echt zum Totlachen.«

Bera arbeitet wie Tona und ihr Bruder Rurik für den Professor, wenn Arbeit zu verteilen ist. Bera hat als letzten Auftrag eine Straßenumfrage zur Akzeptanz der Oberhausener Ausstellung gemacht, die sie jetzt auswertet. Sie grinst, wenn sie sich daran erinnert, dass die Leute sie fast ehrfürchtig angestaunt haben, als sie erzählte, der Plastinator sei ihr Vater.

Cornelia von Hagens lacht mit, wenn die beiden Mädchen den extravaganten Vater beschreiben. Sie hat sich schließlich als Erste der Sippe von ihm behexen lassen. Zeiten, als die beiden in der Universität übernachtet haben, um die Experimente nicht sich selbst zu überlassen, kommen ins Gedächtnis. Bei der »Niere in der Sauna«, von der GvH erzählt hat, war auch seine frühere Frau dabei. Als sie ihn während des Studiums kennen lernte, begann das gemeinsame Leben schwungvoll und mit großen Plänen. Sie waren gemeinsam im Sudan, wo die junge Frau vorübergehend medizinischen Dienst tat.

1973 hatten sie sich getroffen, 1975 geheiratet. Sie wollten eine Weltreise machen, fuhren aber zunächst einmal nach Alaska. Nach dem deutschen Staatsexamen von Cornelia von Hagens bestehen sie gemeinsam auch das amerikanische. Ende 1975 sollte die Weltreise ursprünglich beginnen. Dann hatte Gunther von Hagens aus der Anästhesie in die Anatomie gewechselt. »Er bekam dort die Aufgabe, ein Nierenmodell zu entwickeln. Und dann begann es langsam mit der Idee der Plastination!« Noch ein Versuch und noch ein Versuch. Die Entwicklung der Plastination ging ab da »Tag und Nacht!« Die Weltreise wurde endgültig verschoben, fand natürlich nie mehr statt. »Wir wollten auch Kinder haben. Da könnten wir doch die Anfangsphase der Plastination dazu nutzen, um Kinder zu bekommen, sagten wir uns.«

Essen zu gehen, Urlaub zu machen – die bürgerlichen Belohnungen für ein arbeitsames Leben sagen dem Plastinator nichts. Früh hat er seine Verweigerung der allgemein üblichen Lebensgestaltung in der Ehe mit Cornelia von Hagens gezeigt. Sicher gut für sein Befinden, dass sein radikaler Stil keinen Hass ausgelöst hat, dass die Familienmitglieder ihn verstehen – auch jetzt, da er noch radikaler zu dem wird, was er schon immer sein wollte. Tun würde er ohnehin, was er will, was er sich vornimmt. Sein Lebensglück hängt nicht von der Zustimmung der ihn umgebenden Menschen ab. »Ich lebe aus mir selber«, hat er dazu auf der Reise gesagt. Gut für die um ihn herum, wenn sie der Realisation dieses Prinzips zuschauen können, ihre Änderungswünsche zurückzunehmen verstehen und dabei selbst nicht völlig ins Minus geraten.

Gunther von Hagens, mit ausgestreckten Beinen ein wenig ruhend im Zimmer des Grand Skylight Hotels in Peking, ausruht, können wir nichts berichten von den guten Heidelberger Gesprächen, weil sie einfach noch nicht stattgefunden haben. Später fällt uns noch einmal auf, dass er keine Sekunde Bedenken hatte, uns den Kontakt mit Cornelia von Hagens und den Kindern zu vermitteln. Im Gegensatz zu anderen prominenten Personen macht er keine Versuche, die Meinung über sich und sein Tun aus dem Hinterhalt zu steuern. Diese Haltung haben wir nur sehr, sehr selten angetroffen.

Die Pause muss zu Ende gehen, sonst bleibt keine Zeit für das Minimum an Beijing-Kultur, das sich die Gruppe zugestehen will. Einer der schnellen Von-Hagens-Starts. Taxi – chinesische Sprachprobe des Plastinators. Abfahrt! Ziel: der Platz des Himmlischen Friedens – *Tiananmen*. Mit über 40 Hektar einer der größten Plätze der Welt. Seit dem Einsatz der »Volksbefreiungsarmee« gegen das Volk im Juni 1989, als Hunderte von Demonstranten getötet und über 10000 verletzt wurden, einer der schlimmsten Plätze der Welt!

Etwas beklommen folgt der Blick einer militärisch in Tarnkleidung eingepackten Jungmännertruppe, die in exakter Fünfer-Aufstellung leicht joggend an uns vorübertrabt. Schnell ist auszumachen, dass sie eher zu einer Wachablösungsübungsmannschaft gehören als zu einer Gewalteinheit. Die Turnschuhe, die sie tragen, stimmen friedlich. Auf dem Platz mit den gigantischen Ausmaßen geht es touristisch zu. Offenbar denken die Chinesen heute vor allem daran, welchen Ausschnitt sie für ihre Fotos wählen ...

Betroffen schauen eher wir, bis uns bewusst wird, dass sich der Westler gern auszeichnet, wenn es »fremde« Massaker zu beurteilen gibt. Ein Gespräch mit GvH über seine Haltung zum chinesischen Staat der Gegenwart, seine Meinung zur Politik und zum Verhältnis Regierende/Regierte verschieben wir. Auf diesem Platz muss man, wenn man noch in die Verbotene Stadt will, für eine vernünftige Unterhaltung viel zu sehr rennen und hetzen.

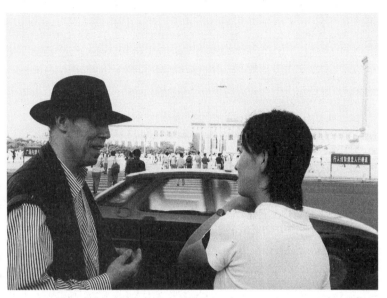
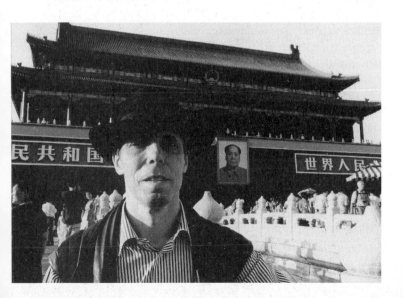

Mao Zedong/Mao Tse Tung schaut fast lieblich zu uns herab. Nicht nur weil er die Kulturrevolution angezettelt hat, von deren Opfern wir nach dem Besuch in Dalian Professor Bao-Lin aus dem Institut für Plastination kennen, boykottieren wir das Mausoleum. Die alten Gewaltherrscher einfach links liegen zu lassen, wenn man sie nicht mehr bekämpfen kann, halten wir für einen praktischen Vorschlag. Der Totenkult um Schreckensleichen – Mao starb 1976 – ist ungeheuer attraktiv. Busseweise werden die Chinesen angekarrt, um dem Exführer die Ehre zu erweisen, der im Gegensatz zu anschaulichen, instruktiven Plastinaten wenig pädagogischen Wert hat.

Vor gut zwei Wochen haben wir an einem ganz anderen Ort himmlischen Friedens mit ganz anderen und viel harmloseren Toten Kontakt gehabt. In Bergisch Gladbach, nicht weit von Köln, können wir morgens um 7 Uhr 30 ein Interview mit dem Chef des Bestattungsunternehmens Pütz-Roth führen. An der Kürtener Straße weist ein dezentes Schild einen schmalen Weg steil den Berg hinauf – »Haus der menschlichen Begleitung«. Wunderschöne Bäume in einem lauschigen Widukind-Wald. Hölzerne Totempfähle stehen in Lichtflecken, die durch die Lücken im Blätterdach der Buchen entstehen und anmutig mit Schattenklecksen spielen.

Eintritt in ein harmonisches Haus! Das Heim eines Kunstmäzens, eines Sammlers – ist der erste Eindruck. Orientteppiche, erlesene alte Möbel, Farben von Ocker bis Rosenholz, Eingeborenenkunst – über tiefe in uns schlummernde Kanäle bis zum Herzen vordringend. Fritz Roth kommt in die Bibliothek. Eine Stunde hat er Zeit. Er ist so etwas wie eine Berühmtheit. Packenweise Zeitungsartikel, ein Aufsehen erregender ARD-Film vom Südwestfunk *Finale Grande – Tod in Deutschland,* ein Buch *Der Trauer eine Heimat geben.* Kabarett, Seminare, Diskussionen gibt es im »Haus der menschlichen Begleitung«. Fritz Roth hat auch das schräg-schwarzhumorige Taschenbuch *Tod im Rheinland* initiiert.

Was gibt es hier Besonderes? Fritz Roth, der Priester werden wollte, dann Betriebswirtschaft studierte, bekam als Manager eines Energieversorgungsunternehmens eher zufällig ein Bestattungshaus zum Kauf angeboten. Die frühere Neigung zur Theologie, die Offenheit für die Kunst, die Vorliebe, mit Menschen umzugehen – alles kam zusammen. Der Mann entdeckte, wie das Bestattungswesen heute in Deutschland betrieben wird: »Ex und hopp! Es ist mehr ein Entsorgen. Für alles haben wir Gesetze – nach 36 Stunden muss ein Toter an einen für Leichen vorgesehenen Ort überführt sein, er muss auf einem Friedhof beerdigt werden!«

Hier in Bergisch Gladbach hat der Bestatter Roth völlig andere Seiten aufgezogen. Er gibt »Raum, Zeit und Er-

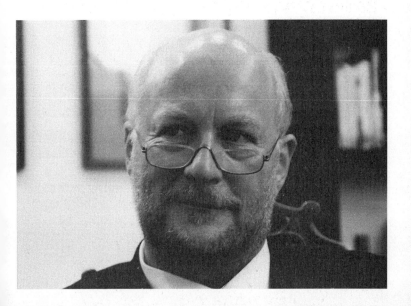

laubnis« zum Trauern, zum Abschiednehmen. Den Tod nicht zu verdrängen, ihn wahrzunehmen – den Toten noch in der Gemeinschaft mit den Lebenden zu halten –, hat sich Roth zur Aufgabe gemacht. In seinem Haus können Tote über Tage, ja sogar über Wochen von ihren Angehörigen besucht werden. Die Leichen werden gekühlt, die Verwesung gestoppt. Aber die Särge bleiben offen! Die Trauernden können kommen, so oft sie wollen. Die Toten tragen ihre privaten Kleider, sie bekommen ihre Totenflecken, werden nicht kosmetisch geschönt.

Später führt uns ein so genannter Trauerbegleiter in die Abschiedsräume, Zimmerchen mit bequemen Sesseln für die Besucher, mit einem CD-Player und einem Videorekorder. Die Lieblingsmusik, ein Erinnerungsfilm können abgespielt werden. Als wir herumgehen, wird ein Sarg mit einem älteren Mann hereingeschoben, der friedlich daliegt. Gleich wird seine Familie da sein. Im Kühlraum begegnen wir einem anderen älteren Herrn. Ihm haben die Hinterbliebenen ein Fläschchen von seinem Lieblingsrotwein in den Arm gelegt. Selbst bei einem so kurzen Besuch wird deutlich, dass es etwas ganz anderes ist, so von einem lieben Menschen Abschied zu nehmen, als auf dem Flur vor einem Krankenhauszimmer zu stehen, in dem man in aller Eile einen letzten Blick auf ein verstummtes vertrautes Wesen geworfen hat.

Der Umgang mit dem Tod ändert sich offensichtlich wieder. »Raus aus den Pathologien, raus aus den virtuellen Welten!«, ist der Schlachtruf des Bestatters aus Bergisch Gladbach. »In diesem Jahr waren fast 1000 Grundschulkinder hier«, sagt er uns. »Jugendliche haben bis zum achtzehnten Lebensjahr etwa 250 000 Gewaltverbrechen im Fernsehen erlebt. Den realen Tod soll man ihnen fern halten, heißt es, das ist nichts für ein Kind. Und dann hauen sie sich die Videos rein mit diesen grässlichen Sachen!«

Während der »Körperwelten«-Ausstellung in Köln lädt Fritz Roth Gunther von Hagens zu sich ein. Es kommt zu einer interessanten Debatte im voll besetzten Seminarsaal im »Haus der menschlichen Begleitung«. Die Kirchen hatten den Bestatter beschworen, dem Plastinator keine Plattform zu geben. Roth hörte nicht darauf. Er selbst ist nicht der Meinung des Professors! Für ihn ist das Beschränken auf das Körperliche falsch. Roth sieht zuvorderst den seelischen Aspekt des Todes.

Wenn man den Videofilm anschaut, der bei diesem Podiumsgespräch entsteht, merkt man, dass die beiden Debattierenden leicht aneinander vorbeireden. Beide beschäftigen sich mit dem Tod, beide haben zu manchen Zeiten täglich mit Toten zu tun. Der eine richtet seinen Sinn auf den so lange tabuisierten Körper, der andere kümmert sich um die Gefühle der trauernden Menschen, um die würdige Erinnerung an ein lebendiges geistig-seelisches Wesen.

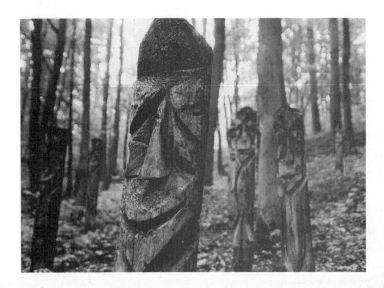

Nachdem bei der Veranstaltung diese zwei unterschiedlichen Methoden für zwei unterschiedliche Ziele nicht stark genug herauskommen, gibt es aus dem Publikum eine klare Forderung an den angeblich materiell-körperbetonenden von Hagens: »Tragen Sie mal Ihre spirituelle Basis vor!« Der Plastinator: »Ich habe mich schon so oft im Leben geirrt, dass ich meine, nicht zu allem eine Meinung haben zu müssen ... Gerade als Erfinder ist es mir wichtig, dass ich mich offen halten kann. Ich bin völlig überzeugt davon, dass es Transzendentes gibt, dass es Dinge gibt, die ich selber nicht verstehen kann ... Also, ich bin eher Agnostiker, ich halte es für wahrscheinlich, dass es in unser Leben pfuschende transzendente Mächte gibt.« (Dazu ein Blick ins Nachschlagewerk – Agnostizismus: Philosophische und theologische Lehren, die eine rationale Erkenntnis des Göttlichen oder Übersinnlichen leugnen.)

Der Besuch des Kaiserpalasts in der Verbotenen Stadt muss gestrichen werden – er ist schon geschlossen. Als Filmemacher glaubt man sowieso daran, dass Hollywood-Produkte, von denen es zu diesem Dekor etliche gibt, die Sache perfekter darstellen, als die Realität sein kann. Die noch herumscharwenzelnden Andenkenverkäufer nerven. Der nächste Tagesordnungspunkt klingt aufregender als der Konsum historischer Paläste: Ein Besuch im zweitexklusivsten Hotel von Beijing – dem *Palace*. Hier hat Gunther mit seinem Vater schon einmal amüsante Studien in der Lobby betrieben, als der mit ihm in China war. Wir sagen sofort und ganz deutlich, dass ein solcher Ausflug auch für uns das genau passende Unternehmen ist.

Das Schamhaar im Gefängnishof

Langnasig beziehungsweise hochnäsig betritt die »*Travelling-with-Gunther*«-Crew die Eingangshalle des Palace-Hotels.(Der Plastinator hatte vor Tagen in einer privaten Sondervorlesung erläutert, dass der Ausdruck »Langnasen« für West-Menschen von der Länge/Höhe der Nasenspitze im Vergleich zur übrigen Gesichtsfläche herrührt.) Vier Spitzenmusiker spielen Mozart. Die Marmorwände, -treppen und -säulen schmeicheln in schimmernden Farben. Der Luxus, hier ist er. Paris, Rom, Wien – woran muss zuerst gedacht werden? Welche Nobelhäuser zieht man vor den anderen zum Vergleich heran? Vortäuschen internationaler Eleganz ist aus vielen Ländern bekannt. Hier handelt es sich nicht um Fake! Es ist wirklich ein schicker, ausgesprochen edel gestalteter Schauplatz.

Mozart – selbst in dieser einfühlsam virtuosen Form – zieht zu sehr in den Bann. Der Plan, einen äußerst gepflegten Five-o'Clock-Tea einzunehmen, scheitert, weil Themen da sind, die mehr Ruhe brauchen. Rückzug über die lautlose Rolltreppe in den ersten Stock. Dort steht ein Sofa mit Seidenbezügen, zusammen mit zwei Sesseln um einen Couchtisch, in einem ganz stillen Gang, der zu Konferenzzimmern leitet. Die Inbesitznahme geschieht schnell und geschmeidig – zu sehr ist das Arrangement auf die Bedürfnisse zugeschnitten, um ungenutzt zu bleiben.

Auspacken von Notebook, Schreibkladde und Diktiergerät. Mit drei wichtigen Mienen beginnt die Sitzung. Alle, die in den nächsten zwei Stunden vorbeikommen, gehen leise vorüber, den Kopf grüßend gesenkt, die offenbar verdammt wichtige Aktion der drei Fremden respektierend. Gunther von Hagens steht der schwarze Hut gut zum ernsten Gesicht. Dieses Kleidungsstück hebt unser alle Renommée, wie es vielleicht sonst nur Pavarottis schneeweißes Riesentaschentuch oder eine von Elton Johns Sonnenbrillen könnten.

Im einfachen Drei-Sterne-Schlafhotel sind die Unterlagen, die wir zeigen wollen, beim eiligen Aufbruch zum »Himmlischen Frieden« liegen geblieben. Gunther von Hagens ist mit den »Körperwelten« in einer Literaturliste vertreten, die den Ausschreibungspapieren der Hamburger Körber-Stiftung angefügt ist. Es geht um den *Deutschen Studienpreis*, den dritten seit 1996, für den bis zum 30. April 2001 ein Wettbewerb ausgerufen wurde, für Studie-

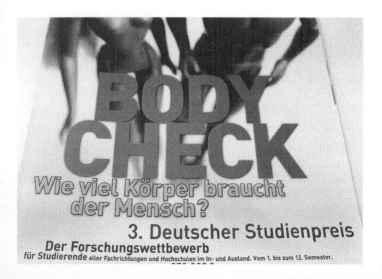

rende aller Fachrichtungen: »Body Check – Wie viel Körper braucht der Mensch?« Der Plastinator hat diese Geschichte durch den Run auf seine Ausstellungen sicher stärker beeinflusst, als die bloße Erwähnung in der Literaturliste vermuten lässt.

Über eine halbe Million Mark können Studenten gewinnen, die sich mit dem *Body Check* einlassen. Dr. Simon Golin, der Geschäftsführer des Deutschen Studienpreises, schreibt im Vorwort der Wettbwerbsbroschüre: »Die Frage, wie viel Körper der Mensch braucht, mag bizarr klingen ... Es sind die gegenwärtigen wissenschaftlich-technischen Entwicklungen, die unser alltägliches Körperverständnis in Wanken bringen.« Dr. Golin spricht von den zu erwartenden Manipulationen – von vermeidbaren Erbkrankheiten, von Ersatzorganen und vom biblischen Alter in totaler Jugendfrische – von allen denkbaren Formen technischen Um- oder Ausbaus des Körpers: »Die ›Körperbranche‹ gilt als Wachstumsmarkt.«

Gunther von Hagens hat die Studienpreis-Broschüre zu Hause in Heidelberg. Bei den vielen Unterlagen, die ständig ins Haus schneien, die alle irgendwie mit Körpern zu tun haben, kann die Aufmerksamkeit nicht jeder einzelnen Spur gelten, die in sein Netzwerk passt. Zu deren Urhebern er gezählt werden muss, deren Hauptverursacher er vielleicht ist. In dem Papier steht ein Absätzchen: »Was ist überhaupt der Körper? Eine in etwa 1,7 Quadratmeter eingehüllte Masse von durchschnittlich 70 Kilogramm Gewicht, die mindestens zu 50 Prozent aus Wasser besteht?« Vor dem geistigen Auge tritt der »Hautmann« der Ausstellung auf, das Plastinat, das seine eigene Haut wie einen Umhang über den Arm geworfen hat, seinen inneren Körper ohne dieses »Kleid« zur Betrachtung präsentierend.

Die Thesen der Studienpreis-Veranstalter gehen weit: »Was unser Menschsein in Zukunft ausmacht, wird ...

zentral davon abhängen, wie wir uns zu unserem Körper stellen.« Möglichst aus dem Rahmen fallend – wenn es geht, fachübergreifend –, unkonventionell und wagemutig sollen die Beiträge der Studierenden sein. Keine biederen Seminararbeiten – frech, extravagant, bunt und publikumswirksam werden die Zeugnisse der jungen Köpfe hoffentlich ausfallen. Es ist die feine Veranstaltung einer feinen Einrichtung, Vorsitzende des Kuratoriums: Prof. Dr. Dr. hc. Jutta Limbach, Präsidentin des Bundesverfassungsgerichts. Die Hauptjury der Ausschreibung 2000/2001 umfasst über 20 gute Namen, vorwiegend aus der deutschen Wissenschaft.

Mit einem der Hauptjuroren haben wir im Institut für Humangenetik des Universitätsklinikums Essen gesprochen. Professor Dr. Bernhard Horsthemke sitzt in dem kleinsten Zimmer, in dem wir jemals einen deutschen Professor angetroffen haben – höchstens drei mal zwei Meter. Jalousien verdunkeln den Raum – er kann das nicht ändern, es geht automatisch nach Lichtempfindlichkeit.

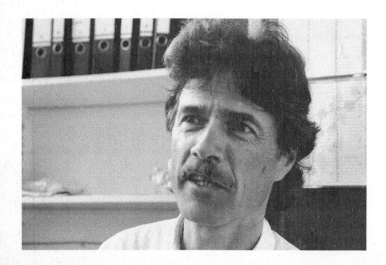

Deshalb kommt es zu der schönen Szene, dass sich bei dem Wort »virtuell« plötzlich die ganzen Lamellen nach oben bewegen und das sympathische Gesicht des Gesprächspartners besser ins Licht rückt.

Bernhard Horsthemke hört sich an, weshalb wir da sind, dass wir uns für den Studienpreis interessieren – »Body Check – Wie viel Körper braucht der Mensch?« Der Wissenschaftler, der die Arbeit als Juror wegen zu vieler anderer Ehrenämter zunächst ablehnen wollte, ließ sich schließlich doch einfangen: »Ich bin selbst neugierig, was da kommt. Ich will selbst durch die eingereichten Arbeiten lernen«, sagt er. Das Interdisziplinäre reizt ihn – die Möglichkeiten von Informatik über Maschinenbau bis zur Medizin. Die Verbindungen zu Gunther von Hagens sind ihm gegenwärtig noch nicht klar. Der Besuch in den »Körperwelten« von Oberhausen ist bereits fest eingeplant – danach könne er sich besser äußern.

Was macht Prof. Horsthemke als Humangenetiker? Klont er schon im Geheimen? Hält er alles für machbar? Und vor allem für erlaubt? Seine Arbeit scheint sich nicht im Spektakulären zu bewegen. 3 000 Erbkrankheiten gibt es beim Menschen, er selbst forscht u.a. über die erbliche Veranlagung zu Tumoren. Er muss Eltern beraten und informieren. Wie groß das Risiko ist, ein genetisch so stark belastetes Kind zu bekommen, dass die Frage für die Mutter und den Vater auftaucht, ob sie das Kind zur Welt kommen lassen wollen. »Man wird aber von keinem Humangenetiker hören – das Kind muss man abtreiben! Die Schwangere oder das Paar kann die Entscheidung nur selbst treffen.«

Er jedenfalls werde nicht hemmungslos »herumbasteln, herumfummeln«, sagt er uns in seiner bescheidenen Kammer, die er gewählt hat, damit mehr Platz für die Labore übrig bleibt. Genaustausch, Organe züchten? Professor Horsthemke hält uns vor Augen, dass zwei Drittel aller

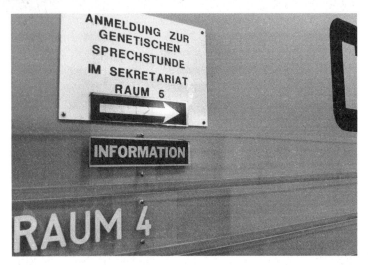

befruchteten Embryonen von allein im Mutterleib absterben. Wenn er diesen »Standard« bei der In-vitro-Fertilisation erreichen will (dass also bei der Befruchtung im Reagenzglas wenigstens ein Drittel überlebt), geht es nicht ohne Embryonenselektion. Der Wissenschaftler sieht zu Recht Zeiten auf uns zukommen, in denen Entscheidungen anfallen, die weder vorstellbar noch planbar sind.

Dieser Besuch in Essen war erst vor gut zwei Wochen! Bis zur Sitzung im Pekinger Palace-Hotel scheint eine Weltreise stattgefunden zu haben. Gunther von Hagens könnte bedauern, dass es noch keine Deutschen Studienpreise mit aufregenden Geldgewinnen und ebenfalls ausgelobten Workshops und Informationsreisen gab, als er ein besessener junger Forscher war. Wie die Körber-Stiftung, die der Unternehmer, Erfinder und »Anstifter« Kurt A. Körber ins Leben rief, kümmert sich das Hagenssche Netzwerk um das Potenzial junger Leute – fördert sie, treibt sie regelrecht auf fortschrittliche Wege.

Dieser Mann Gunther Liebchen bezahlte das Forschen nach der Wahrheit mit 21 Monaten DDR-Knast! Über die hat er bisher nicht gesprochen, nur geschildert, wie er in der Mondnacht aus seinem »Vaterland« in die »Bundes-Bananenrepublik« geschafft wurde, wobei fairerweise anzumerken ist, dass beide Begriffe nicht von GvH selbst stammen, sondern von den Autoren. Im Refugium unseres Palace-Büros im Flur kommt es endlich zu der Frage, warum er überhaupt »eingeknastet« wurde. Ohne Drängen fängt Gunther von Hagens von sich aus an, seine Geschichte zu erzählen, die Lebensschule, die ihn zur »Damaszener-Klinge« hat werden lassen. Wie dieser berühmte Stahl, der in alten Abenteuergeschichten vorkommt, erscheint der ausgewachsene Plastinator heute – blitzend, ebenso hart wie elastisch, ein zielsicheres, treffendes Instrument.

Relativ sozialistisch erzogen, gläubig, idealistisch war er. »Als 16-Jähriger bin ich zur Polizei gelaufen, weil die Straßenlaternen tagsüber brannten, Volkseigentum vergeudet wurde«, erzählt er. »Mit siebzehn bin ich die Partei eingetreten.« Als er zwanzig war, begann die Wandlung durch den »Rias«, – das Radio, das sich ankündigte als »freie Stimme der freien Welt«. Es war die Sendung *Presseschau,* und es ging um Veröffentlichungen im *Neuen Deutschland.* Der junge Gunther in seiner winzigen Studentenbude hörte nur hin, um die Verdrehungen, die so genannten »Rias-Enten«, durch exakte Vergleiche mit der bewussten Zeitung zu entlarven. Aber: »Es stimmte alles, was die zitierten!« Von da an hörte der Student öfter Rias.

In einer Bezirksschule, wo er als Hypnosekönner Vorstellungen gab, begann er eine Tändelei mit einem Mädchen. Am stillen Wochenende durchforschte er den Keller. »Ich suchte eben einen ruhigen Ort. Dann sah ich die Säcke, aber nicht etwa welche, auf die man sich hätte legen können«, lacht er und zwinkert mit den Augen. Die

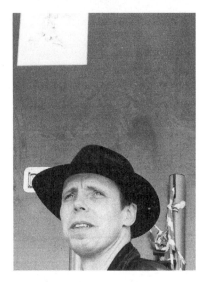

Säcke waren voll sozialistischer Literatur – zum Verbrennen im Heizungsofen bestimmt. In Leder gebundene Stalinbände und von Marx *Das Kapital.*

Gunther von Hagens hat seine Märchenerzählstimme eingeschaltet – das muss an unseren runden aufmerksamen Augen liegen, denn Märchen erzählt er keineswegs. Auf Nachfragen wurde dem Wissbegierigen erklärt, dass die Anmerkungen in den Büchern häufiger »renoviert« werden müssten. »Das habe mit »Erkenntnistheorie zu tun, dafür gäbe es extra Institute in der DDR! Die Anmerkungen müssten immer der neuen Politik entsprechen. Deshalb würden die »alten« Bücher verbrannt.

Der Geist GvHs war ab jetzt nicht mehr zu bremsen. In der Parteiversammlung fragte er, warum man nicht Wechselstuben für die Westdeutschen einrichte, damit die herüberkämen, um ihre D-Mark umzutauschen? Es werde doch gesagt, die eigene Währung sei sehr viel mehr wert als das Westgeld – da müssten die doch in Scharen kommen! Atemlose Stille.

»Genosse, woher hast du deine Fragen? Das sind nicht unsere Fragen. Das sind Fragen des Klassenfeindes!«

Der Professor über seine Empfindungen, nachdem er zu Entdeckungsreisen durch seine sozialistische Welt gestartet war: »Ich habe mich gefühlt wie ein betrogenes Kind!« Seit er aufmerksam wurde, entdeckt er immer mehr Lügen. Aufenthalte in Ungarn und in der Tschechoslowakei, Freundschaften in beiden Ländern verstärken die Aufklärung, die sich angesichts der Vernichtung des Prager Frühlings zum völligen Durchblick mausert. Gunther will abhauen! Zwei Versuche macht er. Dann wird er gepackt. In der Tschechoslowakei, die ihn an die DDR ausliefert. Versuchte Republikflucht – 21 Monate ab in die Kiste!

»Ich habe das immer als Privileg empfunden, die DDR von innen kennen zu lernen«, sagt der Mann mit den unangepassten Gedanken, von denen sich manche so schnell provozieren lassen. Er hat sie kennen gelernt – auch die »Straftäter«. Den jungen Discobesucher, der im Suff die Fahne runtergerissen hatte und zu den »Staatsfeinden Nummer 1« gezählt wurde. Den Geschichtsstudenten, der nur exaktere Geschichtsforschung treiben wollte und wegen staatsfeindlicher Hetze fünf Jahre bekam. Von Hagens hielt »Presseschau« im Gefängnis: »Als der Brandt nach Erfurt kam, stand im *Neuen Deutschland,* dass im Gegensatz zu westlichen Pressemeldungen in diesem Zusammenhang keine Festnahmen erfolgt seien ... Aber wir hörten währenddessen schon, wie die ersten Verhafteten bei uns ankamen!« Die Stasi schaute vorbei und verwarnte den jungen Mann.

Kennen die Kinder eigentlich seine Geschichte? – wollen wir von Gunther von Hagens wissen. Hier und dort habe er mal ein bisschen erzählt. »Es war auch so. Bis vor einigen Jahren liefen mir immer die Tränen über die Wan-

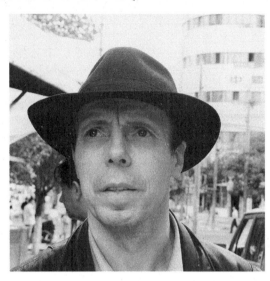

gen wenn ich an die Freunde gedacht habe, an die Leute, die sieben oder zwölf Jahre im Knast saßen. Leute, die sich die Haare ausgerissen oder mit Streichhölzern abgebrannt haben, weil sie psychisch vernichtet waren.« Da sitzt ein anrührbarer Mensch. Nicht einer, der kraft seines Willens zu jeder Tageszeit das ihm passend erscheinende Gesicht spazieren führt. »Es hat Jahre gedauert. Wenn ich an die Leute gedacht habe – das ist mir unter die Haut gegan-gen.« Tut es noch immer, die feuchten Augen verstecken den Schmerz nicht, der immer wiederkehrt, wenn der Mann der Erinnerung erlaubt, ihn voll zu erwischen.

Hass empfunden gegenüber den Bewachern hat er damals nicht, kennt er heute nicht: »Ich habe meinen Mithäftlingen gesagt, das ist eine tolle Chance, die DDR aus dieser Perspektive kennen zu lernen. Wenigen ist das vergönnt!« Der inhaftierte Student, der nicht ahnen konnte, dass er als Plastinator irgendwann zu den Berühmten des

Landes gehören würde, erhielt Angebote der Stasi. Er käme in den Westen, wenn er für sie arbeiten würde – er sei doch ein Arbeiterkind. »Ich habe dann angefangen zu schimpfen, dass ich eben zutiefst enttäuscht wäre und so weiter.« Die Stasi begriff – da ist nichts zu machen.

Gunther von Hagens lässt die traurige Stimmung, in die er überraschend gefallen war, nicht lange herrschen. Ganz aus dem Thema springt er aber nicht! Seinem Wesen entsprechend, dreht er am Objektiv seiner inneren Kamera, macht den Blick weitwinkliger, entschärft dadurch und schafft es, ein helleres Licht auf die betrachtete Situation fallen zu lassen.

»640 Karos hatten unsere Bettdecken. Vier Streichhölzer – das waren die Pferde.« Dann wettete man auf irgendein Pferd. Gekautes Brot wurde zu Würfeln geformt. »Mit Zahnpasta haben wir die Punkte draufgemacht, dann waren das die besten Würfel, die haben wochenlang gehalten.« Drei Stunden dauerte ein Pferderennen – 640 Karos. »Nachts hörte ich Klopfen. Das war aber kein Morsen. Drei Nächte habe ich mir das angehört – eines Morgens wachte ich auf und wusste Bescheid, die machen das mit dem Alphabet. A war einmal klopfen, B zweimal, C dreimal.« Gunther von Hagens klopft uns im Palace-Hotel von Beijing vor, wie man »Rita, wo bist du?« klopft. Es geht noch sehr flott von der Hand.

Die Toilette hieß »Jumbo«, »Lissy« war die Reinigungsbürste. »Also – mit Lissy ordentlich Jumbo gestampft, damit das Wasser verschwand. Dann konnte man über das Röhrensystem kommunizieren. Wir haben uns stundenlang bis zum vierten Stock unterhalten.« Wenn die Häftlinge Wasser rauschen hörten, war klar, dass irgendwo eine Kontrolle stattfand. »Christa hatte sich dann in Georg verliebt – ganz oben waren die Frauen! Nächtelang haben sie über die Rohre gesprochen. Beim nächsten Hofgang hat sie für ihn eine Locke aus dem Schamhaar auf einen Stein gelegt ...«. Georg bekam das Unterpfand. Von unten aus dem Foyer schickt der ewig lebendige Wolfgang Amadeus Mozart Töne herauf.

Ein Theologiestudent war zeitweilig GvHs Zellennachbar. »Es haben auch welche geheiratet. Die hat der dann nachts getraut ... Bist du bereit, mit dem Strafgefangenen Soundso eine Knastehe einzugehen? ... Es war wunderbar!« Nuttendiesel hieß das Rasierwasser, das in den Jumbos gegen den Geruch eingesetzt wurde. Gab es Lungenhaschee als Verpflegung, signalisierten sich das die Knastis mit der Vokabel »Verkehrsunfall«, Blutwurst war bekannt als »Tote Oma«. Die chinesischen Musiker in der Lobby wechseln nach einer langen, langen Mozartzeit zu Wiener Walzern.

Die DDR-Behörden – das hat von Hagens in seinen Stasiunterlagen nachschlagen können – wollten ihn zunächst in sein angebliches Heimatland entlassen, einen Arbeitsplatz in der Bekleidungsindustrie hatten sie schon vorgesehen für den Medizinstudenten. Er sollte einen Antrag ausfüllen. Gunther Liebchen weigerte sich. Durch die Freundschaft mit Jumbo, Lissy und den Mitgefangenen war der Halsstarrige noch viel bockiger geworden. In das Formular schrieb er: »Ich beantrage hiermit, mich so lange – wörtlich! Das weiß ich noch! – mich so lange im Strafvollzug zu belassen, bis man sich von der Wiedereingliederungs-Unwürdigkeit meiner Person in die sozialistische Menschengemeinschaft überzeugt hat.«

»Juch-hu!«, möchten wir hinaustrompeten in die Hallen des Marmors in diesem sozialistisch-kapitalistischen Mischmasch einer vergehenden Volksrepublik, dem spätere Generationen besser als wir Prädikate und endgültige Definitionen geben werden. Uns reicht momentan der Sprung über die Kluft, der Spagat zwischen den Kontrasten. Aus der ehemaligen DDR kurz »auszutreten«, die vornehmen Hygieneräume im Palace aufzusuchen, ist jedes

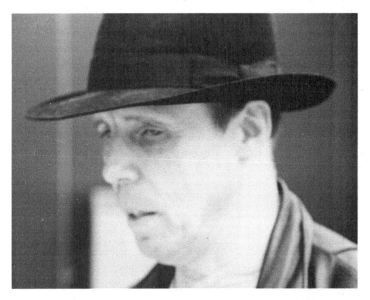

Mal mit dem Erlebnis verbunden, von einer herbeischwebenden Sklavin mit einer silbrigen »Gebäckzange« ein gewärmtes schneeweißes Frotteetüchlein gereicht zu bekommen, um Hochdero Fingerchen zu trocknen. Noch einmal ganz laut »Juch-hu!«

»Nehmen Sie das zurück oder nicht?«, fuhr man den gefangenen Fragebogen-Ausfüller-Häftling an. »Nein, ich will im Knast bleiben. Ich habe hier nichts mehr verloren! Ich würde nur an die Grenze gehen, im Affekt vielleicht sogar einen Grenzpolizisten verletzen.« Da hieß es logischerweise: »Ab morgen Arrest! Verschärfter Arrest.« Gunther von Hagens kam in den »Löwenkäfig«. Pritsche, tagsüber hoch geschlossen, endlose Runden drehen. »Für mich war nur wichtig, dass hier oben alles klar blieb«, tippt er sich an den Kopf. »Ich wusste ja nicht, wie lange das dauern würde.«

Vor dem Verlassen seiner »normalen« Zelle hatte er sich Proviant eingepackt: Ein paar Seiten aus einem englischen Wörterbuch, das in seiner Matratze eingenäht war, etwas Goethe aus der *Metamorphose der Pflanzen* und aus der *Metamorphose der Tiere,* und den »*Prolog im Himmel*« *(Faust).* Der Plastinator schildert, wie er dieses Rüstzeug in ein Stückchen Kunststoffschlauch gerollt und in den Mastdarm eingeführt habe. Ohne Probleme gelangte er nackt durch die Kontrolle. »Ich kann heute noch alles auswendig.« Drei Wochen war er im Arrest, hat neben dem Auswendiglernen mit sich selbst im Geist ein wenig Schach gespielt: »Ich habe mich sehr wohl gefühlt!«

Unwirkliche Szene – dieses vorletzte lange Gespräch der Reise in dem okkupierten kleinen Konferenzraum. Wüssten die Menschen, die Gunther von Hagens oft stoppen möchten, mehr von seiner Lebensgeschichte, könnten sie sich manche Anstrengung sparen. Wer wird im Ernst daran glauben, einen Man von Mitte fünfzig zu schocken, zu frustrieren oder umzudrehen, der das erlebt und freien Herzen hinter sich gelassen hat, was der Plastinator an den Wegrändern seiner Lebensbahn vorüberziehen sah? Er besitzt Authentizität, die sich den Menschen, die ihn treffen, mitteilt.

Wir fragen Gunther, ob er unflätige Angriffe und gehässige Attacken erlebe, wenn er Menschen im direkten Gespräch Rede und Antwort stehe: »Nein. Nie.« Der Palast muss verlassen werden. Der Abend ist da. Einen Cocktail in der Bar verkneifen wir uns, weil GvH treibt – die Zeit reiche nicht, wenn wir noch in die »Fress-Straße« mit den kleinen Garküchen wollten.

Vielleicht lesen jetzt einige der ehemaligen Häftlinge des DDR-Knastes, was aus ihrem Gunther Liebchen geworden ist. Dass er nichts vergessen hat! »Schlampi« – der Sanfte, aber Durchsetzungsstarke, der ihm zum Vorbild wurde. Dessen Natur, alles an sich wie an einem »Flausch, einem Schwanenpelz« ablaufen zu lassen, versuchte GvH zu imitieren, wenn einmal in der Woche ein Stasimensch zum Erziehungsgespräch erschien.

»Roter Terror – RT« war der Name für einen kleinen giftigen Unteroffizier unter den Wachleuten. Wenn sie abends aus irgendeiner Zelle schrien: »RT, du kleiner Scheißer, hör mal!«, rannte der wie auf Kommando durch die Gänge … »Wer war das!« »Schnüffli, der Pfefferdieb«, bekam den Namen, als er in einer Zelle das kostbare Gewürz konfiszierte. Es gab einen »Mausetot« und den »Scheißeregner« … Originalton: »Ihr werdet hier draußen stehen bleiben, und wenn es Scheiße regnet!« …

Ein letzter Blick zurück auf die weiß-graue Marmortreppe, die Granitsäulen und die Palmen in den dicken Töpfen. Auf Louis Vuitton und auf Chanel. Auf die Edelboutiquen mit italienischen Schuhen und Pariser Parfümfläschchen.

»Wir sind eigentlich mehr Lebefrauen«

Während des Trips von Frankfurt nach Bishkek in Kirgistan, weiter nach Urumqi in Nordwestchina ins Land der Uiguren, dann via Peking nach Dalian auf die Halbinsel gegenüber von Korea und zurück nach Peking – gibt es keinen halben Tag ohne E-Mails. Gunther von Hagens macht es nichts aus, sich über 8 000 Kilometer hinweg um Parkplatzprobleme in Oberhausen zu kümmern, wo gerade die »Körperwelten« laufen. In dieser Fähigkeit, 36 Themen fast gleichzeitig und mit enormem Speed bearbeiten zu können, liegt die Gefahr der völligen Überbeanspruchung, obwohl Gunther von Hagens behauptet: »Ich brauche eine große Menge an Eu-Stress.« Eu – damit ist der gute, der wohltuende, der kreative Stress gemeint.

Wir haben beschlossen, als vorläufigen Abschluss der Recherchen anhand des Notebooks durch Gunthers E-Mails zu fegen. Ein authentischeres Bild des Plastinator-Alltags ist kaum zu zeichnen. »Ich beginne von hinten, das ist einfacher. Lieber Thomas – zu Deiner Zustimmung für eine grundlegende Änderung der Medienpolitik ...« Thomas ist Thomas Knuth, der persönliche Referent des Professors. Es geht um Änderungswünsche des Deutschen Journalistenverbandes. Zunächst hatte von Hagens von jedem Fotografen kostenlose Abzüge gefordert, genaue Verwendungsnachweise, durch Unterschrift bekräftigt. Jetzt wendet er sich gegen die bisher mit Sanktionen belegten Forderungen, hat Liberalisierung angeordnet. Kein

Misstrauen mehr, es bleibt lediglich die »Bitte« um Belegexemplare.

»Hervorragende Briefe« schreibe Thomas Knuth. GvH beauftragt ihn von China aus, eine Anfrage aus Brasilien so bald wie möglich abschlägig zu beantworten. Knuth rät in seinem nächsten elektronischen Brief dazu, die Kooperation mit den Kirchen wieder etwas mehr auf Sparflamme zu kochen ... sie versuchten, mit neuer Taktik verlorenes Terrain zurückzuerobern. Thomas Knuth arbeitet seit April 1998 für den Plastinator. Zu dem Job kam er durch eine Anzeige, in der Gunther und seine Frau einen Exportkaufmann für ihre Firma Biodur suchten. Er habe erst nicht gewollt, sich gefragt, ob von Hagens nicht den Mund etwas zu voll nehme, eventuell sogar ein Scharlatan sein könne. Sein Rechtsanwalt riet Thomas Knuth, die Position anzunehmen – es stecke eine Menge Positives hinter der ganzen Sache. So begann er die Tätigkeit als Manager für den Verkauf und Export der zahlreichen Kunststoffe und Chemikalien.

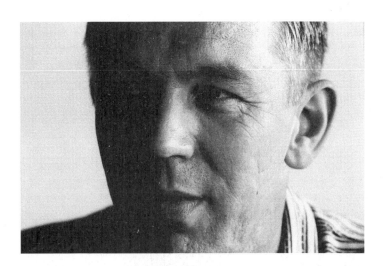

Der später auf den Platz des persönlichen Referenten rutschende Mannheimer hat Germanistik und Geschichte studiert, viele Jahre in Italien gelebt, dort beim Goethe-Institut, dann als Chef eines Reisebüros und als Tourismusmanager gearbeitet. Vor dem Eintritt in die Hagens-Welt war er Europa-Leiter der Total-Quality-Abteilung einer amerikanischen Land- und Baumaschinenfirma, dann Geschäftsführer des italienischen Feinkostgeschäfts seiner Frau, die es von Neapel nach Heidelberg verschlug, um dort für den Vertrieb südlicher Leckereien zu sorgen.

Knuth bewundert Gunther von Hagens – welcher seiner Mitarbeiter tut das nicht? –, hat jedoch den Eindruck, dass dieser sich um jede Kleinigkeit selbst kümmere, wobei er sich total und unnötig verschleiße. Damit Knuths eigene Kräfte nicht etwa ungenutzt bleiben, bombardieren ihn die E-Mails. »Lieber Thomas, Anfragen an mich mit Namen werden immer von Dir beantwortet. Was nicht persönlich an mich kommt – bitte an die Pressestelle in Oberhausen!« (Aha – das ist also für Stephan Rathgeb, den Schweizer Pressechef.)

Gunther tippt auf den Tasten des Notebooks herum: »Die Grafikabteilung! Mit welchen Schildern und Infos in Oberhausen die Orientierung für die Besucher verbessert werden kann.« Weiter! »Liebe Angelina, Vertrag mit M. noch diese Woche abschließen! Kommentar zu den Klagen von A.: L. ist ein kleiner Informationschaot, bitte unter Deine Fittiche nehmen!« Weiter! Nächstes E-Mail: Es geht um das Leergutlager und darum, dass irgendwelche Sachen ausschließlich mit Vakuumhebern transportiert werden dürften. Weiter, nächstes Thema: »Zum Personalessen – die Idee, das Essen warmzuhalten, finde ich heiß!« Nächster Brief: »Neue Audioguides? Die vorhandenen haben 800 000 Mark gekostet!«

Im Stakkato weiter durch die elektronische Korrespondenz. Wir rennen mit, obwohl wir längst Bescheid wissen, dass Gunther von Hagens ein Leben führt, das niemand sonst ertragen könnte, den wir kennen. Jeden Dienstag erhält er Auskunft über die Personalsitzungen in Heidelberg und in Oberhausen, dem gegenwärtigen Standort der »Körperwelten«. Die neuen Organogramme sind noch nicht fertig – wer wem gegenüber weisungsberechtigt ist. Wie der Yang Tse, der chinesische Mega-Fluss, ergießt sich der Infostrom in unsere Köpfe. Zwischendrin ein E-Mailchen, dazu noch ein geheimes! Es geht um ein Tier, das plastiniert werden soll und abgeholt werden muss. Wir schwören Verschwiegenheit.

Personalmanagement – ein Riesenthema mit nie endenden Problemen und Konflikten. Im Institut in Heidelberg gab es dazu vor der Abreise ein Interview mit Dr. Rudolf Thiele. Seine Hauptarbeit ist medizinischer Art, kluge Zeitungsartikel über die Plastination veröffentlicht er von Zeit zu Zeit, recherchiert wissenschaftlich für GvH. Zusätzlich hat er jetzt Personalfragen übernommen, regelt das Anwerben der *Local staffs,* der Hilfskräfte für die Ausstellungen. »419 Bewerbungen waren für Oberhausen da, 70 bis 100 brauchen wir für Kartenabriss, Garderobe, Betreuung der Warteschlangen usw.« Alle seien motiviert, es gehöre allmählich für Ausstellungspersonal schon zum guten Ton, auch mal bei den »Körperwelten« gearbeitet zu haben. »Gunther gibt mehr Geld pro Stunde aus, als er müsste. Das ist extra so gewollt – weil er dann die Leute auch mehr strapazieren kann«, sagt Dr. Thiele.

Er hat schon vor dem Studium für den Plastinator gearbeitet, kennt ihn seit seinem Abitur, seit 1982. In den Semesterferien hat er immer bei ihm gejobt, Nieren mit rotem und blauem Farbstoff injiziert. »Später dann – Plastination von Gehirnscheiben.« Dr. Thiele war »zum Schluss der klinischen Karriere« an der Universität in Essen in der Klinik für Thorax- und kardiovaskuläre Chirurgie

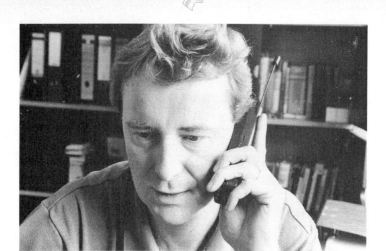

Funktionsoberarzt. Seit September 1999 hat ihn Gunther von Hagens ganz an sich gebunden.

Sehr verändert habe sich der Plastinator nicht durch den Ruhm, die weltweite Aufmerksamkeit. Er könne immer noch jähzornig werden, regelrecht toben, wenn etwas daneben gehe. »Das ist einfach Gunther, der muss sich Luft machen! Ich glaube, wenn er sich keine Luft machte, wäre er längst unter der Erde oder hätte schon 25 Bypässe.« Dass sich GvH nach Wutanfällen sofort entschuldigt und die Entschuldigung auch ernst meint, vergisst Dr. Thiele nicht, abschließend anzufügen. »Er geht nicht von der Dummheit der Leute aus. Er sieht das Positive in den Menschen – und er baut passende Aufgaben um die Leute herum!« Er selbst würde auch mitarbeiten, wenn die Öffentlichkeit Gunther von Hagens links liegen ließe.

Weder die Öffentlichkeit noch die Mitarbeiter denken daran. Sie haben die E-Mail-Adresse des Professors! Ticketbestellungen per Internet? – diese Frage erreicht ihn tatsächlich im tiefsten China. Über dem Eingang der Ausstellung in Oberhausen hängt eine Lampe mit blauem Licht. Sie drohe, herunterzufallen, könnte einen Besucher erschlagen. Gunther von Hagens mailt: So etwas dürfe eben nicht in Spanplatten geschraubt werden, da müsse eine stabile Tischlerplatte her als Untergrund. Recht hat er! Aber gibt es tatsächlich einen Grund, diese Affäre aus dem Fernen Osten regeln zu müssen? Weiter! Ein Text für Eduard Borsiak, den Anatomenprofessor und Freund, der in wenigen Tagen nach Bishkek startet und dort Dinge mit Prof. Almas Shanasarov, dem Chef des Instituts für Hochgebirgs-Physiologie, zu klären hat.

Eine Nachricht von Karen Schüssler: »Hallo Gunther, es geht um den ›Oberhausener Stadtreport‹. Sie haben eine Anzeige zum Sonderpreis angeboten ...« – »Liebe Karen! Telefonische Anfrage bei Angelina ... Hier noch meine neue Handynummer für alle fest angestellten Heidelberger, mit der Maßgabe, die Nummer nicht weiterzugeben ... Beste Grüße aus China.« Frau Schüssler hat die Aufgabe, zusammen mit ihrer Kollegin Jeanette Luley die Reisen der »Körperwelten« an die diversen Schauplätze vorzubereiten. Die beiden jungen Frauen suchen die *Locations,* die wirklich attraktiv sind, machen Vorbesichtigungen, knüpfen Kontakte zu Präsentatoren, Kooperationspartnern, zu Tourismus-Ämtern, kümmern sich um Marketing und Werbung. Sie sind fit, liebenswürdig, intelligent und hübsch. Sie haben ihren Laden im Griff.

Karen war bei Konzertveranstalter Mathias Hofmann tätig, bis der sich selbst wegen Steuerhinterziehung aus dem Geschäft warf. Bei ihm hat sie die *Drei Tenöre* weltweit organisiert. Sie stammt aus Hannover, studierte angewandte Sprachwissenschaften – Englisch und Spanisch. Das Geheimnis des Erfolgs bei GvH? »Die Hartnäckigkeit, mit der er seine Ziele verfolgt. Leidenschaft, aber auch Abstinenz für alles andere. Für uns nicht ganz nachvollziehbar!« Sie denkt, er solle seine Genialität stärker kana-

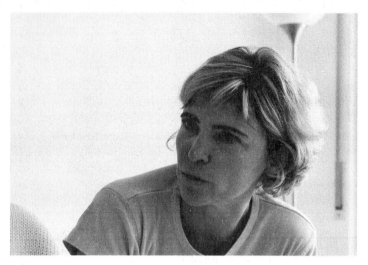

lisieren. »Manchmal ist es echt nervig, mit ihm irgendwohin zu gehen. Autogrammwünsche – wie bei einem Popidol!

Direkt gegenüber von Karen Schüssler sitzt Jeanette, die zusammen mit der Kollegin schon bei Hofmann Großveranstaltungen gemanagt hat. Sie folgte Karen zum Plastinator, als Hofmanns Imperium zerbrach. Dass »Körperwelten« die größte Sonderausstellung ist mit mehr als 5,5 Millionen Besuchern weltweit – das sorge schon für Eindruck bei Verhandlungen. »Das macht natürlich Spaß!« Sie würden beide gern arbeiten, feste Zeiten gäbe es für sie nicht. Gunthers Leben können und wollen sie aber nicht leben. »Abends nie 'ne Pizza essen gehen, nicht ins Kino, nicht mit Freunden treffen ... wir sind doch mehr Lebefrauen! Wir arbeiten gern, aber wir haben ein Privatleben.« Halten Sie ihn für genial? – »Auf jeden Fall!«

Abends in einer gar nicht schicken Pekinger Straße mit flachen Häuschen, einem Imbiss gegenüber, Staub auf der

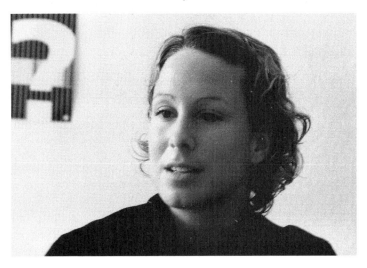

Fahrbahn, staubbemehlten Sträuchern. Kein Glamour. Die Stimmung gleicht einer ärmlicheren Pariser Vorstadt oder einem Viertel am römischen Stadtrand. Vor dem Grand-Skylight-Hotel stehen Tische und Stühle draußen. Ein Grill über offenem Feuer ist in Betrieb, Kartoffelscheiben an Spießen, Fischstückchen, eingelegter Knoblauch, Kohlgemüse und marinierte Lammhappen. Die zunächst angesteuerte Fress-Straße, beim Nobelhotel Palace um die Ecke, existiert nicht mehr. Eine Fußgängerzone ist entstanden – renovierte Häuser, ein Hähnchen-Fast-Food, zwei ganz junge Gelegenheitsprostituierte, die uns drei mit angeblich verführerischem »Hallo« angirren. Froh sind die drei Müden, dass ihr Dreisternehaus normales, nicht hochgestochenes Essen anbietet. Letzter Abend! Sentimental. Wie immer, wenn sich eine schöne Arbeit dem Ende zuneigt.

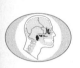 # Die vorläufig letzte Geschichte vom Pferd

Der Abend wird viel länger, als er werden sollte. Das Programm ist geschafft, die Themen sind besprochen. Eines Tages wird sich jemand eine »echte« Biografie des Plastinators vornehmen, in vielleicht jahrelanger Arbeit zu anderen Wahrheiten vordringen, als wir sie in dieser Blitzuntersuchung zu Tage fördern konnten. Gunther von Hagens wird Dinge zuwege bringen, an die jetzt noch keiner denkt. Es bleibt ihm nichts anderes übrig, als weiterhin vieles auf den Kopf zu stellen, Vertrautes aus den Angeln zu heben. Die Zahl der Menschen, die ihr Verhältnis zum eigenen Körper neu gestalten, wächst. GvH wird ihnen Veranlassung dazu geben.

Die Bilanz seines Tuns? Was ist das Wesentliche seines rastlosen Bemühens? Wie beurteilt der Plastinator den Plastinator?

Auf was ist er stolz?

»Ich will das nicht zu groß nach außen hin verkünden! Ich kenne die Empfindlichkeiten ... Der ist übergeschnappt ... Aber ich sehe im Wesentlichen zwei Erfindungen, von denen ich selbst sage, ich habe eine Revolution eingeleitet.« Gunther von Hagens nennt an erster Stelle das Grundprinzip der Plastination – »Wie bekomme ich Kunststoff hinein? Mit den Zusatzerfindungen ... die Gashärtung, die Scheibenplastination ... dass Kunststoffe, die das Präparat an sich dunkel machen, dass die hell werden ... die Erfindung der polymerisierbaren Emulsion (PEM).«

Dann kommt er zu seiner zweiten entscheidenden Tat: »Englisch kann ich das besser sagen – *space creating desection*. Vielleicht ist ›Raum schaffende Präparation‹ der richtige Ausdruck. Was bisher in der Anatomie nur beim ›Sprengschädel‹ geübt wurde – die Knochen im Raum – das habe ich auf die Weichteile, auf den ganzen Körper ausgedehnt.«

Der Professor denkt nach: »Keine McDonald's-Anatomie mehr, keine Take-away-Anatomie! Aufgeklappte Anatomie, Zwischenraum-Anatomie ... ich werde schon einmal ein Wort finden. Der ›total expandierte Körper‹ – das ist für mich der anatomische Urknall!«, sagt er. Wir erinnern uns an die Ausstellung. Da ist er in einer mit schwarzem Stoff ausgeschlagenen Vitrine – der total expandierte Körper. Wir haben nicht gesehen, dass sich gerade hier besonders viele Besucher drängen. Sicher können Laien die Bedeutung des Urknalls nicht ohne weiteres ermessen. Einfacheres ist dem Nichtfachman zugänglicher.

Niemand verhält sich ökonomisch an diesem Abend und geht früh genug zu Bett. Zwei dicke Humpen Peking-Bier und ein Glas Orangensaft stehen auf dem Tisch im Freien vor dem Hotel. Das Gespräch plätschert, muss nicht mehr als Arbeitspensum betrachtet werden. Natürlich fragen wir uns zum wiederholten Mal, ob sich Gunther von Hagens in den Schilderungen wieder erkennen wird. Eins hat er schon gesagt, nachdem er vorgelesen hatte, dass er uns in einer E-Mail als »Beichtpärchen« bezeichnet: Eine »*Travelling-with-Gunther*«-Tour in der gerade absolvierten Weise werde es in der nächsten Zeit nicht so schnell wieder geben.

Wahrscheinlich fahren wir irgendwann mit Ruhe zu einem längeren Aufenthalt allein nach China – das Land ist zu interessant und zu unbekannt, um es mit den wenigen Stunden abzutun, die wir hier verbracht haben. Für Viertel nach fünf sind wir am nächsten Morgen in der Rezeption

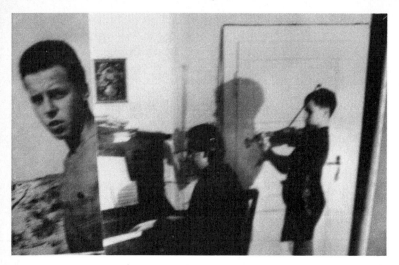

des Hotels verabredet. Es ist Sonntag, und im Fahrstuhl sind wir auf einem weichen, dicken roten Teppich nach unten gefahren, auf dem in breiter eingewebter Schrift »Sunday« steht.

Nur: Kein Gunther erscheint, der Chinesisch mit der jungen Frau hinter dem Desk sprechen könnte. Uns und das Wort »Taxi« versteht sie nicht. Zeichensprache klappt auch nicht. Nach Minuten des Wartens wird gehandelt. Anruf im Zimmer des Professors: Es ist geschehen! Gunther von Hagens hat verschlafen.

Ruckzuck ist er unten – »Es ist das erste Mal, dass ich verschlafen habe!« Ein das Wort »Taxi« verstehender Kollege der Rezeptionistin hatte schließlich ein Auto herangewinkt, sodass der Start jetzt sofort geschieht. Der Plastinator ist wach und plaudert mit dem Chauffeur in dieser sich spannend auf- und abschwingenden Sprache. Sonne auf Hochhauskästen. Gerade erst war sie aufgegangen. Das ist die Zeit für die Wachablösung der Soldaten auf dem Platz des Himmlischen Friedens. Wie gestern beim Sonnenuntergang sind fleißige Chinesen in großen Gruppen zur Stelle, um vor Maos Mausoleum die eigene Historie oder die Größe der Nation oder die Schönheit der Morgenstunde zu würdigen.

Keinen blassen Schimmer von der Mentalität dieser Menschen können wir haben nach der oberflächlichen Bekanntschaft. Auch Gunther von Hagens, der so oft da war, der viel mehr mitbekommen hat als wir, ist häufig noch ratlos in Bezug auf chinesische Reaktionen. Er hatte uns eine Geschichte erzählt: Wie er vor kurzem ein Stück Pferd verlor! Zwei chinesische Präparatoren waren drei Monate in Heidelberg. Ein Anatomieprofessor aus China kam, ebenfalls als Gast, dazu. Die aktuelle Arbeit galt in diesen Tagen dem Pferdekörper. Von Hagens hatte anderes zu tun und verließ das Labor mit der Anweisung, die beiden Präparatoren, die ja schon gut Bescheid wüssten, sollten dem Professor sagen, was zu machen sei.

Als der Plastinator zu seinem Pferd zurück kam, traute er den Augen nicht – ein großer hinterer Muskel am Leib des Tieres war in zwei Teile gehackt! Gunther von Hagens tobte, schrie, verfluchte das gesamte chinesische Volk! Die drei »Pferdeschänder« waren so beleidigt, dass sie sofort abreisen wollten. Dann stellten sie ein Bleiben in Aussicht, falls GvH sich entschuldige. »Ich habe mich massiv entschuldigt ... entsetzlich, dass ich so aus der Haut fahren konnte. Ob es aber andererseits nicht auch richtig wäre, wenn sie sich entschuldigen würden ... sie hätten ›ihm‹ immerhin einen dicken Muskel durchtrennt!«

GvH kann schon fast lachen über die Sache! Die Männer erklärten ihm, sie müssten sich nicht entschuldigen: »*We are chinese.*« Erst ein Gespräch mit Dr. Sui, dem generalmanagenden Moderator, bringt Licht in die Affäre. »Jüngere hätten Älteren nichts zu sagen, schon gar nicht, wenn der Ältere Professor sei«, gibt der Plastinator Suis

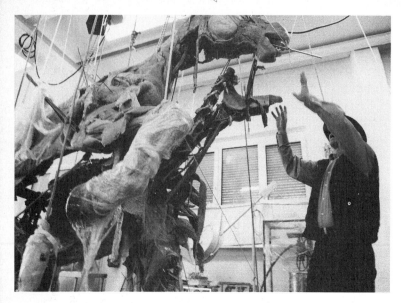

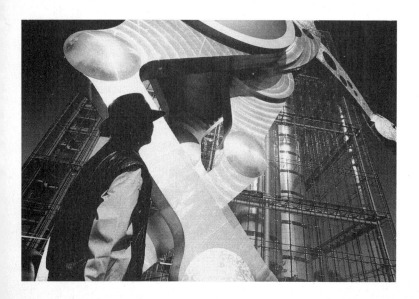

Worte weiter. Also, gleich ein doppelter Fehler! Der Professor habe seinen Anordnungsdrang ausgelebt, etwas anderes tun zu »müssen«, als die zwei Präparatoren wollten. »Wichtig ist für den Chinesen, was der andere von ihm denkt, nicht, was bei der Arbeit herauskommt.«

Da es offensichtlich auch zwingend sei, dass in einer Gruppe keine unterschiedliche Meinung deutlich werde, dass zusammengehalten werde, lade er nie mehr drei Chinesen auf einmal ein! »Höchstens zwei«, guckt er ironisch in unsere Richtung. »Damit sich keine Gruppe bilden kann.« Was wird aus dem Pferd? »Ich muss es jetzt so machen, dass der Muskel verborgen bleibt oder dass man dafür die Därme sieht …

Am Flughafen Beijing geht alles ganz schnell. Gunther von Hagens hilft, so lange er noch mit darf, beim Einchecken. Wir nehmen den einen Hartschalenkoffer, der in der Geschichte humanitären Computertransports eine so wesentliche Rolle spielt, in Verwahrung für den Rücktransport nach Heidelberg. Jetzt ist er fast leer, bis auf die Poster mit den bunten Bildern und den chinesischen Schriftzeichen, die wir später am Abend den Töchtern Bera und Tona übergeben werden. »Tschüs, Ciao, Auf Wiedersehen! Guten Flug, Gute Heimkehr! Gute Zeit noch in Dalian!« Sperre – Ticketkontrolle. Schneller Abgang in entgegengesetzte Richtungen.

Es ist plötzlich etwas sehr leer um uns herum.

Nachwort: Längeres Nachdenken als Abschluss einer kurzen Reise

In China hat die Zeit nicht gereicht, um mit Gunther von Hagens ausführlich über seine Haltung zur politischen Situation in diesem Land zu sprechen. Zu Hause kaufen wir zusätzlich zu vorhandener China-Literatur ein Buch von Konrad Seitz, der deutscher Botschafter in China war (1995 – 1999). Der Titel: »China – eine Weltmacht kehrt zurück«. Wir haben Glück! Dieser kühle Analytiker bestätigt unsere flüchtigen, zugegeben recht positiven, Eindrücke. Wir denken, dass wir es in Deutschland mit einem sehr verschwommenen China-Bild zu tun haben. Wir werden gefragt werden, ob wir nicht ein wenig naiv seien. Dieselbe Frage bekommt Gunther von Hagens immer wieder zu hören. Wir bitten den Plastinator um seine Stellungnahme. Hier ist seine Antwort, die er überschrieb »Meinung zu China«:

»Der Utopie einer Symbiose zwischen Kapitalismus und Sozialismus kommt China zur Zeit am nächsten. Seit mehr als einem Jahrzehnt ist die gleichzeitige Stärkung von Demokratie und Marktwirtschaft zu beobachten. Studenten dürfen heute mit jedem Ausländer diskutieren. Jedem Chinesen mit Computer- und Englischkenntnissen steht das Internet als Tor zur Welt offen. Die Korruption ist verbreitet, doch die Regierung bekämpft sie nicht nur mit Worten. Insofern unterscheidet sich die chinesische Staatsführung wohltuend von den korrupten Eliten in Afrika und in Russland. Den Chinesen ging es in ihrer Geschichte wirtschaftlich noch nie so gut wie heute.

Auf Moskauer Straßen verkaufen verarmte Hausfrauen Zigaretten, Blumen und Getränke als Angestellte reicher Mafiosi. Sie sind mittel- und rechtloser als zur Zeit der Sowjetunion. Sollte es doch jemand zu kleinem wirtschaftlichen Erfolg gebracht haben, muss er alsbald Schutzgeld zahlen oder um sein Leben fürchten. In China verkaufen die Bauern ihre Produkte auf dem Markt. Ob Haarschneider, Reißverschlussreparateur oder Fahrradinstandsetzer – alle arbeiten auf eigene Rechnung und zahlen moderate Steuern an den Staat, der den Wettbewerb fördert. Leistung lohnt sich.

Die Stärke der Demokratie liegt in der offenen Argumentation. Erst der von Egon Bahr ersonnene Leitgedanke sozialdemokratischer Ostpolitik »Wandel durch Annäherung« ermöglichte mit dem daraus resultierenden regen Besucherverkehr und Ideenaustausch einen Verständniswandel bei der Mehrheit der DDR-Bevölkerung, der zur Wiedervereinigung führte.

Wenn heute in China westliche Zeitungen frei verkauft werden, wenn jeder Chinese sein Land verlassen kann, so bedeutet dies, dass in China die Demokratisierung der Gesellschaft viel weiter ist als in der DDR vor ihrem Untergang. Diese Reformen und diese Offenheit werden von der chinesischen Staatsführung ganz im Gegensatz zur DRR aus einer Position wirtschaftlicher Stärke selbst bestimmt. Insofern unterscheidet sich das geistige Klima dieser Freiheiten fundamental von den der DDR-Führung mit wirtschaftlichem Druck abgetrotzten Freiräumen. China ist das erste sozialistische Land, das sich ohne Revolution oder Putsch demokratisch reformiert.

Die landesweite englischsprachige Zeitung *China Daily* ist Sprachrohr der Regierung, die Berichterstattung ist einseitig und parteiisch. Doch die Siegesmeldungen sind nicht mehr so plakativ wie früher, Probleme werden zunehmend auch differenziert dargestellt. Die chinesische Entwicklung mag für den Beobachter im Westen langsam erscheinen. Für mich, der ich die Umwälzungen in Russland und China aus der Nähe im Land verfolge, erscheint die Geschwindigkeit erstaunlich schnell. Mir sind positive langsame Entwicklungen lieber als schnelle, denn je langsamer politische Entwicklungen verlaufen, desto unumkehrbarer werden sie.

Ich habe in China gelernt, wie wichtig es ist, nicht aus der Ferne zu urteilen, die chinesische Mentalität und das chinesische historische Selbstverständnis zu berücksichtigen. Mit eurozentristischer Besserwisserei jedenfalls kommt man dem chinesischen Erfolg nicht auf die Spur. Mache sich jeder selber ein Bild. Nie waren China-Reisen erschwinglicher als gegenwärtig.

Gelegentlich werde ich gefragt, wie ich es gerade als ehemaliger politischer Häftling der DDR mit meinem Gewissen vereinbaren könne, in China zu arbeiten. Ich glaube, dass mich meine Biografie als DDR-Flüchtling, mit je 25 Jahren Lebenserfahrung in Deutschland-Ost und in Deutschland-West, in ganz besonderer Weise auf ein Leben als Plastinator in China vorbereitet hat. So sind mir die Wünsche und Sorgen der Polit- und Wirtschaftsfunktionäre gleichermaßen verständlich. Täglich praktiziere ich mit Studenten und Kollegen Anschauungswandel im persönlichen Gespräch. Und meist urteilen diese klüger und abgewogener als Deutsche über Chinesen.«

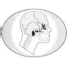

Literaturhinweise

Ariès, Philippe: *Bilder zur Geschichte des Todes,* München 1984.

Ariès, Philippe: *Geschichte des Todes,* München 1999.

von Barloewen, Constantin: *Der Tod in den Weltkulturen und Weltreligionen,* Frankfurt 2000.

Bauer, Werner T.: *Wiener Friedhofsführer,* Wien 1991.

Beutler, Gigi: *Die Kaisergruft,* Wien 1998.

Beuys, Joseph; Bodenmann-Ritter Clara (Hrsg.): *Jeder Mensch ein Künstler,* Frankfurt 1994.

Bode, Sabine; Roth, Fritz: *Der Trauer eine Heimat geben,* Bergisch Gladbach 1998.

Braun, Hans-Jürg: *Das Jenseits – Die Vorstellungen der Menschheit über das Leben nach dem Tod,* Frankfurt 2000.

Camus, Albert: *Der Glückliche Tod,* Reinbek bei Hamburg 1999.

Chen, Dajun: *Xinjiang Today,* Beijing 1988.

Dalian China, Dalian 1998.

Danwerth, Otto: »Tod und Jenseits«, in: *Das gemeinsame Haus Europa,* München 1999.

Deutscher Studienpreis Körber-Stiftung (Hrsg.): *Body Check – Wie viel Körper braucht der Mensch?,* Hamburg 2000.

Encyclopaedia Anatomica, Köln 1999.

Franz, Uli: *Gebrauchsanweisung für China,* München 1998.

Franz, Uli: *Volksrepublik China,* Köln 1992.

Fußbroich, Helmut: *St. Ursula in Köln,* Köln 1991.

Kaiser, Gert (Hrsg.): *Der tanzende Tod,* Frankfurt 1983.

Kahle, Werner; Leonhardt, Helmut; Platzer, Werner: *dtv-Atlas der Anatomie,* Stuttgart-München 1978.

Kasten, Friedrich W. (Hrsg.): *Totentanz,* Bauchladen Verlag, o.O., o.J.

Kirchgeßner, Gerhard: »Fakten und Impulse. Leitfaden für alte und neue Alt-Katholiken«, in: *Hefte für Gemeindearbeit und Theologie,* Bonn 1992/1998.

Krücker, Franz-Josef: *China,* München 1999.

Latsch, Marie-Luise; Forster-Latsch, Helmut: *Hochchinesisch Wort für Wort,* Bielefeld 1998.

Pause, Rainer; Stankowski, Martin: *Tod im Rheinland,* Köln 1996.

Pfister, A.: *Tod und Totentänze,* Basel 1927.

Polyglott: *Wien,* München 1991/92.

Rauchalles, Renée; Sill, Bernhard: *Die Kunst des Sterbens,* Regensburg 2001.

Riedl-Dorn, Christa: *Das Haus der Wunder,* Wien 1998.

Sarial, Susanne: Körperwelten – Ein Ausstellungserfolg aus psychoanalytischer Sicht, in: *System, ubw, Zeitschrift für klassische Analyse,* Freiburg 1998.

Schaden, Christoph: *St. Severin in Köln,* Köln 1997.

Schirmer, Lothar (Hrsg.): *Joseph Beuys,* München-Paris-London 1996.

Schulte, Günter: *Philosophie der letzten Dinge,* München 1997.

Schulten, Walter: *Der Schrein der Heiligen drei Könige,* Köln o.J.

Seitz, Konrad: *China – Eine Weltmacht kehrt zurück,* Berlin 2000.

Shi Xiao Qi; Li Chun Hua: *Tour in Xinjiang,* o.O., 1991.

Stadtsekretariat und Kontaktstelle Schulpastoral des Katholischen Gemeindeverbandes Oberhausen (Hrsg.): *Gott schuf den Menschen ... – Arbeitshilfe für die Sekundarstufe I und II zur Ausstellung Körperwelten,* Oberhausen 2000.

Stapferhaus Lenzburg (Hrsg.): *Last minute,* Baden 1999.

von Hagens, Gunther; Whalley, Angelina: *Körperwelten – Die Faszination des Echten, Ergänzungsband zum Katalog,* Heidelberg 1999.

von Hagens, Gunther; Whalley, Angelina: *Körperwelten – Die Faszination des Echten, Katalog zur Ausstellung,* Heidelberg 1999.

von Hagens, Gunther; Whalley, Angelina: *Körperwelten – Die Faszination des Echten, Führer durch die Ausstellung,* Heidelberg 2000.

Tipler, Frank J.: *Die Physik der Unsterblichkeit*, München 1995.
Walker, Barbara G.: *Das geheime Wissen der Frauen*, München 1995.
Wenge, Jürgen: *Bewegung in Kirche – Kirche in Bewegung*, Bonn 1999.
Wetz, Franz Josef; Tag, Brigitte (Hrsg.): *Schöne neue Körperwelten*, Stuttgart 2000.
Zbarski, Ilya: *Lenin und andere Leichen*, Stuttgart 1999.
Zetkin/Schaldach: *Wörterbuch der Medizin*, München-Stuttgart 1978.
Ziegler, Jean: *Die Lebenden und der Tod*, München 2000.
Zinzius, Birgit: *Das kleine China-Lexikon*, Darmstadt 1999.

KRIMINALBIOLOGIE

MARK BENECKE

Während die Rechtsmedizin sich in erster Linie auf die Festellung der Todesursache konzentriert, ist die Kriminalbiologie eher dem Täter auf der Spur. Mittels verschiedener Methoden wie der DNA-Typisierung (»Genetische Fingerabdrücke«) und der Analyse von Insekten auf Leichen, Täterspuren und an Tatorten versuchen Forscher, den Staatsorganen wichtige Hinweise für die Ermittungen zur Verfügung zu stellen. Mark Benecke erklärt diese Wissenschaft und ihre spannendsten Fälle, bevor er sich im zweiten Teil fragt: Wie kommt es, dass die DNA-Typisierung heute so sicher ist wie noch keine kriminalistische Methode zuvor – und doch so viele Menschen verunsichert?

ISBN 3-404-93025-8

Mensch & Wissen